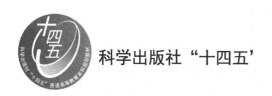 科学出版社"十四五"  教材

课程思政版

医用物理学

主　编：刘东华　于　毅

副主编：秦　鑫　李振新　申杰奋　于　勉　高建辉

编　委：班　戈　韩　琳　张艳菊　高智贤　王　昌

　　　　张　彬　任　武　解琳艳　蒋文帅　范晓峰

　　　　张业宏　张　昊　陈　坤　杨　楠

科学出版社

北　京

内 容 简 介

本书按照教育部高等学校大学物理课程教学指导委员会通过的《医药类专业大学物理课程教学基本要求》(2021版)编写。本书是编者多年进行翻转课堂和课程思政教学改革的总结。每章附有课程思政案例和习题解答，部分知识点以微课视频方式呈现，通过二维码链接，供广大大学生学习使用。

本书适合高等医学院校临床医学、基础医学、预防医学、医学影像学、麻醉学、口腔医学、临床药学、法医学、医学影像技术、医学信息工程、智能医学工程、智能影像工程等专业本科生使用，也可供有关研究者参考。

图书在版编目（CIP）数据

医用物理学 / 刘东华，于毅主编. —北京：科学出版社，2023.5
科学出版社"十四五"普通高等教育本科规划教材
ISBN 978-7-03-075426-4

Ⅰ. ①医… Ⅱ. ①刘… ②于… Ⅲ. ①医用物理学–高等学校–教材 Ⅳ. ①R312

中国国家版本馆 CIP 数据核字（2023）第 069772 号

责任编辑：朱 华 崔慧娴 / 责任校对：宁辉彩
责任印制：赵 博 / 封面设计：蓝正设计

科 学 出 版 社 出版
北京东黄城根北街 16 号
邮政编码：100717
http://www.sciencep.com

涿州市般润文化传播有限公司印刷
科学出版社发行 各地新华书店经销

*

2023 年 5 月第 一 版 开本：720×1000 1/16
2024 年 8 月第二次印刷 印张：22 1/4
字数：448 000

定价：88.00 元
（如有印装质量问题，我社负责调换）

前　言

党的十八大以来，以习近平同志为核心的党中央多次强调"把立德树人作为教育的根本任务，培养德智体美劳全面发展的社会主义建设者和接班人"。特别是习近平总书记在全国高校思想政治工作会议上指出：把思想政治工作贯穿教育教学全过程，要用好课堂教学这个主渠道，使各类课程都要与思想政治理论课同向同行，形成协同效应，构建全员、全过程、全方位育人格局。"健康中国战略"的实施和"新医科"背景对医学人才培养有了更高的要求，为贯彻总书记在全国高校思想政治工作会议和全国教育大会上的讲话精神，落实立德树人根本任务，培养德才兼备的医学人才，我们编写了思政版《医用物理学》教材。

我们认为，专业课开展"课程思政"建设，必须坚持原有的学科体系和学科传承，充分借助专业课程本身的特色，使专业知识和思政元素有机融合，在最恰当的时机，以最恰当的方式精准切入，以起到锦上添花和润物无声的作用。

进入新时代的医用物理课程，我们尝试进行翻转课堂教学。线上教学与线下教学结合，培养学生以学为主。线下教学注重紧密结合临床医学，注重学生科学素质培养，注重课堂互动和探究式学习，注重课程思政教育，从而取得了优异的教学效果。

本书是编者多年进行翻转课堂和课程思政教学改革的总结。每章附有课程思政案例和习题解答，部分知识点以微课视频方式呈现，通过二维码链接，供广大学生学习使用。

本书得到新乡医学院教务处及科学出版社的大力支持，深表感谢！

由于编者水平有限，不当之处在所难免，请广大读者批评指正。

作　者
2022 年 9 月

目　　录

绪 论

一、物理学的研究对象和方法

物理学是研究物质结构、物质相互作用和运动规律的一门自然科学，是自然科学的基础。它的研究对象十分广泛，包括宇宙、宏观、微观世界，它对科学技术的发展起了至关重要的作用。

自然界是由运动着的物质组成的，没有运动的物质和没有物质的运动都是不存在的。大到宏观物体，如天体的运行，小到微观物质，如分子、原子的运动及生物体的代谢过程都有力地证明了物质是在不停地运动着。虽然这些运动的形式各不相同，多种多样，如机械运动、分子热运动、电磁运动、原子和原子核内的运动等，但是它们既服从物质运动共同的普遍规律，又各自有其独特的规律。物理学是研究物质运动的普遍规律和基本性质的科学。物理学所研究的物理现象、获得的物理定律等存在于一切自然现象和规律之中，与一切自然现象都有着不可分割的内在联系。一切自然现象，无论有生命的，还是无生命的，都遵从物质运动中最基本的能量守恒定律、万有引力定律等。因此，物理学的理论和定律具有极大的普遍性，是其他自然科学和一切应用技术的基础。

物理学是以实验为基础的学科，因此物理学的研究方法大体上可归结为：观察现象—假说或假设—实验验证—理论总结的研究模式。

观察现象是科学研究的开始，是接触外界事物的第一步，只有在观察中才能发现矛盾，捕捉问题并提出解决问题的方法。

理论的作用不仅仅是将观察得到的资料加以分析、综合、推理，使之成为一般性的规律，更重要的是在没有揭示事物的本质之前，应假说或假设并据此推测结果。结果可有不同的层次，其一是用已知原理对推测对象作定性解释；其二是用现有理论进行逻辑推理和数学演算，对推测对象作定量分析；其三是提出前所未有的新理论去说明推测结果。

实验是科学研究的基础，一切理论预言、结果推测最终都要通过实验来验证，以观察或实验的事实为准则。在其被证实之后，再上升到理论总结的高度。

总之，自然科学的很多规律是通过实验发现的，其理论是通过实验反复验证而总结出来的。因此，理论与实践相结合，是科学研究的正确途径，是辩证唯物论的认识法则。

二、物理学与医学的关系

医学是研究生物机体的正常生命活动规律以及患病肌体的某些特殊现象的科学，在自然界中属于较复杂、较高级的物质运动形式。特殊性存在于普遍性之中，较复杂、较高级的运动形式，除遵循自身特有的规律外，还必须遵循物质运动的普遍规律。

随着科学技术的不断进步以及人类对生命现象认识的逐渐深化，生命科学已经从宏观形态的研究进入微观机制的探讨，从细胞水平提高到分子水平，从定性分析提高到定量分析。生物物理学的发展对阐述生命现象的本质做出了巨大的贡献，它从理论上和实验上都无可争辩地说明了物理学与医学和生物学之间的内在联系。例如 1953 年生物学家沃森(J.D.Watson)、物理学家克里克(F.H.Crick)发表了"脱氧核糖核酸(DNA)结构"的论文，然而他们的发现在很大程度上是依靠化学家富兰克林(R.E.Franklin)与物理学家威尔金斯(M.Wilkins)所拍摄的 DNA 晶体的 X 射线衍射照片。他们在同一时间都致力于研究遗传基因的分子结构，在合作中发挥各自的专长。正是由于物理学、化学和生物学多学科的交叉研究，才导致 DNA 双螺旋结构这一具有里程碑意义的重大发现，并由此引发了遗传密码的破译及遗传工程的创立。

物理学的发展已经历了三次重大的突破，每次突破都促进了医学的发展，生命科学研究和医疗实践中越来越广泛地采用物理学的技术和方法。让我们回顾一下：17 世纪到 18 世纪，由于牛顿运动定律的建立及热力学和光学的发展，物理学家和医生们的许多发明在医学中得到了广泛应用，并弥补了医学检测手段的不足。例如，1867 年英国医生奥尔巴特(T.Allbutt)研制成功水银体温计；1896 年意大利医生里瓦罗基(S.Riva-Rocci)发明了腕环式血压计；17 世纪 60 年代，英国物理学家胡克(R.Hooke)用自己设计制造的复式显微镜第一次观察了栎木的细胞；马尔皮基(M.Malpighi)则首先发现了红细胞、肾小球，描述了肺泡的结构，他是用显微镜研究解剖学的创始人。到了 19 世纪，在法拉第(M.Faraday)和麦克斯韦(J.C.Maxwell)的电磁理论推动下，人类进入了应用电能的时代。这一期间，物理学的技术和理论对医学发展促进较大的有两件事。其一是 X 射线的发现。1895 年德国维尔茨堡大学物理学家伦琴(W.C.Röntgen)在研究阴极射线时，偶然发现了一种新的未知射线，即 X 射线。几天后，伦琴利用 X 射线照射了他夫人的手掌，拍摄了世界上第一张 X 射线照片。进一步的观察和实验证实了 X 射线是电磁波家族中的一员，它的波长很短，具有贯穿物质的本领，并很快在医学上应用。其二是 1889 年沃勒(A.C.Waller)提出的心脏电偶极子模型，为心电图的记录提供了理论基础。20 世纪以来，由于爱因斯坦(A.Einstein)的相对论以及薛定谔(E.Schrödinger)、海森伯(W.K.Heisenberg)

等的量子力学的建立，人们对原子与原子核结构的认识日益加深，并实现了核能和放射性同位素的利用，促进了核磁共振、激光等新技术的发展。20世纪70年代以后，电子计算机技术飞速发展并日臻成熟，在与物理学和医学相结合的领域得以大显身手。1972年英国工程师亨斯菲尔德(G.N.Hounsfield)利用美国物理学家科马克(A.M.Cormack)所创立的影像重建理论，发明了X射线计算机断层成像(X-CT)。美国纽约大学的劳特伯(P.C.Lauterbur)和曼斯菲尔德(P.Mansfield)为开发磁共振成像(MRI)做出了重大贡献。除了X-CT、MRI等这样大型的医学影像设备之外，还有微型计算机控制的一些人工器官也已在临床上应用。这些成果已成为医生们对疾病进行诊断和治疗的得力帮手，同时也强有力地促进了医学科学的现代化。

我们不难看出物理学与医学之间的紧密关系。可以这样说，无论是从两学科理论上的内在联系看，还是从物理学及其分支和边缘学科的发展而促进医学发展的角度看，或者是从基础医学、临床医学经常提出新的研究课题，要求用物理学的理论和技术加以协同解决的方面看，物理学与医学之间总是相互依存，相互促进，协调发展的。

综上所述，物理学与医学的关系归结为两个主要方面：①物理学知识是了解生命现象所不可缺少的基础；②物理学所提供的方法和技术，为医学研究和医疗实践开辟了许多新的途径。

"医用物理学"是高等医学院校学生必修的一门基础课。掌握物理学所提供的、与医学紧密结合的一些系统知识，对一个医学生来说是必不可少的。正确地认识物理学与医学的关系，是学好这门课程的关键之一。

第一章 力学基础

教学要求：

1. 掌握角位移、角速度、角加速度、转动惯量、角动量、应力、应变、弹性模量等概念，以及转动定律、角动量守恒定律的应用。

2. 熟悉人体静力平衡及其条件。

3. 了解应力、应变、弹性模量概念及骨骼的力学特性。

力学(mechanics)是研究机械运动(mechanical motion)客观规律的学科。它的内容可以分为运动学、动力学和静力学三个部分。运动学研究物体位置变化与时间的关系，动力学研究产生各种机械运动的原因，而静力学则研究物体在力或力矩作用下平衡的条件。本章将讨论与医学关系密切的刚体的转动、刚体的平衡、物体的弹性等力学基础知识。

第一节 刚体的转动

一、刚体的定轴转动

1. 角位移、角速度、角加速度 如果一个物体在外力的作用下，它的各个部分之间的距离都保持不变，或它的形状和大小都不发生变化，则这个物体称为刚体(rigid body)。若刚体上面各点都绕同一直线做圆周运动，这种运动称为刚体的转动(rotation)，该直线称为转轴。转轴固定不动的转动称为刚体的定轴转动(fixed-axis rotation)。

如图 1-1 所示，设一刚体绕定轴 AA' 转动，在刚体内选取一个垂直于 AA' 的参考平面，并在此平面上取一参考线 Ox，刚体的方位由参考平面上任选的矢径 OP 与 Ox 的夹角 θ 决定，在转动过程中，角 θ 随时间而变化。如果刚体在 t 到 $t+\Delta t$ 的时间间隔内转过的角度为 $\Delta\theta$，则 $\Delta\theta$ 称为刚体在 Δt 时间内的角位移(angular displacement)。角位移 $\Delta\theta$ 与时间间隔 Δt 的比值 $\Delta\theta/\Delta t$，叫做刚体在 Δt 时间间隔内的平均角速度。

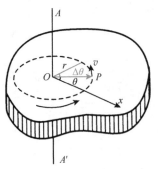

图 1-1 刚体的定轴转动

当Δt趋于零时，平均角速度的极限值叫做刚体在t时刻的瞬时角速度，简称角速度(angular velocity)，用$\boldsymbol{\omega}$表示，其大小为

$$\omega = \lim_{\Delta t \to 0} \frac{\Delta \theta}{\Delta t} = \frac{\mathrm{d}\theta}{\mathrm{d}t} \tag{1-1}$$

角速度的单位为$\mathrm{rad \cdot s^{-1}}$。角速度$\boldsymbol{\omega}$是矢量，矢量的方向用右手螺旋定则确定：伸出右手，拇指与四指垂直，当弯曲的四指与刚体的转动方向一致时，拇指所指的方向就是角速度矢量的方向。

在变速转动中，刚体的角速度是变化的，其变化的快慢用角加速度表示。若在t到$t+\Delta t$时间间隔内角速度大小由ω变到$\omega+\Delta \omega$，增量为$\Delta \omega$，则在Δt这段时间内的平均角加速度为$\Delta \omega/\Delta t$。当Δt趋于零时，平均角加速度的极限值即为刚体在t时刻的瞬时角加速度，简称角加速度(angular acceleration)，即

$$\alpha = \lim_{\Delta t \to 0} \frac{\Delta \omega}{\Delta t} = \frac{\mathrm{d}\omega}{\mathrm{d}t} = \frac{\mathrm{d}^2\theta}{\mathrm{d}t^2} \tag{1-2}$$

角加速度的单位是$\mathrm{rad \cdot s^{-2}}$。角加速度$\boldsymbol{\alpha}$的方向与$\Delta \omega$方向一致。

2. 角量和线量的关系　P点在Δt时间内的角位移为$\Delta \theta$，当$\Delta \theta$很小时，P点在Δt时间内的位移Δs可近似用$r\Delta \theta$表示，即$\Delta s = r\Delta \theta$，此式两边同除以$\Delta t$，并取$\Delta t$趋于零的极限，得

$$\frac{\mathrm{d}s}{\mathrm{d}t} = r\frac{\mathrm{d}\theta}{\mathrm{d}t}$$

即

$$v = r\omega \tag{1-3}$$

这就是刚体上任一点的线速度与角速度的关系式。

当P点做变速圆周运动时，P点的加速度$\boldsymbol{a}$可分解为切向加速度$\boldsymbol{a}_\mathrm{t}$和法向加速度$\boldsymbol{a}_\mathrm{n}$，切向加速度的大小为

$$a_\mathrm{t} = \frac{\mathrm{d}v}{\mathrm{d}t} = r\frac{\mathrm{d}\omega}{\mathrm{d}t} = r\alpha \tag{1-4}$$

法向加速度的大小为

$$a_\mathrm{n} = \frac{v^2}{r} = r\omega^2 \tag{1-5}$$

P点加速度的大小

$$a = \sqrt{a_\mathrm{t}^2 + a_\mathrm{n}^2} = r\sqrt{\alpha^2 + \omega^4} \tag{1-6}$$

对于刚体的角加速度α保持不变的匀加速转动，以ω_0表示刚体在$t=0$时的角

速度，以 ω 表示它在时刻 t 的角速度，以 θ 表示它从 0 到 t 时刻这一段时间内的角位移，仿照匀加速直线运动公式可得到匀加速转动的相应公式：

$$\omega = \omega_0 + \alpha t \tag{1-7}$$

$$\theta = \omega_0 t + \frac{1}{2}\alpha t^2 \tag{1-8}$$

$$\omega^2 = \omega_0^2 + 2\alpha\theta \tag{1-9}$$

二、转动动能与转动惯量

1. 转动动能　一个刚体可以看成是由许多质点组成的，假设这些质点的质量分别为 $\Delta m_1, \Delta m_2, \cdots, \Delta m_n$，它们做圆周运动的速度分别为 $v_1, v_2, \cdots, v_n$，那么所有这些质点的动能总和就是该刚体的转动动能 E_k，即

$$E_k = \frac{1}{2}\Delta m_1 v_1^2 + \frac{1}{2}\Delta m_2 v_2^2 + \cdots + \frac{1}{2}\Delta m_n v_n^2$$

设刚体转动的角速度为 ω，各质点到转轴的距离分别为 $r_1, r_2, \cdots, r_n$，根据式(1-3)，相应的速度分别表示为 $v_1 = r_1\omega,\ v_2 = r_2\omega,\ \cdots,\ v_n = r_n\omega$，代入上式得

$$\begin{aligned}
E_k &= \frac{1}{2}\Delta m_1 r_1^2 \omega^2 + \frac{1}{2}\Delta m_2 r_2^2 \omega^2 + \cdots + \frac{1}{2}\Delta m_n r_n^2 \omega^2 \\
&= \frac{1}{2}\left(\Delta m_1 r_1^2 + \Delta m_2 r_2^2 + \cdots + \Delta m_n r_n^2\right)\omega^2 \\
&= \frac{1}{2}\left(\sum_{i=1}^{n}\Delta m_i r_i^2\right)\omega^2
\end{aligned}$$

令

$$J = \sum_{i=1}^{n}\Delta m_i r_i^2 \tag{1-10}$$

则刚体的动能 E_k 的表达式可以写成

$$E_k = \frac{1}{2}J\omega^2 \tag{1-11}$$

2. 转动惯量　将式(1-11)与质点运动的动能公式 $\frac{1}{2}mv^2$ 比较，式(1-11)中的角速度 ω 与质点的运动速度 v 相对应，而 J 则与 m 相对应。质点运动中的质量是物体惯性大小的量度，所以 J 是反映刚体转动惯性的物理量，称为转动惯量(moment of inertia)，单位为 $\mathrm{kg \cdot m^2}$。如果刚体的质量是连续分布的，则式(1-11)可以写成积分的形式

$$J = \int r^2 \mathrm{d}m = \int r^2 \rho \mathrm{d}V \tag{1-12}$$

式中，$\mathrm{d}V$ 为 $\mathrm{d}m$ 的体积元，ρ 为该处的密度，r 为该体积元到转轴的距离。从式(1-11)和式(1-12)可知，刚体的转动惯量取决于三个因素：①刚体的总质量。形状、大小相同的均匀刚体总质量越大，转动惯量越大。②刚体的质量分布。总质量相同的刚体，质量分布离轴越远，转动惯量越大。③转轴的位置。同一刚体，转轴不同，质量对轴的分布就不同，因而转动惯量就不同。

例题 1-1 有一质量为 m，长度为 l 的均匀细棒，求它对通过中心及一端的垂直转轴的转动惯量。

解：在棒上离轴 x 处，取一微元长度为 $\mathrm{d}x$，棒的线质量密度为 $\rho = \dfrac{m}{l}$，则微元的质量为 $\mathrm{d}m = \rho \mathrm{d}x = \dfrac{m}{l}\mathrm{d}x$，微元对转轴的转动惯量为

$$\mathrm{d}J = x^2 \mathrm{d}m = x^2 \frac{m}{l}\mathrm{d}x$$

(1) 转轴通过中心：如图 1-2(a)所示，以细棒中心为原点，这时左端坐标为 $x = -\dfrac{l}{2}$，右端坐标为 $x = \dfrac{l}{2}$，则整个棒的转动惯量为

$$J = \int \mathrm{d}J = \int_{-\frac{l}{2}}^{\frac{l}{2}} x^2 \mathrm{d}m = \int_{-\frac{l}{2}}^{\frac{l}{2}} x^2 \frac{m}{l}\mathrm{d}x = \frac{1}{12}ml^2$$

(2) 转轴通过一端：如图 1-2(b)所示，以细棒左端为原点，则右端的坐标为 $x = l$，此时棒的转动惯量为

$$J = \int \mathrm{d}J = \int_0^l x^2 \mathrm{d}m = \int_0^l x^2 \frac{m}{l}\mathrm{d}x = \frac{1}{3}ml^2$$

可见，对于同一细棒，转轴位置不同，对应的转动惯量也不同。

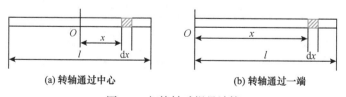

(a) 转轴通过中心　　　　　　(b) 转轴通过一端

图 1-2 细棒转动惯量计算

例题 1-2 求质量为 m，半径为 R，厚度为 h 的均匀圆盘的转动惯量，轴与圆

盘垂直并通过盘心。

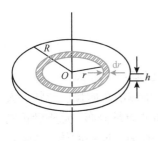

图 1-3　圆盘转动惯量计算

解：如图 1-3 所示，圆盘可以认为是由许多薄圆环组成的。取任一半径为 r，宽度为 dr 的薄圆环。其转动惯量为

$$dJ = r^2 dm$$

其中，dm 为薄圆环的质量。以 ρ 表示圆盘的密度，则有

$$dm = \rho 2\pi r h dr$$

代入上式可得

$$dJ = 2\pi r^3 h \rho dr$$

因此，圆盘总的转动惯量为

$$J = \int dJ = \int_0^R 2\pi r^3 h \rho dr = \frac{1}{2}\pi R^4 h \rho$$

由于

$$\rho = \frac{m}{\pi R^2 h}$$

所以

$$J = \frac{1}{2}mR^2$$

表 1-1 给出几种常见刚体定轴转动的转动惯量。

表 1-1　常见刚体定轴转动的转动惯量

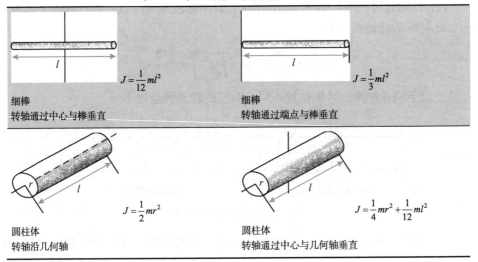

续表

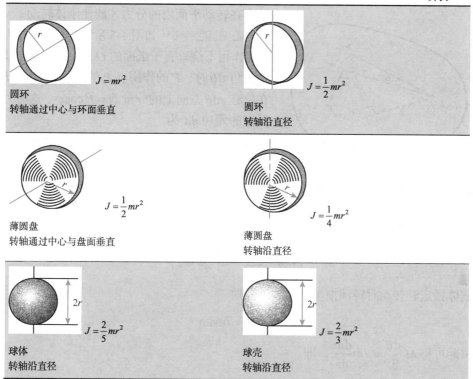

圆环
转轴通过中心与环面垂直

$J = mr^2$

圆环
转轴沿直径

$J = \frac{1}{2}mr^2$

薄圆盘
转轴通过中心与盘面垂直

$J = \frac{1}{2}mr^2$

薄圆盘
转轴沿直径

$J = \frac{1}{4}mr^2$

球体
转轴沿直径

$J = \frac{2}{5}mr^2$

球壳
转轴沿直径

$J = \frac{2}{3}mr^2$

三、力矩和转动定律

1. 力矩　如图 1-4 所示，设转轴垂直于转动平面，外力 **F** 的作用线位于转动平面内，作用点为 *P* 点，其矢径为 **r**，从转轴到力的作用线的垂直距离为 *l*，称为力对该转轴的力臂(moment arm)。力的大小与力臂的乘积叫做力对转轴的力矩(moment of force)，用 **M** 表示，其大小为

$$M = Fl = Fr\sin\varphi \tag{1-13}$$

力矩的单位为 N·m。力矩 **M** 是一个矢量，其方向用右手螺旋定则确定：伸出右手，拇指与四指垂直，当右手四指由矢径方向经过小于 180° 的角度转到力 **F** 的方向时，拇指所指的方向即为力矩 **M** 的方向。力矩也可写成矢积的形式

$$\boldsymbol{M} = \boldsymbol{r} \times \boldsymbol{F} \tag{1-14}$$

如果外力不在垂直于转轴的平面内，那么就必

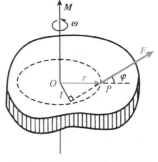

图 1-4　转动平面内的力矩

须把外力分解为两个力，一个是与轴平行的分力，另一个是在转动平面内的分力，只有在转动平面内的分力才能使刚体转动。

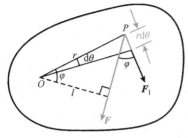

图 1-5 转动定律的推导

2. 转动定律 如图 1-5 所示，设刚体在力 F 的作用下绕垂直于纸面的 O 轴转动，当转动一微角 $d\theta$ 时，F 的作用点 P 的位移为 $rd\theta$，F 在位移 $rd\theta$ 方向上的分量 $F_1 = F\cos\varphi$，这时力所做的元功 dA 为

$$dA = F\cos\varphi \cdot rd\theta = F \cdot r\cos\varphi \cdot d\theta = Fld\theta$$

式中，$r\cos\varphi = l$(力臂)，$Fl = M$ (力矩)，故上式可写成 $dA = Md\theta$，做功的结果将引起刚体动能增加 dE_k，且 $dE_k = dA$，而 $E_k = \frac{1}{2}J\omega^2$，于是有

$$Md\theta = dE_k = d\left(\frac{1}{2}J\omega^2\right)$$

刚体做定轴转动时转动惯量 J 为恒量，则

$$Md\theta = J\omega d\omega$$

由此可得 $M\dfrac{d\theta}{dt} = J\omega\dfrac{d\omega}{dt}$，即

$$M = J\alpha \tag{1-15}$$

上式表明，刚体对某转轴的转动惯量与角加速度的乘积，等于外力对该轴的合力矩。这就是转动定律。

将转动定律 $M = J\alpha$ 与牛顿第二定律 $F = ma$ 相比较，力矩、转动惯量和角加速度在刚体转动中所起的作用，分别与力、质量和加速度在质点运动中所起的作用相对应。

例题 1-3 一个质量为 M，半径为 R 的定滑轮(当成均匀圆盘)，上面绕有细绳，细绳的一端固定在滑轮边上，另一端挂一质量为 m 的物体而下垂，忽略轴处摩擦，求质量为 m 的物体由静止下落 h 高度时的速度和此时滑轮的角速度。设滑轮和细绳之间没有滑动。

解：对定滑轮和物体分别进行受力分析，如图 1-6 所示，绳中张力 T_1 和 T_2 的大小相等，以 T 表示。定滑轮对于通过 O 点的转轴，应用转动定律有

$$RT = J\alpha = \frac{1}{2}MR^2\alpha$$

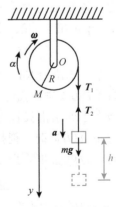

图 1-6 定滑轮转动

对物体，选垂直向下方向为正方向，由牛顿第二定律有

$$mg - T = ma$$

滑轮和物体的运动学关系为

$$a = R\alpha$$

以上三式联立，可得物体下落的加速度为

$$a = \frac{m}{m + M/2}g$$

所以物体下落高度 h 时的速度为

$$v = \sqrt{2ah} = \sqrt{\frac{4mgh}{2m + M}}$$

这时滑轮转动的角速度为

$$\omega = \frac{v}{R} = \sqrt{\frac{4mgh}{2m + M}} \Big/ R$$

四、角动量、角动量守恒定律

当一刚体绕一定轴以角速度 ω 转动时，它绕该轴的角动量(angular momentum)为

$$L = \sum_{i=1}^{n} \Delta m_i r_i v_i = \sum_{i=1}^{n} \Delta m_i r_i^2 \omega = \left(\sum_{i=1}^{n} \Delta m_i r_i^2\right)\omega = J\omega \tag{1-16}$$

利用角动量这一表达式，刚体的转动定律可写成

$$M = J\frac{\mathrm{d}\omega}{\mathrm{d}t} = \frac{\mathrm{d}(J\omega)}{\mathrm{d}t} = \frac{\mathrm{d}L}{\mathrm{d}t} \tag{1-17}$$

此式说明，刚体所受的外力矩等于刚体角动量的变化率。由式(1-17)可进一步得到

$$M\mathrm{d}t = \mathrm{d}L \tag{1-18}$$

式(1-18)右边是角动量的增量，而左边是力矩与作用时间的乘积，称为冲量矩(moment of impulse)。当 $M=0$ 时，$\mathrm{d}L = \mathrm{d}(J\omega) = 0$，即

$$J\omega = 恒量 \tag{1-19}$$

这表明，当定轴转动的刚体所受合外力矩等于零时，其角动量保持不变，这一结论称为角动量守恒定律(law of conservation of angular momentum)。

角动量守恒定律是分析人体转动过程的力学基础。

　　如图 1-7 所示，一个人坐在凳子上，凳子能绕竖直轴转动(摩擦力忽略不计)，人的两手各握一个很重的哑铃。当他张开双臂，在别人的推动下，人和凳一起转动起来，由于转动后在水平面内没有外力矩的作用，所以人和凳的角动量应保持不变。如果人收拢两臂，那么转动惯量就会减少，角速度会增大，也就是说比张开两臂时转得要快些。

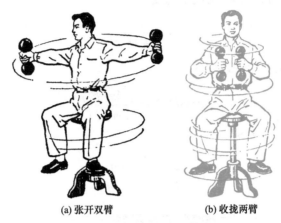

(a) 张开双臂　　　　　　　　(b) 收拢两臂

图 1-7　角动量守恒定律的演示

　　在日常生活中，利用角动量守恒定律的例子也是很多的，例如，滑冰、舞蹈运动员在旋转时，往往先将两臂伸开旋转，然后两臂收回靠拢身体，以减少转动惯量加快旋转速度。跳水运动员在起跳开始旋转后，迅速用两臂抱起双膝，使身体在空中收缩，减小转动惯量，加快旋转翻滚，但在入水前又迅速打开身体，增大转动惯量，减慢旋转，以便控制入水角度。

　　火箭是利用反冲力推进的飞行装置，用以发射人造卫星、人造行星、宇宙飞船等，也可装上弹头制成导弹。火箭起飞后，人们如何控制它的飞行方向？

　　火箭内部装有一可控制转速的飞轮，如图 1-8 所示，如把火箭的飞轮视为一个系统，系统的角动量守恒。若此时飞轮不旋转，火箭也不会旋转，保持原有的飞行方向。然而若欲使火箭飞行方向改变，可让飞轮按图 1-8(a)所示的方向旋转

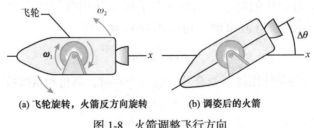

(a) 飞轮旋转，火箭反方向旋转　　　　(b) 调姿后的火箭

图 1-8　火箭调整飞行方向

起来，那么由角动量守恒定律可知，这时火箭的转动方向将与飞轮旋转方向相反。当火箭飞行方向调整到合适的位置后，再使飞轮停止旋转，如图 1-8(b)所示，火箭飞行就稳定在新的方向上了。

五、旋进

刚体绕轴转动时，若转轴与竖直方向不重合，则刚体会受到重力矩的作用，使刚体在绕自身转轴旋转的同时，还绕与自身转轴成一定夹角的竖直轴转动，这种现象称为旋进(precession)，也称为进动。

下面以陀螺为例来说明旋进现象。图 1-9(a)中，设陀螺以角速度ω绕 A 轴旋转，它的角动量为 L。A 轴(也就是矢量 L)的方向与 Z 轴成θ角。陀螺在旋转的同时质心受到重力 mg 的作用，对 O 点产生重力矩 M，矢量 M 的方向是和 A 轴与重力组成的面垂直的。在时间 dt 内，重力矩 M 将产生一个同方向的冲量矩 Mdt。根据角动量定理，这一冲量矩将使陀螺的角动量得一增量 dL=Mdt，其方向与外力矩的方向相同。因外力矩的方向垂直于 L，所以 dL 的方向也垂直于 L，结果使 L 的大小不变而方向发生变化。从图 1-9(b)中可以看出，L 与 dL 合成的结果是使 L(也就是转轴 A)的方向发生变化，由 OA 变成 OB，但 L 的量值不变。因为重力矩是一直存在的，所以 L 的方向总是绕 Z 轴改变，这就是陀螺旋进的原因。旋进是陀螺的自旋与重力矩产生的转动合成的结果。当 OA 与 Z 轴一致时，重力矩为零，陀螺将只有自旋而没有旋进。另外，如果只有重力矩的作用而没有自旋，陀螺就只能倒下。

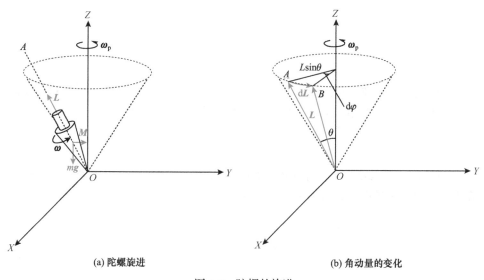

(a) 陀螺旋进　　　　　　　　　　　(b) 角动量的变化

图 1-9　陀螺的旋进

设 $\mathrm{d}\varphi$ 为旋进角，$\dfrac{\mathrm{d}\varphi}{\mathrm{d}t}$ 为旋进角速度 ω_p，从图 1-9(b)可以看出

$$\mathrm{d}L = L\sin\theta\mathrm{d}\varphi = M\mathrm{d}t$$

从而可知

$$\omega_\mathrm{p} = \frac{\mathrm{d}\varphi}{\mathrm{d}t} = \frac{M}{L\sin\theta} \tag{1-20}$$

式(1-20)说明了旋进角速度与重力矩、自旋角动量以及 θ 角之间的关系。

第二节　刚体的平衡

一、刚体的平衡条件

在力学中，我们把静止状态、匀速直线运动状态和匀速转动状态称为平衡状态。物体处于平衡状态时，作用在物体上的外力必须满足一定的条件，这些条件通常称为静力平衡条件。

与此相似，要保持刚体的平衡状态不变，由牛顿第二定律可知，刚体的线加速度必须为零，因此作用在刚体上的外力的矢量和必须为零，即

$$\sum_{i=1}^{n} \boldsymbol{F}_i = 0 \tag{1-21}$$

这些外力在任意一对互相垂直的坐标轴上投影的代数和为零，即

$$\sum_{i=1}^{n} F_{xi} = 0 \tag{1-22}$$

$$\sum_{i=1}^{n} F_{yi} = 0 \tag{1-23}$$

除此之外，还要保持刚体的转动状态不变。由转动定律可知，刚体的角加速度必须为零，因此作用在刚体上的外力对任一转轴 O 的力矩的代数和为零，即

$$\sum_{i=1}^{n} \boldsymbol{M}_{Oi} = 0 \tag{1-24}$$

式(1-22)～式(1-24)就是刚体处于平衡状态时，作用于刚体上的外力应满足的条件。应用这些条件可以分析人体处于平衡状态时各部位所受的力，下面举几个例子加以说明。

二、人体受力分析举例

1. 作用在脚上的力　当人独脚站立时，分析脚受力的情况，如图 1-10(a)所

示。图中 F_T 为跟腱作用在脚上的力，F_B 为小腿骨(胫骨和腓骨)作用在脚上的力；N 为地面作用在脚上的支撑力，其大小等于人体的重力大小 W。人脚本身的重力与这些力相比是很小的，因此可忽略不计。将脚的受力情况简化为图 1-10(b)后，根据静力平衡条件

$$\sum F_{xi} = 0 ，得 F_T \sin 7° - F_B \sin \theta = 0$$

$$\sum F_{yi} = 0 ，得 F_T \cos 7° + W - F_B \cos \theta = 0$$

$$\sum M_{Oi} = 0 ，得 W \times 10 - F_T \cos 7° \times 5.6 = 0$$

将上述三个方程联立，可求得

$$F_T = 1.80W ， \quad F_B = 2.8W ， \quad \tan \theta = 0.079 ， \quad \theta = 4.5°$$

由此可知，当人独脚踮起站立时，跟腱中的张力 F_T 约是体重的 2 倍，而作用在脚上距骨处的力则约是体重的 3 倍。这就是通常跟腱易于撕裂和距骨易于骨折的原因。

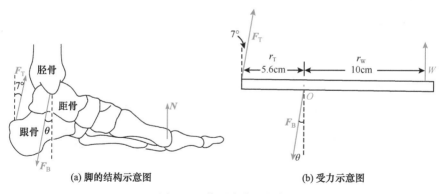

(a) 脚的结构示意图　　　(b) 受力示意图

图 1-10　作用在脚上的力

2. 作用在髋关节上的力　我们应用静力平衡条件来确定作用在髋外展肌上力的方向和大小，以及髋臼施于股骨头上的力的方向和大小。

图 1-11(a)是大腿骨和髋骨的示意图。图的上部为骨盆，骨盆由骶骨和左右髋骨(包括髂骨、坐骨和耻骨)等组成。左右髋骨在后方与骶骨相连，构成骶髂关节。股骨头从髋延伸到膝，上端有球形的股骨头，与髋骨的髋臼构成髋关节。股骨上部外侧有一个较大的隆起叫大转子。

股骨表面有很多隆起(包括大转子)，是肌肉的附着处，有 5 块肌肉的腱连接到此牵引骨上端。其中，臀中肌和臀小肌的另一端散开附着于髋骨。它们的机能是转动骨盆和控制腿远离或朝着人体轴线移动。大转子和股骨头中心之间的距离是 7cm，大转子和地面反作用线之间的距离为 18cm。我们将图 1-11(a)简化为图 1-11(b)后可以看出

股骨上各部分的受力情况。图中，F_1 为臀部各外展肌加于大转子的力，R 是髋臼作用于股骨头上的力。由图可知，力 R 可分解为沿 x 方向和 y 方向的分力 R_x、R_y。N 是地面对脚的支撑力，设它等于人体的重力，即 $N=W$。W_L 是腿的重力，设它等于人体重力的 1/7，即 $W_L = W/7$，该力作用于腿的重心，即作用在稍高于膝的地方。根据英曼的研究结果，作用在大转子上的等效外展肌力的作用线大约与水平线成 70° 的倾角。下面我们来计算一只脚支持身体时，力 F_1 与 R 的大小和方向。

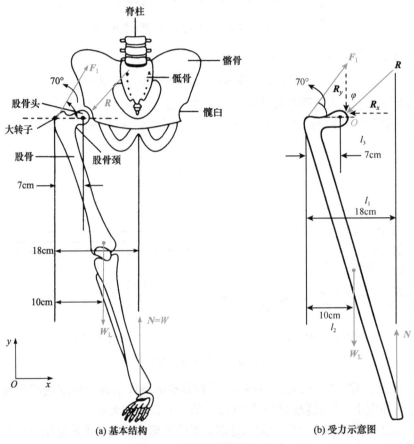

(a) 基本结构　　　(b) 受力示意图

图 1-11　作用在髋关节上的力

在平衡状态下，按力的平衡条件可知，作用于股骨的合力为零，即

$$\sum F_{yi} = 0 \text{，得 } F_1 \sin 70° - R_y - \frac{1}{7}W + W = 0$$

$$\sum F_{xi} = 0 \text{，得 } F_1 \cos 70° - R_x = 0$$

若以股骨头中心为旋转中心，则髋臼的作用力 R 通过此点，因而在列转动方程时可不考虑此力，即

$$\sum M_{Oi} = 0 , \quad 得 \ F_1 \sin 70° \times 7.0 + \frac{1}{7} W \times 3.0 - W \times 11.0 = 0$$

由上述三式联立,可求得 $F_1 \approx 1.6W$, $R_x = 0.55W$, $R_y = 2.36W$ 。力 R 的大小和方向分别为

$$R = \sqrt{R_x^2 + R_y^2} \approx 2.42W$$

$$\tan \varphi = \frac{R_x}{R_y} = 0.233$$

$$\varphi \approx 13° (力的方向向左偏离 \ y \ 轴 13° 角)$$

从上面的分析可得出,作用于髋外展肌的力大约是人体重的 1.6 倍,而髋臼作用于股骨头上的压力大约是人体重的 2.42 倍。由第三个平衡方程可看出,髋外展肌力的大小主要决定于地面的支持力对股骨中心的力矩。显然,使脚靠近股骨头中心的垂直投影点,以缩小支持力的力臂,就能显著减小髋外展肌力。当用手杖支持人体健康一侧时,作用于髋外展肌上的力和髋臼对股骨头的压力均可大为减小。因此,在髋部手术后用手杖,对患者的恢复很有好处。

3. 作用在脊柱上的力　脊柱的基本结构如图 1-12 所示。它由 7 块颈椎、12 块胸椎、5 块腰椎和骶骨、尾骨组成,当人弯腰时,用以把背部拉起的主要肌肉是骶棘肌。这些肌肉的下端附着于髂骨和骶骨下部之间,其上端附着于所有腰椎和胸椎棘突上,如图 1-13 所示。根据英曼的研究,骶棘肌总的力学效应相当于一个拉力,它作用在被视为刚体的脊柱上,其作用点在骶骨与头、手臂重心之间的距离 2/3 处,即图 1-14(a)中的 D 点,拉力的方向与脊柱轴线间的夹角为 12°。

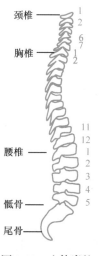

图 1-12　人体脊柱

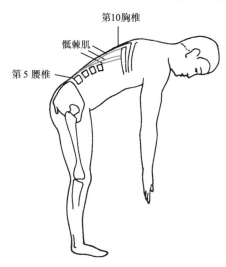

图 1-13　用以把背部拉起的骶棘肌

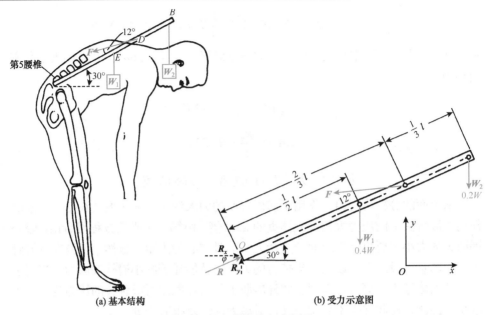

(a) 基本结构　　　　　　　　(b) 受力示意图

图 1-14　脊柱受力示意图

　　下面讨论人的双腿直立、双臂下垂、向前弯腰时，作用在第 5 腰椎上的力以及作用在骶棘肌上的力。假定脊柱为一刚体，其底部铰接在腰骶椎间盘上，并设背部的轴线与水平线间的夹角为 30°，则可将图 1-14(a)简化为图 1-14(b)。已知人的体重为 W，由解剖测量结果可知，躯干的重力(指除了头、上肢外，髋关节以上的重力)$W_1 \approx 0.4W$，作用点在脊柱中心。头部和上肢的总重力 $W_2 \approx 0.2W$。根据这些条件，便可计算作用在骶棘肌中的拉力 F 以及骶骨顶部对腰骶椎间盘底部的作用力 R (R 可用它的两个分力 R_x、R_y 表示)。

　　由静力平衡条件，可列出下列三个平衡方程：

$$由 \sum F_{xi} = 0 \ 得\ R_x - F\cos18° = 0$$

$$由 \sum F_{yi} = 0 \ 得\ R_y - W_1 - W_2 - F\sin18° = 0$$

$$由 \sum M_{Oi} = 0 \ 得\ F\sin12° \times \frac{2}{3}l - W_1 \times \frac{1}{2}l\cos30° - W_2 l\cos30° = 0$$

联立求解得出

$$F \approx 2.5W，\quad R_x = 2.38W，\quad R_y = 1.37W$$

$\boldsymbol{R}$ 的大小和方向分别为

$$R = \sqrt{R_x^2 + R_y^2} = 2.75W，\quad \tan\varphi = \frac{R_y}{R_x} = 0.576，\quad \varphi = 29°54'$$

通过上面的分析可以看出，作用在腰-骶椎间盘处的力 R 与水平线间的夹角为 $29°54'$ ，力的大小为整个体重的 2.75 倍。该力在椎间盘上产生的正压力为 $2.75W\cos6'$ ，这几乎等于 R 本身。应注意，这只是人单纯向前弯腰、双腿直立、双臂下垂的情况。如果人以同样姿势提取重物或将双臂伸向头的前方提取重物，那么此时的力矩就会更大。例如，把小孩从带有栏杆的床或儿童车抱起时就是这种情况。

作为实例，下面我们来计算一下在图 1-14(b)所示的情况中，当双手下垂、手上提一重为 $0.2W$ 的物体时 R 和 F 的数值，由图可知，$W_2 = 0.2W + 0.2W$，$W_1 = 0.4W$，$\theta = 30°$。用同样的方法列出方程，解出 $F = 3.74W$，$R_x = 3.56W$，$R_y = 1.96W$，$R = 4.06W$。由此可以看出，当手提重物的重力为体重的1/5时，作用在骶骨上的力由 $R = 2.75W$ 增至 $R = 4.05W$，其基本原因是重物对骶骨有很大的力臂。这一巨大的力造成椎间盘被挤压，椎间盘突出症就是由于强大的压力，使椎间盘突出或脱出，从而压迫脊神经、神经根或关节面，导致疼痛和肌肉痉挛的疾病。腰椎间盘突出症是较为常见的疾患之一，以腰 4～5、腰 5～骶 1 发病率最高，约占 95%。

搬运重物时姿势不当可引起椎间盘突出。人在搬重物时，如图 1-15 所示，应该采用哪种姿势？

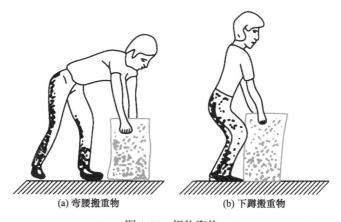

(a) 弯腰搬重物　　　　　　(b) 下蹲搬重物

图 1-15　提物姿势

正确提起重物的姿势如图 1-15(b)所示，使重物和人体重心尽量靠近骶骨，以减少作用力臂。举重运动员都是采取这种姿势举重的。

第三节　物体的弹性

在研究物体运动时，真正的刚体是不存在的。实际上，任何一个物体在外力作用下的形状和大小都要发生变化，即产生一定的形变(deformation)。如果外力不超过某一限度，撤去外力后，物体能完全恢复原状的就称为弹性形变(elastic deformation)。如果外力超过某一限度，物体不再能恢复原状的就称为塑性形变(plastic deformation)。研究物体在外力作用下所产生的形变，在工程上和生物医学上都有重要意义。

一、应力

1. 张应力　设粗细均匀、截面积为 S 的棒，在棒的两端加上大小相等、方向相反的拉力 F，如图 1-16 所示。在物体内部的任一横截面都会有张力存在，它在数值上等于作用在端面上的外力 F，张力与横截面积 S 之比叫做张应力(tensile stress)，用 σ 表示，即

$$\sigma = \frac{F}{S} \tag{1-25}$$

如果物体两端受到的不是拉力而是压力，物体的长度缩短，在这种情况下物体所受到的应力叫做压应力(compressive stress)。应力的单位是帕(Pa)，$1Pa = 1N \cdot m^{-2}$。

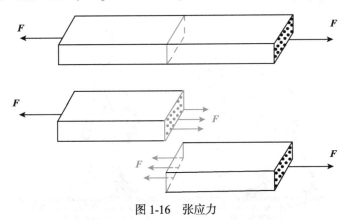

图 1-16　张应力

2. 切应力　设有一立方形物体，底面固定，现在上表面施加一与表面相切的作用力 F，如图 1-17 所示。由于物体是处于平衡状态，所以下底部也受到一与 F 大小相等、方向相反的切向力作用。任取一与底面平行的横截面，横截面将物体分成上下两部分，上部分对下部分有一与上底面的外力大小相等、方向相同的力的作用，而下部分对上部分则有一与此外力大小相

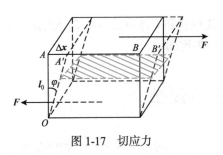

图 1-17　切应力

等、方向相反的力的作用。它们都是与截面平行的剪切力。剪切力 F 与截面 S 之比称为剪切应力，也称切应力(shear stress)，用 τ 表示，即

$$\tau = \frac{F}{S} \tag{1-26}$$

3. 体应力 当一固体放在静止的液体或气体中时，固体要受到流体静压强的作用。不论固体表面形状如何，流体静压强总是垂直于固体表面的。这种压强不仅作用于表面上，在固体内任一平面都有垂直于该面的压强作用。这种压强也是一种应力，是由于物体受到均匀压强作用而产生的。同样，当液体或气体的表面受到与其表面垂直的压强作用时，其内部任一想象平面上都有垂直于该面的应力作用。因此体应力(volume stress)也可用压强 p 表示。

总之，应力就是作用在物体单位截面上的内力。与截面正交的应力叫正应力，如张应力和压应力。与截面平行的应力称为切应力。应力反映物体发生形变时的内力情况，应力也叫胁强。

二、应变

1. 张应变 有一原长为 l_0 的棒，当棒的两端受到张应力时，棒伸长到 l，则棒的伸长值与原来值之比称为张应变(tensile strain)，用 ε 表示，即

$$\varepsilon = \frac{l - l_0}{l_0} = \frac{\Delta l}{l_0} \tag{1-27}$$

当棒的两端受到压应力作用时，棒的缩短的长度与棒原长之比叫棒的压应变(compressive strain)。

2. 切应变 一立方体在切应力的作用下形状发生变化，变为斜的平行六面体，如图 1-17 所示。所有与底面平行的截面在切应力作用下都要发生相对位移。上下两表面的距离为 l_0，两表面的相对位移为 Δx，则比值 $\Delta x / l_0$ 表示剪切形变的程度，叫切应变(shear strain)，以 γ 表示，即

$$\gamma = \frac{\Delta x}{l_0} = \tan \varphi \tag{1-28}$$

在实际情况中，一般 φ 很小，上式可近似为 $\gamma = \varphi$。

3. 体应变 当物体由于受到压力而体积发生变化但形状不改变时，体积的变化量 ΔV 与原体积 V_0 之比叫做体应变(volume strain)，用 θ 表示，即

$$\theta = \frac{\Delta V}{V_0} \tag{1-29}$$

总之，应变是指物体在压力作用下的相对形变，也叫胁变。应变是没有单位的纯数。

三、弹性模量

1. 弹性与塑性　材料的应力-应变曲线可用来研究材料的弹性性质，不同的材料有不同的应力-应变曲线。图 1-18 表示了一种金属材料在常温下做拉伸时的应力-应变曲线。

曲线上的 A 点叫做正比极限(proportional limit)，不超过正比极限时，即在 OA 段，应力与应变成正比关系。B 点称为弹性极限(elastic limit)，在 AB 段，应力与应变不再成正比关系，但在此范围内，除去外力后材料可以恢复原状，这种形变叫弹性形变。应力超过此范围后，除去外力后，材料则不能恢复原状，表现为永久变形。当应力到达 C 点时，材料断裂，把 C 点称为断裂点(fracture point)。断裂点的应力称为被试材料的抗张强度(tensile strength)。压缩时，断裂点的应力称为抗压强度(compressive strength)。曲线上最高点的应力称为材料的极限强度。图中 BC 是材料的塑性范围，若 C 点距 B 点较远，则这种材料能产生较大范围的塑性形变，表示它具有展性(malleability)。如果 C 点距 B 点较近，则材料表现为脆性(brittleness)。

骨也是弹性材料，在正比极限范围内，它的张应力与张应变成正比关系，图 1-19 表示湿润而致密的成人桡骨、腓骨和肱骨的应力-应变曲线，在应变小于 0.5%的条件下，这三种四肢骨的应力-应变曲线皆为直线，成正比关系。

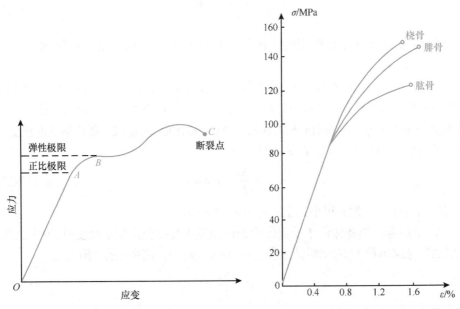

图 1-18　展性金属的应力-应变曲线　　图 1-19　成人湿润四肢骨应力-应变曲线

2. 弹性模量　从应力-应变曲线可以看出，在正比极限范围内，应力与应变成正比，这是胡克定律(Hooke's law)。对于不同的材料，可以有不同的比例系数，此比值称为该物质的弹性模量(modulus of elasticity)。弹性模量的单位和应力的单位相同。

(1) 杨氏模量：物体单纯受到张应力或压应力作用时，在正比极限范围内，张应力与张应变之比或压应力与压应变之比称为杨氏模量(Young's modulus)，用符号 E 表示，即

$$E = \frac{\sigma}{\varepsilon} = \frac{F/S}{\Delta l/l_0} = \frac{l_0 F}{S \Delta l} \tag{1-30}$$

(2) 切变模量：在剪切情况下，切应力与切应变的比值称为切变模量(shear modulus)，以符号 G 表示，即

$$G = \frac{\tau}{\gamma} = \frac{F/S}{\Delta x/l_0} = \frac{F l_0}{S \Delta x} \tag{1-31}$$

大多数金属材料的切变模量约为其杨氏模量的 1/2～1/3。

(3) 体变模量：在体积形变中，压强与体应变的比值叫做体变模量(bulk modulus)，以符号 K 表示，即

$$K = -\frac{p}{\theta} = -\frac{p}{\Delta V/V_0} = -V_0 \frac{p}{\Delta V} \tag{1-32}$$

式中负号表示体积缩小时压强是增加的。体变模量的倒数称为压缩率 (compressibility)，记为 k

$$k = \frac{1}{K} = -\frac{\Delta V}{V_0 p} \tag{1-33}$$

物质的 k 值越大，越容易被压缩。

表 1-2 给出了部分常见物质的弹性模量。

表 1-2 部分常见物质的弹性模量

材料	杨氏模量 $E/10^9$Pa	切变模量 $G/10^9$Pa	体变模量 $K/10^9$Pa
钢	200	80	158
铝	70	25	70
玻璃	70	30	36
木材	10	10	—
骨	16(拉伸) 9(压缩)	10	—
水	—	—	2.2

第四节 骨的力学性质

一、骨的基本成分

骨骼系统是人体重要的力学支柱，不仅承受各种载荷，还为肌肉提供可靠的动力联系和附着点，保护颅腔、胸腔、腹腔等内脏器官免受意外伤害。

骨组织主要是由两种十分不同的物质加水组成的复合材料。其中一种是骨胶原，是骨的主要有机成分，约占骨重的 40% 与体积的 60%，另一种是骨矿物质，即所谓的无机成分，约占骨重的 60% 与体积的 40%。二者中的任一成分都可以从骨中分离出，这样剩余部分仅由骨胶原或矿物质组成，看上去像原来的骨，但性质大不相同了。若去除骨矿物质，剩余的骨胶原是很柔软的，好像一块橡皮，甚至能弯成环。由于它的抗压强度不大，压缩时是很容易弯曲的。若把骨胶原从骨中分离出来，则剩余的矿物质是很脆的，用手就能碾碎它。由此可见，骨中有机物就像钢筋一样，使骨具有弹性；而无机物则像水泥一样，使骨具有坚固性。因此，骨既有较大的抗张强度，又有较大的抗压强度。小孩骨内有机物较多，不易发生骨折；而老年人骨中有机物减少，无机物较多，质硬而脆弱，容易发生骨折。

二、骨的受力

骨骼的变形、损伤与受力的方式有关。人体骨骼所受的力有四种基本形式，即拉伸或压缩、剪切、弯曲、扭转，这四种形式称为基本载荷。若骨骼同时受到两种或两种以上的基本载荷作用，这种情况下骨骼受到的力称为复合载荷。

1. 拉伸与压缩　拉伸(stretch)与压缩(compression)是施加于骨表面大小相等、方向相反的载荷，例如人在做悬垂运动或者举重时，四肢长骨就是受到这种载荷的作用。图 1-20 是人湿润长骨的轴向拉伸与压缩的应力-应变曲线。拉伸曲线与压缩曲线形状相似，都有较长的直线段，在这一阶段应力与应变成正比，服从胡克定律，所以可以认为骨具有弹性，但是拉伸和压缩时杨氏模量不同。如人股骨拉伸时杨氏模量为 1.46×10^4MPa，压缩时杨氏模量为 0.8×10^4MPa。成人股骨拉伸时的极限强度是 124MPa，而压缩时的极限强度为 170MPa，显然骨的压缩性能优于拉伸性能。

骨骼在不同方向上会表现出不同的力学特性，这种性质称为各向异性。图 1-21 为人股骨在不同方向被拉伸时的应力-应变曲线，图中样品轴线上的短黑线表示拉伸方向，可以看出，在纵轴方向加负载时样品的弹性模量和抗张强度最大，而在横轴方向弹性模量和抗张强度最小。

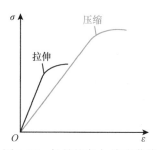

图 1-20 长骨的应力-应变曲线

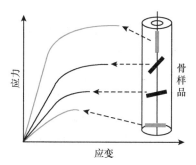

图 1-21 骨骼不同方向的拉伸曲线

2. 剪切 在与骨骼横截面的方向施加载荷，这种载荷就是剪切(shear)，这时骨的横截面上的压力就是切压力。人的骨骼所能承受的剪切载荷比拉伸和压缩载荷低得多，比如成人股骨横向剪切极限强度只有 84MPa。

3. 扭转 当骨骼两端受到与其轴线相垂直的一对大小相等、方向相反的力偶作用时，会使骨骼沿轴线形成受扭转(torsion)状态。这一对力偶产生的力矩称为扭矩，用 M 表示。扭矩就是扭转载荷。骨骼受到扭转载荷作用时，横截面承受切应力作用，其分布如图 1-22 所示。切应力的大小除与扭矩 M 成正比外，还与点到轴线的距离成正比，在轴线处的切应力为零，越靠近边缘，切应力越大，在边缘处的切应力最大。人的四肢长骨是中空的，这种截面对抗扭来说是合理截面，中空处切应力为零，而在边缘切应力较大处相应截面尺寸较大，增强了抗扭能力。

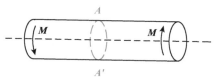

图 1-22 骨骼受到扭转时横截面上的切应力分布

短道速滑运动员在转弯时下肢骨就是受到这种扭转作用。

4. 弯曲 当骨骼受到使其轴线发生弯曲的载荷作用时，骨骼会发生弯曲(bending)形变。这种载荷可以是垂直于轴线的横向力，也可以是包括骨骼轴线在内的平面中的一对大小相等、方向相反的力偶矩的作用。骨骼产生弯曲形变时，在轴线处有一层骨没有产生应力和应变，称为中性层。如图 1-23 所示，图中 OO' 表示中性层，图中给出了骨骼受弯曲载荷作用时的应力分布。横截面上的应力为正应力，应力的大小与至中性层的距离成正比。在凸侧骨骼受拉伸作用，在凹侧骨骼受压缩作用。由于成人骨骼的抗拉伸能力低于抗压缩能力，因此，在发生弯曲破坏时，断裂先从凸面开始，然后凹面才开始断裂。成人股骨受弯曲载荷时极限强度为 212MPa，比拉伸和压缩时的极限强度都大很多，所以骨骼具有较好的抗弯性能。

5. 复合载荷 实际生活中骨骼只受到一种作用的情况很少，大多是同时受到两种或两种以上载荷的作用，这种载荷称为复合载荷(complex load)。图 1-24 表示髋关节受到复合载荷的情况，股骨头往往受到斜向压力的作用，用 F 表示斜向压力。图中虚线是股骨头的轴线，将 F 分解为与轴平行和垂直的两个分量 $F_{\parallel}$ 和 $F_{\perp}$。$F_{\parallel}$ 是压缩载荷。$F_{\perp}$ 对股骨头施加一个力矩，使股骨头发生弯曲，因此 $F_{\perp}$ 是弯曲载荷。显然股骨头所受到载荷是压缩与弯曲两种复合而形成的载荷。

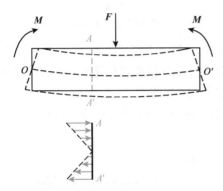

图 1-23　骨骼弯曲时截面上的应力分布

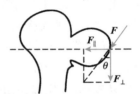

图 1-24　复合载荷

三、骨的生长与应力刺激

应力对骨的改变、生长和吸收起着重要的调节作用。应力增加可引起骨增生。因为应力的增加使骨骼中的基质呈现碱性，基质中带有碱性的磷酸盐沉淀下来，所以骨骼中的无机盐成分增加，因此骨骼的密度、抗压性能增大。相反，如应力减少，则骨骼就会萎缩，引起骨质疏松。因为应力的减少使骨骼中的基质呈现酸性，它将溶解一部分无机盐，并将这些无机盐排出体外。实验表明，患者在卧床休息期间每天可失去 0.5g 钙，而宇航员在失重情况下每天失去 3g 钙。因此，要促进骨的生长，必须有经常性的应力刺激，尤其是压应力刺激。压应力是应力刺激的主要因素，对骨组织的影响最大。美国学者拉什指出：固定不变的压应力刺激会引起骨萎缩，而间歇性的压应力刺激才能促进骨的生长。所以体育锻炼是这种应力刺激的较好形式，不仅刺激影响肌肉组织，而且刺激骨组织的再生长。

应力刺激会使受伤后的骨组织再生，所以必须在骨折的断端施加应力，使其发生形变，骨组织在形变的情况下产生骨痂。一般地，应力越大，骨痂越丰富，且增殖迅速，能够促进骨的愈合和再生，最终成为与受伤前完全相同的骨组织。

习　题　一

1-1　求质量为 m，内半径为 R_1、外半径为 R_2 的中空圆柱体对中心轴的转动惯量。

$$\left[\frac{1}{2}m(R_1^2 + R_2^2)\right]$$

1-2　如图 1-25 所示，质量为 m 的物体绕在质量为 M 的定滑轮上，$M = 2m$，定滑轮半径为 R，转轴光滑，设 $t = 0$ 时刻，质量为 m 的物体处于静止状态。求：(1)质量为 m 的物体下落速度 v 与时间 t 的关系；(2)$t = 4s$ 时，m 下落的距离；(3) 绳中张力。

$$[(1)v = 4.9t \text{ m} \cdot \text{s}^{-1}；\ (2)39.2\text{m}；\ (3)4.9\text{N}]$$

1-3　如图 1-26 所示，飞轮质量为 60kg，直径为 0.5m，转速为 $1000\text{r} \cdot \text{min}^{-1}$，现要求在 5s 内使其制动，求制动力 F。假定闸与飞轮之间的摩擦系数 $\mu = 0.4$，飞轮的质量全部分布在轮的外周上。

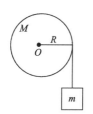

图 1-25　习题 1-2

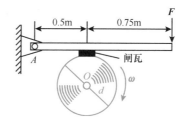

图 1-26　习题 1-3

$$[314\text{N}]$$

1-4　如图 1-27 所示，两物体的质量分别为 m_1 和 m_2，定滑轮的质量为 m，半径为 r，可视作均匀圆盘。已知 m_2 与桌面间的滑动摩擦系数为 μ_k，问 m_1 下落的加速度和两段绳子中的张力各为多少？设绳子和滑轮之间无相对滑动，滑轮轴受的摩擦力忽略不计。

$$\left[\frac{m_1 - \mu_k m_2}{m_1 + m_2 + m/2}g,\ \frac{(1 + \mu_k)m_2 + m/2}{m_1 + m_2 + m/2}m_1 g,\ \frac{(1 + \mu_k)m_1 + \mu_k m/2}{m_1 + m_2 + m/2}m_2 g\right]$$

1-5　如图 1-28 所示，一倾角为 30° 的光滑斜面固定在水平平面上，其上装有一个定滑轮。若一根细绳跨过它，两端分别与质量都为 m 的物体 1 和物体 2 相连。(1)若不考虑滑轮的质量，求物体 1 的加速度；(2)若滑轮的半径为 r，其转动惯量可用 m 和 r 表示为 $J = kmr^2$（k 为常数)，绳子与滑轮之间无相对滑动，再求物体 1 的加速度。

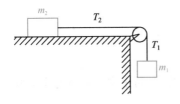

图 1-27 习题 1-4

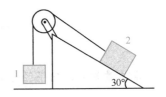

图 1-28 习题 1-5

$$\left[(1)\frac{g}{4}; (2)\frac{g}{2(2+k)}\right]$$

1-6 如图 1-29 所示，将一圆盘 A、实心球 B、圆环 C 放在斜面顶部，它们从静止开始同时沿斜面无滑动滚下，问哪一个物体最先到达斜面底部？哪一个物体最后到达斜面底部？

[B 先到达底部，C 最后到达底部]

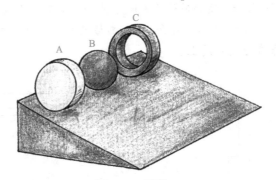

图 1-29 习题 1-6

1-7 求地球自转时，绕自身轴转动的角动量和转动动能。已知地球的质量 $M = 6 \times 10^{24}$kg，地球半径 $R = 6.4 \times 10^6$m。

[7.15×10^{33}kg · m^2 · s^{-1}, 2.6×10^{29}J]

1-8 一质量为 M，半径为 R 的转台，以角速度 ω_a 转动，转台看成圆盘形状，转轴的摩擦略去不计。有一质量为 m 的蜘蛛垂直落在转台边缘上。(1)转台新的角速度 ω_b 是多少？(2)然后蜘蛛慢慢地爬向转台中心，当它离转台中心的距离为 r 时，转台的角速度 ω_c 为多少？

$$\left[(1)\omega_b = \frac{M}{M+2m}\omega_a; (2)\omega_c = \frac{MR^2}{MR^2+2mr^2}\omega_a\right]$$

1-9 借助三角肌的作用，人能把手平伸出去，如图 1-30(a)所示，其受力状况如图 1-30(b)所示。已知 $\alpha = 16°$，臂的重力 $W_1 = 68$N，手内提的重物 $W_2 = 45$N，求三角肌的等效张力 T 及肩胛骨作用于肱骨的垂直分力和竖直分力。

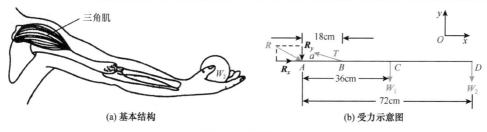

(a) 基本结构　　　　　　(b) 受力示意图

图 1-30　习题 1-9

[1147N，1102N，203N]

1-10　设某人的一条腿骨长 0.4m，横截面积平均为 5cm²，试问用此骨支持整个体重 500N 时，其长度缩短是多少？骨的杨氏模量按 $1×10^{10}$N·m⁻² 计算。

[$4.0×10^{-5}$m]

第二章 流体的运动

教学要求:

1. 掌握理想流体、定常流动概念,掌握连续性方程、伯努利方程、牛顿黏滞定律、泊肃叶定律及其应用。

2. 熟悉黏性流体伯努利方程的物理意义,以及层流、湍流、雷诺数的概念。

3. 了解斯托克斯定律。

固体、液体和气体是物体存在的三种基本形态。气体和液体没有一定的形状,各部分之间极易发生相对运动,具有流动性,因而被统称为流体(fluid)。研究流体运动规律的学科称为流体动力学(fluid dynamics),流体动力学是水力学、空气动力学、生物力学等学科的理论基础。掌握流体运动规律对研究人体循环系统、呼吸过程以及相关医疗设备是十分必要的。本章以液体为主,阐述流体动力学的一些基本规律。

第一节 理想流体 定常流动

一、理想流体

实验表明,无论气体还是液体都有可压缩性(compressibility)。在 500atm(5.065×10^7Pa)下,每增加 1atm(1.013×10^5Pa),水的体积减小量接近原体积的两万分之一,水银的体积减小量接近原体积的百万分之四。相比之下,因为压缩量是很小的,通常可以不考虑液体的可压缩性。气体的可压缩性则非常明显,譬如不用太大的力推动活塞即可使气缸气体明显地压缩。但在一定条件下,我们常常可以把流动着的气体看成是不可压缩的。因为气体密度小,即使压力差不太大,也能够驱使密度较大处的气体迅速流向密度较小的地方,使密度趋于均匀;若流动气体中各处的密度不随时间发生明显的变化,就可以不必考虑气体的可压缩性。

流体在流动时，将明显表示出黏性(viscosity)来。所谓黏性，就是当流体运动时，层与层之间有阻碍相对运动的内摩擦力。有些液体(如甘油、油漆、血液等)的黏性强，内摩擦力较大，不可忽略；有些液体(如水、酒精等)的黏性很弱，内摩擦力较小，可忽略。气体的黏性很弱，内摩擦力可以忽略不计。

如果在关于流体运动的问题中，可压缩性和黏性都处于极为次要的地位，就可以把它当成既不可压缩又无黏性的流体，称为理想流体(ideal fluid)。

二、定常流动

流体运动时，流体质元的运动情况一般是不相同的。在流体运动过程中，任一瞬间，在流体占据空间的任一点都具有一定的速度，每一点都有一个流速矢量。通常将这些流速矢量构成的空间称为流速场，简称流场(flow field)，如图 2-1 所示。

当流体做规则运动时，为了形象地描述流场，引入流线(stream line)的概念。在流场中画许多曲线，使得任意一瞬间曲线上的任意一点的切线方向与流过该点的流体质元的速度方向一致，这种曲线称为流线，如图 2-2 所示。

在流体内部，由流线围成的细管称为流管(stream tube)，如图 2-3 所示。在流体力学中，往往取一流管作为代表加以研究。图 2-4 显示了流体绕过不同障碍物时流场的变化。

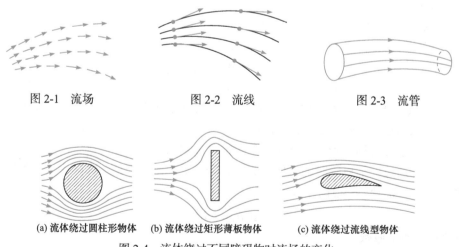

图 2-1　流场　　　　图 2-2　流线　　　　图 2-3　流管

(a) 流体绕过圆柱形物体　　(b) 流体绕过矩形薄板物体　　(c) 流体绕过流线型物体

图 2-4　流体绕过不同障碍物时流场的变化

一般情况下，流场中各点的流速随位置和时间的变化而改变，即 $v = v(x, y, z, t)$，流场是空间和时间的函数，流线的形状亦随时间而变，这种流动称为非定常流动。如果流场中各点的流速不随时间变化，即 $v = v(x, y, z)$，流速是空间的函数，这种流动称为定常流动(steady flow)。对于定常流动，流线不随时间改变，任一时刻的流线不能相交。流管的形状也不随时间改变，流管内的流体不会流出到管外，流管外的流体不会流入到管内。

三、连续性方程

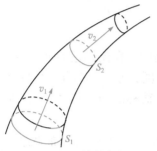

在定常流动的流场中，任取一细流管，在细流管中任意取两个面积分别为 S_1 和 S_2 的横截面，如图 2-5 所示，S_1 和 S_2 处的流速分别为 v_1 和 v_2，流体的密度分别为 ρ_1 和 ρ_2。由于流体做定常流动，流管内各点流体的密度不随时间改变，因此封闭曲面内流体的质量不会有变化，即在 Δt 时间内，流进 S_1 截面的流体质量必然等于流出 S_2 截面的流体质量，即 $\rho_1 S_1 v_1 \Delta t = \rho_2 S_2 v_2 \Delta t$，由此得

$$\rho_1 S_1 v_1 = \rho_2 S_2 v_2 \tag{2-1}$$

图 2-5　连续性方程

式(2-1)称为可压缩流体做定常流动的连续性方程(continuity equation)。流体在单位时间内流过某一截面 S 的质量 $\rho S v$ 称为质量流量(mass flow rate)，所以定常流动的流体的质量流量一定守恒，即 $\rho S v$=常量。当流体为不可压缩流体时，$\rho_1 = \rho_2$，则

$$S_1 v_1 = S_2 v_2 \tag{2-2}$$

式(2-2)称为不可压缩流体做定常流动时的连续性方程。它表明不可压缩流体在流管中做定常流动时，流体的流速与流管截面积成反比。

单位时间通过流管内某一截面 S 的流体体积 $S v$，称为该截面的体积流量(volume flow rate)，简称流量(flow rate)，用 Q 表示，$Q = S v = $ 常量，单位为 $m^3 \cdot s^{-1}$。

例题 2-1　静止的正常人的主动脉横截面积 S_0 是 $3cm^2$，通过它的血流速度 v_0 是 $30cm/s$。典型的毛细血管(直径 $6\mu m$)的横截面积 S 是 $3 \times 10^{-7}cm^2$，流速 v 是 $0.05cm/s$，试估算这个人有多少毛细血管？

解：通过毛细血管的全部血液都必定通过主动脉，因此通过主动脉的体积流量必等于通过毛细血管时的总体积流量。假定毛细血管都是一样的，具有相同的横截面 S 及流速 v，根据连续性方程

$$S_0 v_0 = n S v$$

n 就是毛细血管数

$$n = \frac{S_0 v_0}{S v} = \frac{3 \times 30}{3 \times 10^{-7} \times 0.05} = 6 \times 10^9$$

这个人有 60 亿根毛细血管[①]。

---

① 与实际存在差别。

第二节　理想流体的伯努利方程

一、伯努利方程

理想流体做定常流动时，流体运动的基本规律是伯努利(D.Bernoulli)于 1738 年首先得出的。下面用功能原理对其进行推导。

当理想流体在重力场中做定常流动时，我们以流速场的一细流管中任取的 ab 段流体为研究对象，分析其在很短时间Δt 内由 ab 处流至$a'b'$处过程中的功能关系。如图 2-6 所示，设 a 处的截面积为 S_1，压强为 p_1，流速为 v_1，相对参考面的平均高度为 h_1，由于Δt 极短，可认为流体从 a 处流至 a' 处时各量均无变化。同理，设 b 处各量分别为 S_2、p_2、v_2、h_2，且流体从 b 处流至b'处时各量也均无变化。由于流体做定常流动，故在此流动过程中流管的形状是固定不变的。

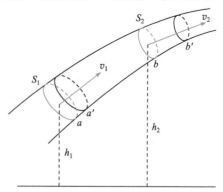

图 2-6　伯努利方程的推导

理想流体因无黏性而不存在内摩擦力，$A_{非保内力} = 0$。ab 段流体只受到周围流体的压力作用，由于流管外流体作用于流管壁的压力垂直于流体的运动方向而做功为零，故外力对 ab 段流体所做的总功应为施于 S_1 面的推力 $F_1 = p_1 S_1$ 与施于 S_2 面的阻力 $F_2 = p_2 S_2$ 所做功的代数和，即

$$A_{外} = F_1 v_1 \Delta t - F_2 v_2 \Delta t = p_1 S_1 v_1 \Delta t - p_2 S_2 v_2 \Delta t$$

因流体不可压缩，所以 aa' 段与 bb' 段流体的体积相等，$S_1 v_1 \Delta t = S_2 v_2 \Delta t = V$，$aa'$ 段与 bb' 段流体的质量也相等，设为 m，由此可知

$$A_{外} = p_1 V - p_2 V$$

在Δt 时间内理想流体由 ab 处流至 $a'b'$ 处的定常流动过程中，$a'b$ 段流体的机械能始终不变，因此该过程中系统机械能的变化就等于 bb' 与 aa' 两段流体的机械能之差，即

$$\Delta E = E_2 - E_1 = \left(\frac{1}{2} m v_2^2 + mgh_2 \right) - \left(\frac{1}{2} m v_1^2 + mgh_1 \right)$$

根据功能原理 $A_{外} + A_{保守内力} = \Delta E$，将上面所分析的各公式整理可得

$$p_1 V - p_2 V = \left(\frac{1}{2}mv_2^2 + mgh_2\right) - \left(\frac{1}{2}mv_1^2 + mgh_1\right)$$

等式两边除以 V，并考虑到流体密度 $\rho = \dfrac{m}{V}$，整理后上式变为

$$p_1 + \frac{1}{2}\rho v_1^2 + \rho gh_1 = p_2 + \frac{1}{2}\rho v_2^2 + \rho gh_2 \qquad (2\text{-}3)$$

因为 a 和 b 是流管上任意选取的两个截面，所以对同一流管的任一垂直截面来说，上式可表示为

$$p + \frac{1}{2}\rho v^2 + \rho gh = 常量 \qquad (2\text{-}4)$$

式(2-3)、式(2-4)称为伯努利方程(Bernoulli's equation)。该方程说明：理想流体做定常流动时，同一流管中各截面处流体单位体积内的动能、势能及该处的压强三者之和都相等，为一常量。式(2-3)和式(2-4)中 v、h、p 均为流管截面上各量的平均值，当截面积 S 趋于零时，流管变成流线，式中各量应理解为同一流线上任意两点处的数值。因此，伯努利方程严格成立的条件是：所选取的点应是理想流体的定常流动中同一流线上的点。

二、伯努利方程的应用

1. 小孔流速的测量 在宽大容器中盛有理想流体，在侧壁开一小孔，设小孔距液面的高度是 h，如图 2-7 所示，求流体从小孔流出的速度。

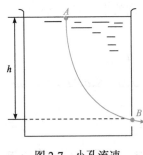

图 2-7 小孔流速

选取液面和小孔截面为流管，在该流管内任取一流线，对选取流管的液面横截面和小孔横截面，应用连续性方程，有

$$S_A v_A = S_B v_B$$

由于 $S_A \gg S_B$，$v_A \ll v_B$，即 $v_A = 0$。对选取流线的液面处和小孔处的两点，应用伯努利方程，有

$$p_A + \frac{1}{2}\rho v_A^2 + \rho gh_A = p_B + \frac{1}{2}\rho v_B^2 + \rho gh_B$$

由于 A 点和 B 点与大气相通，$p_A = p_B = p_0$。若参考面选在小孔处，则有 $h_A = h, h_B = 0$。伯努利方程可写成

$$\rho gh = \frac{1}{2}\rho v_B^2$$

所以

$$v_B = \sqrt{2gh} \tag{2-5}$$

可见流体从液面下 h 处的小孔流出的速度与物体从 h 高度自由落下的速度相同，这一结果称为托里拆利定理(Torricelli's theorem)。

2. 文丘里流量计 文丘里流量计(Venturi meter)是一个特制的管道系统，其两端较粗，中间较细，在较粗与较细的部位都有竖直细管，如图 2-8 所示。将文丘里流量计连接在液体管道中，就可以测定液体的流量。测量时将文丘里流量计水平地连接在液体管道上，对于流线中等高的 A 点和 B 点，应用伯努利方程有

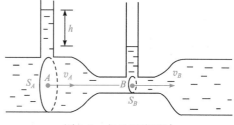

图 2-8 文丘里流量计

$$p_A + \frac{1}{2}\rho v_A^2 = p_B + \frac{1}{2}\rho v_B^2$$

其中，p_A 和 p_B 分别为 A 点和 B 点的压强；v_A 和 v_B 分别为 A 点和 B 点的流速；ρ 为液体的密度。

在两个竖直细管中，左侧液面高出右侧，两细管中液面高度差为 h，可知 p_A 和 p_B 有如下关系：

$$p_A - p_B = \rho gh$$

将此关系式代入上式可得

$$v_B^2 - v_A^2 = 2gh$$

考虑到连续性方程

$$S_A v_A = S_B v_B$$

可解出

$$v_B = S_A \sqrt{\frac{2gh}{S_A^2 - S_B^2}}$$

于是流量为

$$Q = S_B v_B = S_A S_B \sqrt{\frac{2gh}{S_A^2 - S_B^2}} \tag{2-6}$$

截面小处流速大，因此压强小。当流管中流体的流速很大时，可以使狭窄处的压强远小于大气压 p_0，这时狭窄处可以吸入外界气体或液体，这种现象称为空吸作用(suction effect)。喷雾器、水流抽气机、射流吸引器就是利用空吸原理制成

的，如图 2-9 所示。射流吸引器附设在麻醉机上，用于移出气道内的堵塞物，维持呼吸道畅通。

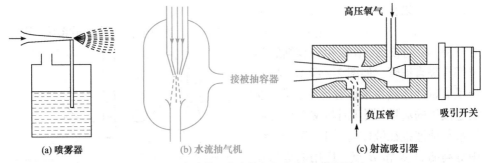

(a) 喷雾器　　　　　　(b) 水流抽气机　　　　　　(c) 射流吸引器

图 2-9　喷雾器、水流抽气机与射流吸引器

3. 皮托管　测液体流速的皮托管(Pitot tube)，如图 2-10 所示，a 是一根直管，b 是一根直角弯管，直管下端的管口截面与流线平行，而弯管下端的管口截面与

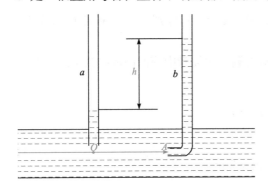

图 2-10　测液体流速的皮托管

流线垂直，液体在 A 处受阻形成流速为零的"滞停区"。流线上流速等于零的点称为驻点，即 A 点为驻点。对流线 OA 应用伯努利方程得

$$p_A = p_O + \frac{1}{2}\rho v_O^2$$

由流体静力学知 $p_A - p_O = \rho g h$，代入上式可得

$$v_O = \sqrt{2gh} \qquad (2\text{-}7)$$

只要知道两竖管中液面的高度差 h，就可测出液体的速率 v_O。

图 2-11 是测气体流速的皮托管，它是由两个同轴细管组成的。内管的开口在正前方 A 处，外管的开口在管壁的 B 处。两管分别与 U 形管的两臂相连，在 U 形管中盛有工作液体，构成一个压强计。在测量气体流速时，将皮托管沿气流方向放置，并使 A 口与气流方向相对，形成"滞停区"，$v_A = 0$，而 B 处的速度即为气体的流速。在两条流线 OA、QB 上分别运用伯努利方程，有

$$p_O + \frac{1}{2}\rho v_O^2 + \rho g h_O = p_A + \rho g h_A$$

$$p_Q + \frac{1}{2}\rho v_Q^2 + \rho g h_Q = p_B + \frac{1}{2}\rho v_B^2 + \rho g h_B$$

因为点 O 与点 Q 非常接近，可以认为对应各量是相等的。又因为皮托管一般都

很细，点 A 与点 B 的高度差很小，可以认为 $h_A = h_B$。考虑这些条件，由以上两式求得

$$p_A = p_B + \frac{1}{2}\rho v_B^2$$

如果压强计中工作液体的密度为 ρ'，则

$$p_A - p_B = \rho' g h$$

比较上两式，可得

$$v_B = \sqrt{\frac{2\rho' g h}{\rho}} \qquad (2\text{-}8)$$

这样，若已知气体密度 ρ，工作液体密度 ρ'，就可由压强计的两液面高度差 h 计算出待测气体的气流速度。

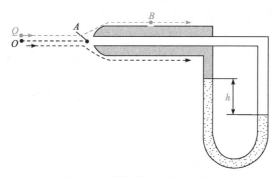

图 2-11 测气体流速的皮托管

4. 虹吸管 虹吸管是用来从不能倾斜的容器中连续取出液体的装置，如图 2-12 所示，令虹吸管内充满液体，一端置于不能倾斜的容器内，另一端置于容器外，这样液体将会从虹吸管内流出，这种现象称为虹吸现象(siphonage phenomenon)。

设管内液体为理想流体，虹吸管粗细均匀，其截面积比容器截面小很多。在液面 A 处和管口 D 处建立伯努利方程，因为这两处的压强均为大气压 p_0，即 $p_A = p_D = p_0$，所以

$$\frac{1}{2}\rho v_A^2 + \rho g h_A = \frac{1}{2}\rho v_D^2 + \rho g h_D$$

因为容器的截面比虹吸管截面大很多，所以 $v_A \approx 0$，由此可知管口 D 处的流速为

$$v_D = \sqrt{2g(h_A - h_D)} \qquad (2\text{-}9)$$

式(2-9)表明，要产生虹吸现象，必须 $h_A > h_D$，即管子

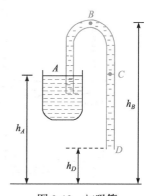

图 2-12 虹吸管

出口的位置要低于容器内的液面。

考虑到 $v_B = v_D$，对 B、D 两点列出伯努利方程

$$p_B + \rho g h_B = p_D + \rho g h_D = p_0 + \rho g h_D$$

即

$$h_{BD} = h_B - h_D = \frac{1}{\rho g}(p_0 - p_B) \qquad (2\text{-}10)$$

若 h_{BD} 取最大值，则 B 处的压强要取最小值，即 $p_B = 0$。这说明虹吸管能工作的界限是其最高处与出口之间的竖直距离不能超过 $p_0 / \rho g$，对于水，$h_{BD} \approx 10\text{m}$。

5. 体位对血压测量的影响　血压(blood pressure)是指血管中流动的血液对血管壁的侧压，也是血液作用于血管壁单位面积上的压力。

如果流体在等截面的流管中流动，若流速不变，则伯努利方程可写为 $p + \rho g h =$ 常量，在这种情况下，高处的压强较小，而低处的压强则较大，可以解释体位变化对血压的影响。人体处于平卧位与直立位时，头部、心脏、脚部三处动脉和静脉的血压数值如图 2-13 所示。人体取平卧位时，头部与脚部的动脉压大致相等，但比心脏的动脉压略低一些；头部与脚部的静脉压大致相等，但比心脏的静脉压略高一些。人体取平卧位时头部动脉压为 12.67kPa，静脉压为 0.67kPa，而当取直立位时，头部动脉压变为 6.8kPa，静脉压变为 -5.2kPa，减少的 5.87kPa 是高度改变所造成的。同理，对于脚部来说，由平卧位改为直立位时，动脉压将由 12.67kPa 变成 24.4kPa，静脉压将由 0.67kPa 变成 12.4kPa，增加的 11.73kPa 也是高度改变所致。因此，测量血压时一定要注意体位和所测量的部位。

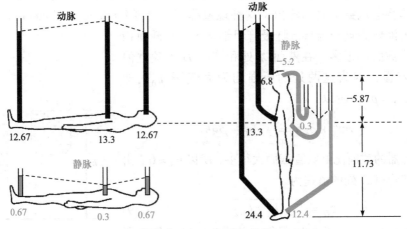

图 2-13　体位对血压的影响(单位：kPa)

第三节　黏性流体的运动

一、层流

如图 2-14 所示，在一根竖立的圆管中，先注入一段黏性较大的无色甘油，然后在上面再加一段有色甘油，其密度稍微大于下面的无色甘油。静止时，两者之间的分界面是水平的。当打开圆管下面的阀门时，甘油会向下流出，有色甘油的下部界面逐渐成舌形，这说明管中甘油在同一横截面上不同位置的流体质点的流速不同，甘油是分层流动的，靠近管轴处流速最大，离管轴越远，流速越小，贴近管壁处流速接近于零。可把甘油沿竖直方向分成许多平行于管轴的圆筒形薄层，如图 2-15 所示。黏性流体的这种分层流动称为层流(laminar flow)。

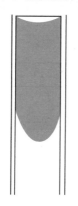
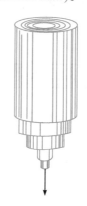

图 2-14　甘油在竖管中的流动　　　　　图 2-15　层流示意图

流体层流时，流动稳定，相邻各层以不同的速度做相对运动，彼此不相混合。

流体做层流时，相邻流层做相对滑动，两层之间存在切向的相互作用力。流速快的流层对流速慢的流层的作用力方向与流速方向相同，使其加速；流速慢的流层对流速快的流层的作用力方向与流速方向相反，阻碍其流动。这对作用力即流体的内摩擦力，也称黏性力。

二、牛顿黏滞定律

黏性流体做层流时，各层的流速不同，如图 2-16 所示，设在半径 x 方向上相距为 Δx 的两个流层，对应流速分别为 v 和 $v+\Delta v$，Δv 为两流层流速之差，v 对 x 的导数为

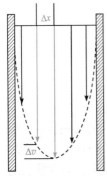

$$\lim_{\Delta x \to 0} \frac{\Delta v}{\Delta x} = \frac{\mathrm{d}v}{\mathrm{d}x} \tag{2-11}$$

式(2-11)称为沿 x 方向上流层的速度梯度(velocity gradient)。它是沿着与速度垂直的方向上速度随距离的变化率，单位为 s^{-1}，其大小反映了相邻两个流层之间速度变化的剧烈程度，$\mathrm{d}v/\mathrm{d}x$ 越大，两层流速的差别越大。

实验表明，两流层之间黏性力 F 与两流层之间的接触面积 S 以及该处的速度梯度 $\mathrm{d}v/\mathrm{d}x$ 成正比，即

图 2-16　速度梯度

$$F = \eta S \frac{\mathrm{d}v}{\mathrm{d}x} \tag{2-12}$$

式(2-12)称为牛顿黏滞定律(Newton's law of viscosity)。式中比例系数 η 称为流体的黏度(viscosity)或黏滞系数。在国际单位制中，黏度的单位为帕斯卡秒(Pa·s 或 N·s·m^{-2})。黏度是一个反映流体黏性的物理量，其大小决定于流体的性质，还和温度有关。表 2-1 列出了一些流体的黏度。

表 2-1　常见流体的黏度

流体	温度 $t/℃$	$\eta/(\mathrm{mPa \cdot s})$	流体	温度 $t/℃$	$\eta/(\mathrm{mPa \cdot s})$
水	0	1.794	酒精	20	1.20
水	37	0.69	甘油	20	830
水	100	0.284	蓖麻油	17.5	1225
血浆	37	1.0～1.4	空气	0	171×10^{-4}
血清	37	0.9～1.2	空气	20	181×10^{-4}
血液	37	2.0～4.0	空气	100	218×10^{-4}

通过证明，式(2-12)可写为

$$\tau = \eta \dot{\gamma} \tag{2-13}$$

式中，$\tau = F/S$ 为切应力，表示作用在流层单位面积上的内摩擦力；$\dot{\gamma} = \dfrac{\mathrm{d}\gamma}{\mathrm{d}t} = \dfrac{\mathrm{d}v}{\mathrm{d}x}$ 为切变率，即切应变 γ 对时间的变化率。在生物力学中，牛顿黏滞定律常用式(2-13)的形式。

遵循牛顿黏滞定律的流体称为牛顿流体(Newtonian fluid)，这种流体的黏度在一定温度下具有一定的数值，即切应力 τ 与切变率 $\dot{\gamma}$ 成正比，如水、血浆、乙醇、稀油等都属于牛顿流体。

不遵守牛顿黏滞定律的流体称为非牛顿流体，如血液、悬浮液、原油等。非牛顿流体的黏度不是常量，即切应力与切变率不成正比关系。

三、湍流　雷诺数

1. 湍流　英国实验流体力学家雷诺(O.Reynolds)用长管中的流动过程来研究流体的流动状态，如图 2-17 所示是实验简图。在图中，盛水的容器下方装有水平的玻璃管，管端装有阀门以控制水的流速。容器内另有一细管，内盛带颜色的液体，此液体可从下面的端口 A 处流出。实验时，先让水平玻璃管中的水慢流，这时，从细管流出的有色液体呈一线状，各流层互不混合，此时为层流状态。随着阀门开大，水的流速增大，这时出现了有色液体与水相互混杂的状况，这就是湍流状态。层流状态只有在流速较小时才能维持，当流速逐渐增大时，层流状态将会破坏，各流层会相互掺和，流体质元出现垂直于流动方向的分速度，整个流体做紊乱的无规则运动，这种流动状态称为湍流(turbulent flow)。

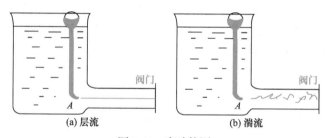

(a) 层流　　　　　　　　(b) 湍流

图 2-17　实验简图

2. 雷诺数　黏性流体的流动状态是层流还是湍流，不仅与流速 v 有关，还与流体的密度 ρ、黏度 η 及管道半径 r 有关。

雷诺提出了一个无量纲的数，作为决定层流向湍流转变的判据，即

$$Re = \frac{\rho v r}{\eta} \tag{2-14}$$

Re 称为雷诺数(Reynolds number)。实验结果表明：①当 $Re < 1000$ 时，流体做层流；②当 $Re > 1500$ 时，流体做湍流；③当 $1000 < Re < 1500$ 时，流动状态不稳定，流体可做层流也可做湍流，称为过渡流。

流体在做湍流时，能量消耗比层流多，湍流将一部分能量转换为声能，这在医学上具有实用价值。正是由于湍流的这一特性，医生才能利用听诊器辨别出血流的非正常情况，从而诊断某些心血管疾病；通过听取气管、支气管呼吸音的正常与否，诊断肺部疾病；测量血压时，在听诊器中能听到血液通过被压扁的血管时因产生湍流所发出的声音。

雷诺数不仅提供一个判断流动类型的标准，而且具有流体相似率。

如果两种流体的边界状况或边界条件相似，且具有相同的雷诺数，则流体具

有相同的动力学特征。

　　流体的相似率具有重要的应用价值。在水利工程的研究中，可以制造尺寸远小于实物的模型，只要使其中流体流动的雷诺数与实际情况接近，模型中液体的流动就和实际的流动具有相似的特征，这使模型研究成为可能。事实上，用雷诺数判断流动类型不仅对液体适用，对气体也是适用的，新设计的飞机要在风洞里进行模拟实验，依据就是流体相似率。

第四节　黏性流体的运动规律

一、黏性流体的伯努利方程、心脏做功

　　1. 黏性流体的伯努利方程　当不可压缩的黏性流体做定常流动时，流体必须克服黏性力做功而引起能量损耗。这时，需对理想流体的伯努利方程进行修正，得出黏性流体的伯努利方程：

$$p_1 + \frac{1}{2}\rho v_1^2 + \rho g h_1 = p_2 + \frac{1}{2}\rho v_2^2 + \rho g h_2 + \Delta E_{12} \tag{2-15}$$

式中，ΔE_{12} 为单位体积的不可压缩黏性流体由 "1" 处流动到 "2" 处时，克服黏性力做功而损耗的能量。

　　当流管为均匀水平管时，$v_1 = v_2$，$h_1 = h_2$，则式(2-15)写成

$$p_1 = p_2 + \Delta E_{12} \tag{2-16}$$

这表明在均匀水平管两端必须维持一定的压强差才能使黏性流体在管中流动。

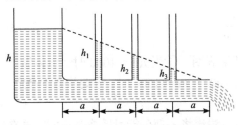

图 2-18　均匀水平管中黏性流体的压强分布

　　如图 2-18 所示的装置可以演示均匀水平管中黏性流体的压强分布情况。在粗细均匀的水平圆管上，等距离地安装竖直支管，各支管中液体上升的高度可表示各处的压强。当用黏性流体做实验时，沿流体流动方向各支管中液体的高度依次降低，这说明沿流体流动方向压强逐渐减小。

　　2. 心脏做功　血液循环由心脏做功来维持。心脏有节律地收缩与舒张，不断对血液做功，补偿血液循环流动中的能量损失，维持循环持续进行。血液从左心室射出经主动脉、小动脉、微动脉、毛细血管、上腔和下腔静脉回到右心房，这一过程称为体循环；血液从右心室射出经肺动脉、肺毛细血管、肺静脉回到左心

房，这一过程称为肺循环。血液循环如图 2-19 所示。

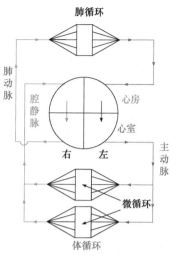

图 2-19　血液循环系统示意图

下面我们用黏性液体的伯努利方程来讨论心脏做功的问题。由于体循环和肺循环是同时进行的，所以心脏所做功应该是左心室和右心室射出单位体积血液所做功之和。

在体循环过程中，左心室射出单位体积血液流回到右心房所构成的通道中，下式成立：

$$p_{\mathrm{L}}+\frac{1}{2}\rho v_{\mathrm{L}}^2+\rho gh_{\mathrm{L}}=p_{\mathrm{R}}'+\frac{1}{2}\rho v_{\mathrm{R}}'^2+\rho gh_{\mathrm{R}}'+W_{\mathrm{L}}$$

$$(2\text{-}17)$$

式中，p_{L} 表示左心室压强，p_{R}' 表示右心房压强，$p_{\mathrm{R}}'\approx 0$；v_{L} 表示左心室射血速度，血液流回右心房的速度 $v_{\mathrm{R}}'\approx 0$；h_{L}、h_{R}' 分别表示左心室和右心房距参考面的高度，它们之间的高度差可忽略不计；ρ 表示血液的密度；W_{L} 表示左心室射出单位体积血液所做功。式(2-17)可变换为

$$W_{\mathrm{L}}=p_{\mathrm{L}}+\frac{1}{2}\rho v_{\mathrm{L}}^2 \qquad (2\text{-}18)$$

同样，在肺循环过程中，右心室射出单位体积血液流回到左心房所构成的通道中，下式成立：

$$p_{\mathrm{R}}+\frac{1}{2}\rho v_{\mathrm{R}}^2+\rho gh_{\mathrm{R}}=p_{\mathrm{L}}'+\frac{1}{2}\rho v_{\mathrm{L}}'^2+\rho gh_{\mathrm{L}}'+W_{\mathrm{R}} \qquad (2\text{-}19)$$

式中，右心室压强 $p_{\mathrm{R}}=\frac{1}{6}p_{\mathrm{L}}$，左心房压强 $p_{\mathrm{L}}'\approx 0$；右心室射血速度与左心室射血速度相等 $v_{\mathrm{R}}=v_{\mathrm{L}}$，血液回到左心房时的速度 $v_{\mathrm{L}}'\approx 0$；h_{R}、h_{L}' 分别表示右心室和左心房距参考面的高度，它们之间的高度差可以忽略不计；W_{R} 表示右心室射出单位体积血液所做功。据此，式(2-19)可变换为

$$W_{\mathrm{R}}=\frac{1}{6}p_{\mathrm{L}}+\frac{1}{2}\rho v_{\mathrm{L}}^2 \qquad (2\text{-}20)$$

由式(2-18)和式(2-20)可得，心脏射出单位体积血液所做功为

$$W=W_{\mathrm{L}}+W_{\mathrm{R}}=\frac{7}{6}p_{\mathrm{L}}+\rho v_{\mathrm{L}}^2 \qquad (2\text{-}21)$$

人在静息时，$v_{\mathrm{L}}=4.0\times 10^{-1}\mathrm{m\cdot s^{-1}}$，$p_{\mathrm{L}}=100\mathrm{mmHg}=1.33\times 10^4\mathrm{Pa}$，血液的密度 $\rho=1.05\times 10^3\mathrm{kg\cdot m^{-3}}$，则心脏对单位体积血液所做的功为

$$W = \frac{7}{6} \times 1.33 \times 10^4 + 1.05 \times 10^3 \times (4.0 \times 10^{-1})^2 \approx 1.6 \times 10^4 (\text{J} \cdot \text{m}^{-3})$$

根据测量，成人每个心室每秒输出血量为 $Q = 83\text{mL}$，故心脏的机械功率为

$$P = 1.6 \times 10^4 \times 83 \times 10^{-6} \approx 1.3(\text{W})$$

从式(2-21)可以看出，心脏的输出功率是随血压的升高而增加的，高血压势必引起心脏负担加重。心脏每搏动一次所做的功，称为每搏功；心脏每分钟所做的功称为每分功。

二、斯托克斯定律

当物体在黏性流体中做匀速运动时，物体表面附着一层流体，此层流体随物体一起运动，因而与周围流层之间存在黏性力。如果物体是球形的，且流体对于球体做层流运动，则球体所受阻力的大小为

$$F = 6\pi\eta vR \tag{2-22}$$

式中，R 是球体的半径，v 是球体相对于流体的速度，η 是液体黏度。式(2-22)称为斯托克斯定律(Stokes's law)。

设在黏性流体内有一半径为 R 的小球，它受重力作用而下沉。小球所受合力大小为

$$F = \frac{4}{3}\pi R^3 \rho g - \frac{4}{3}\pi R^3 \rho' g - 6\pi\eta vR$$

其中，ρ 为球体密度，ρ' 为流体密度，$\frac{4}{3}\pi R^3 \rho g$ 为小球受到向下的重力，$\frac{4}{3}\pi R^3 \rho' g$ 为向上的浮力，$6\pi\eta vR$ 为向上的阻力。

在此合力作用下，小球以一定的加速度下沉。但随着速度 v 的增加，阻力越来越大，最后当合力 $F=0$ 时，小球将匀速下降。此时有

$$\frac{4}{3}\pi R^3 (\rho - \rho')g = 6\pi\eta vR$$

所以

$$v = \frac{2}{9\eta}R^2(\rho - \rho')g \tag{2-23}$$

该速度称为终极速度(terminal velocity)或沉降速度(sedimentation velocity)。

式(2-23)常被用来测液体黏度，其方法是把一个已知 R 值和 ρ 值的小球放入待测液体中下沉，测出它的沉降速度 v 值，就可计算出液体的黏度 η。

例题 2-2 测定患者的血沉，在医学上有助于医生对病情作出判断。设血液是由红细胞(RBC)和血浆组成的悬浮液，将此悬浮液放进竖直放置的血沉管内，RBC 就会在血浆中匀速下沉。某人的血沉速率的最大值是 18mm/h,如果把 RBC 近似看成半径为 R 的小球，且认为它在血浆中下沉时所受的阻力服从 $f = 6\pi R \eta v$，在室温下 $\eta = 1.8 \times 10^{-3} \text{Pa} \cdot \text{s}$，已知血浆密度 $\rho_0 = 1.0 \times 10^3 \text{kg} \cdot \text{m}^{-3}$，RBC 密度 $\rho = 1.3 \times 10^3 \text{kg} \cdot \text{m}^{-3}$，求 RBC 半径的大小($g = 10 \text{m} \cdot \text{s}^{-2}$)。

解：红细胞匀速下降时，受力满足 $mg = F_浮 + f$，即

$$\frac{4}{3}\pi R^3 (\rho - \rho_0)g = 6\pi R \eta v$$

$$R = \sqrt{\frac{9\eta v}{2g(\rho - \rho_0)}} \approx 3.67 \times 10^{-6} \text{m} = 3.67 \mu\text{m}$$

红细胞半径为 $3.67\mu\text{m}$。

三、泊肃叶定律

法国医学家泊肃叶(Poiseuille)研究了血管内血液的流动，并对在压强差 $p_1 - p_2$ 作用下，在长度为 L 的细玻璃管中流体的流动进行了研究，发现通过圆管的流量与管子的压强梯度 $\dfrac{p_1 - p_2}{L}$ 成正比，与圆管半径 R 的四次方成正比，即

$$Q \propto \frac{p_1 - p_2}{L} R^4$$

此结果于 1842 年发表，称为泊肃叶定律(Poiseuille's law)。1852 年德国科学家维德曼(Wiedmann)首先从理论上推导这一公式，并得出比例系数为 $\dfrac{\pi}{8\eta}$，则泊肃叶定律写成

$$Q = \frac{\pi R^4}{8\eta L}(p_1 - p_2) \tag{2-24}$$

下面我们来推导泊肃叶定律。

1. 流速分布 设牛顿流体在半径为 R 的水平管内流动，在管中取半径为 r，长度为 L，与管共轴的圆柱形流体元，如图 2-20(a)所示。该流体元左端所受压力为 $p_1 \pi r^2$，右端所受压力为 $p_2 \pi r^2$，因此，它所受的压力差为

$$F = (p_1 - p_2)\pi r^2$$

作用在流体元表面上的黏性阻力由牛顿黏滞定律给出，因该阻力的作用面积为 $S = 2\pi r L$，所以黏性阻力 $F' = -\eta 2\pi r L \dfrac{\mathrm{d}v}{\mathrm{d}r}$，式中负号表示 v 随 r 的增大而减小。

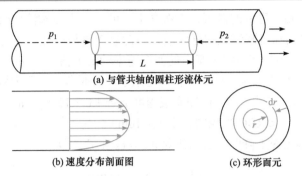

(a) 与管共轴的圆柱形流体元

(b) 速度分布剖面图　　　　(c) 环形面元

图 2-20　泊肃叶定律的推导

当管内流体做定常流动时，以上两力大小相等，即

$$(p_1 - p_2)\pi r^2 = -2\pi r\eta L\frac{\mathrm{d}v}{\mathrm{d}r}$$

整理后得

$$\mathrm{d}v = -\frac{p_1 - p_2}{2\eta L}r\mathrm{d}r$$

对上式积分得到

$$v = -\frac{p_1 - p_2}{4\eta L}r^2 + C$$

根据 $r = R$ 时，$v = 0$ 的条件，求得 $C = \dfrac{p_1 - p_2}{4\eta L}R^2$，代入上式得

$$v = \frac{p_1 - p_2}{4\eta L}(R^2 - r^2) \tag{2-25}$$

式(2-25)给出了牛顿流体在水平圆管中流动时流速随半径的变化关系。从此式可以看出，在管轴($r = 0$)处，流速有最大值 $\dfrac{p_1 - p_2}{4\eta L}R^2$，流速 v 沿管径方向呈抛物线分布，图 2-20(b)为其速度分布的剖面图。

2. 流量　在管中取一个与管共轴，半径为 r，厚度为 $\mathrm{d}r$ 的圆环形面元，如图 2-20(c)所示。圆环的面积为 $2\pi r\mathrm{d}r$，通过此圆环的流量为

$$\mathrm{d}Q = v\mathrm{d}S = \frac{p_1 - p_2}{4\eta L}(R^2 - r^2)2\pi r\mathrm{d}r$$

那么通过整个管截面的流量为

$$Q = \pi\frac{p_1 - p_2}{2\eta L}\int_0^R (R^2 - r^2)r\mathrm{d}r$$

积分后得

$$Q = \frac{\pi R^4}{8\eta L}(p_1 - p_2) \tag{2-26}$$

此式即为泊肃叶定律。泊肃叶定律还可以写成如下形式：

$$Q = \frac{\Delta p}{R_f} \tag{2-27}$$

其中

$$R_f = \frac{8\eta L}{\pi R^4} \tag{2-28}$$

式(2-27)与电学中的欧姆定律 $I = U/R$ 极为相似，式中 R_f 称为流阻(flow resistance)。如果流体流过几个"串联"的流管，则总流阻等于各个流管的流阻之和；如果几个流管"并联"，则总流阻的倒数等于各个流管的流阻倒数之和。这些关系式与电阻串、并联计算相类似。

当导体的电阻为零时，这样的导体称为超导体(superconductor)，此时，欧姆定律不再适用。当流体的流阻(黏度)为零时，这样的流体称为超流体(superfluid)，泊肃叶定律不再适用，超导体材料和超流体材料广泛应用于现代医学影像技术——磁共振成像(MRI)中。

第五节　血液的流变

血液的流变是指血液及其组成成分的流动和变形，属于血液流变学探讨的范畴，其研究以牛顿黏滞定律和泊肃叶定律为理论基础。人体正常充足的血流灌注是肌体内细胞存活和组织器官维持正常功能的必要条件，而血液流变的异常是影响组织器官正常血流灌注的重要因素之一，也是多种疾病发生及发展过程中重要的病理、生理改变。所以，血液流变性及其变化规律对疾病的预防、诊断和治疗有重要意义，血液流变学指标是研究人体生理和病理变化的重要依据。

一、血液的非牛顿性与表观黏度

1. 血液流动曲线的非线性　血液由血浆及悬浮其中的血细胞组成，不同于一般均匀黏性液体，它是非牛顿液体。考虑液体在流动时发生形变，牛顿黏滞定律可表达为 $\tau = \eta\dot{\gamma}$。τ-$\dot{\gamma}$ 关系曲线可以表示液体流动的规律，称为流动曲线。牛顿液体的黏度在一定的温度下为一常量，切应力 τ 与切变率 $\dot{\gamma}$ 成正比，为一通过原

点的直线 b，如图 2-21 所示，直线 b 的斜率为液体的黏度 η。

非牛顿液体的黏度 η 随切应力 τ 或切变率 $\dot{\gamma}$ 的变化而变化。τ 与 $\dot{\gamma}$ 不再是牛顿黏滞定律所表达的线性正比关系，而是较复杂的函数关系

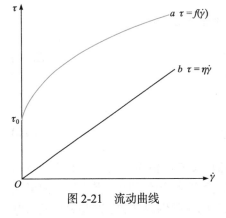

图 2-21　流动曲线

$$\tau = f(\dot{\gamma}) \tag{2-29}$$

如图 2-21 所示，曲线 a 为血液的流动曲线。其特点是，斜率(即黏度 η)随切变率 $\dot{\gamma}$ 的增大而减小。

2. 屈服应力　如图 2-21 中曲线 a 所示，某些非牛顿液体的流动曲线不通过坐标原点，其特点是只有当切应力 τ 超过某一数值后，才会发生流动，这一能引起液体流动的最小切应力，即流动曲线在纵轴 τ 上的截距 τ_0，称为液体的屈服应力(yield stress)。当 $\tau < \tau_0$ 时，液体不流动，切应力作用的结果是仅使液体发生弹性形变；只有当 $\tau > \tau_0$ 时，液体才流动起来。血液及大部分高分子溶液是具有屈服应力的液体。血液屈服应力的大小与纤维蛋白原含量和红细胞的浓度成正比。

3. 表观黏度　在一定温度下，对于牛顿液体，$\tau / \dot{\gamma}$ 为绝对黏度，是常数。而对于非牛顿液体的流动，该值不为常数，用 η_a 表示，称为表观黏度(apparent viscosity)，即

$$\eta_a = \frac{f(\dot{\gamma})}{\dot{\gamma}} \tag{2-30}$$

对应不同的切变率 $\dot{\gamma}$ 有不同的表观黏度 η_a。η_a 的变化规律随液体的性质不同而不同，血液的 η_a 随 $\dot{\gamma}$ 的增大而减小，如图 2-22 所示。测量血液表观黏度常用旋转式的锥板黏度计(又称 Weissenberg 黏度计)，它可以测量不同切变率下的表观黏度。毛细管黏度计是测量血浆黏度的理想仪器，也可以用锥板黏度计测量。

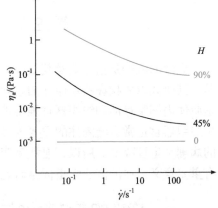

图 2-22　η_a 随 $\dot{\gamma}$ 的变化曲线

二、影响血液黏度的因素

血液黏度是表征血液黏性大小的物理量，血液黏性越大，流动性越小。血液黏度大小直接影响着血液循环中流阻的大小，因而影响机体组织血流灌注量的多少，血液黏度是血液流变学的重要指标。血液黏度不仅与血液的组分、组分的性

质、组分之间的相互作用有关，还与血液的流动状态、血液的温度、血液与血管之间的作用等因素有关。

1. 红细胞比容 在血液的有形成分中，红细胞(red blood cell, RBC)数量最多，是影响血液黏度的主要成分。血细胞比容(hematocrit)是指血细胞占全血容积的百分比，用 H 表示。由于红细胞占血细胞的绝大部分，血细胞比容也可看成是红细胞比容，是影响血液黏度的主要因素。图 2-22 给出了不同 H 值的三条 η_a-$\dot{\gamma}$ 关系曲线。当 $H = 0$ 时，血液中不含血细胞，实际上就是血浆，为平行于横轴的直线，表示血浆的表观黏度 η_a 恒定，不随切变率 $\dot{\gamma}$ 变化而变化，血浆为牛顿液体；当 $H = 45\%$ 时，是正常血液的情况；$H = 90\%$ 时，是异常血液的情况。血液表观黏度 η_a 随切变率 $\dot{\gamma}$ 增大而减小，红细胞比容 H 越大，相应的 η_a-$\dot{\gamma}$ 曲线所在位置越高。也可以说，在任一切变率下，红细胞比容 H 越大，血液的表观黏度 η_a 越大。实验测得，血液的表观黏度 η_a 随红细胞比容 H 升高而增大，二者的关系为

$$\eta_a^{1/3} = \alpha_D H^{3/2} + 1 \tag{2-31}$$

式中，α_D 为黏度切变依赖系数，其值与红细胞聚集程度和切变率 $\dot{\gamma}$ 有关。

实验表明，如果在血浆中逐步加入红细胞，只有当红细胞比容接近 10% 时，血液黏度的非牛顿特性才开始表现出来。另外，温度、海拔、吸烟、长期过量饮酒和心理因素，也是影响红细胞比容异常的因素，从而影响血液的黏度。

2. 红细胞的聚集性 悬浮于血液中的红细胞会聚集成缗钱状，红细胞的这种聚集状态对血液的黏度有很大的影响。研究表明，红细胞聚集体的形成和解聚主要取决于血浆蛋白(纤维蛋白原和球蛋白)、切应力和红细胞表面电荷三个因素。血浆蛋白分子具有桥联作用，它们吸附在红细胞表面，使相邻红细胞桥联起来形成聚集体。作用在红细胞上的切应力或切变率足够大，可以克服血浆蛋白的桥联作用，对红细胞聚集起抑制作用或使其解聚。红细胞表面都带负电，相互间的静电斥力抑制了红细胞聚集。

由图 2-23 可以看出，红细胞的聚集对血液黏度的影响。图中纵坐标表示相对黏度(relative viscosity) η_γ，是血液的表观黏度与血浆黏度之比。采用相对黏度便于在不同血浆黏度下进行血液黏度的比较。NP 是正常血液的 η_γ-$\dot{\gamma}$ 曲线；NA 是正常红细胞与含 11% 的白蛋白的 Ringer 溶液组成的悬浮液的 η_γ-$\dot{\gamma}$ 曲线。两曲线相比较，后者因溶液中不含纤维蛋白原和球蛋白，红细胞不发生聚集，其黏度低于正常血液的黏度。正常血液在低切变率范围，红细胞聚集，血液黏度随切变率的降低而增大；当血液所受切应力增大时，红细胞聚集体解聚，血液黏度逐渐降低；而在高切变率范围，红细胞处于分散状态，血液表现为牛顿液体，其黏度与切变率无关。由此可见，红细胞的聚集引起血液黏度增大，是使血液成为非牛顿

液体的主要原因。红细胞的聚集与微循环障碍有密切关系。在正常生理状态下，聚集与解聚是可逆的。

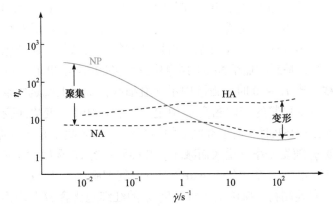

图 2-23　红细胞变形和聚集对血液黏度的影响

3. 红细胞的变形性　正常的红细胞呈双凹圆盘形，有很强的变形能力。当血液流动时，在切应力的作用下，红细胞沿流动方向伸长，变成各种有利于流动的形状，减小了对血流的阻碍作用，使血液黏度降低。如图 2-23 中 NP 曲线所示，随着切变率增大，红细胞变形程度加大，血液黏度降低。

HA 是用戊二醛固化的红细胞与含 11% 的白蛋白的 Ringer 溶液组成的悬浮液的 $\eta_\gamma\text{-}\dot{\gamma}$ 曲线。HA 悬浮液与 NA 悬浮液的区别只在于，前者红细胞被固化，后者红细胞是正常的。HA 曲线在 NA 曲线的上方，表明固化红细胞失去变形能力，造成悬浮液黏度较大。可见，红细胞变形能力的强弱直接影响血液黏度，也将影响微循环的灌注量。

4. 切变率　如图 2-22 所示的曲线就是血液表观黏度 η_a 与切变率 $\dot{\gamma}$ 的关系曲线。在各种红细胞比容下($H=0$ 除外)，血液表观黏度都随切变率的增大而逐渐降低。在低切变率($\dot{\gamma} < 10\mathrm{s^{-1}}$)下，随切变率减小，血液表观黏度迅速增大，切变率趋近于零时，血液的黏度可高达水黏度的 100～1000 倍，这主要是由红细胞聚集引起的。在高切变率下，随切变率增大，血液表观黏度缓慢减小，逐渐趋于某一稳定数值(当 $\dot{\gamma} > 100\mathrm{s^{-1}}$)，此时，血液可看成牛顿流体，血液的黏度仅比水黏度高 2～10 倍。血液在高切变率下的表观黏度的大小主要由红细胞的变形性决定。实验指出，刚性球的悬浮液在浓度为 50% 时已不能流动，而红细胞的悬浮液在浓度为 98% 时仍可流动，这主要是因为红细胞易变形。

5. 血浆黏度　血浆是血液的悬浮剂，其黏度必然影响全血的黏度，血浆黏度增大，全血黏度也增大。血浆是牛顿流体，其黏度比血液的黏度小得多，但它的变化对血液黏度的影响却很大。血浆之所以具有比水大得多的黏度，并且对血液黏度有明显的影响，主要原因在于血浆中含有蛋白质、脂类和糖类等高分子化合物，其含量愈高，血浆黏度愈大。另外，血浆蛋白的桥联作用是影响红细胞聚集的关键因素，可通过影响红细胞的聚集而改变血液的黏度。

6. 血管因素　血管中流动的血液，越靠近管轴处血细胞浓度越大，这是血细胞的轴向集中现象，对微血管中血液流动有重要影响。由于血细胞的轴向集中，在血管壁附近形成血浆层，对血液的流动有"润滑"作用，表现为血液黏度降低，引起法-林效应。这一效应是指，当血液在管半径大于 1mm 的血管中流动时，血液表观黏度与管径大小无关；当血管半径小于 1mm 时，血液的黏度随管径的变小而降低。这是因为红细胞比容随其管径减小而降低，导致血液黏度降低。当管径小到 2～3μm 时，血液的表观黏度不再随管径减小而降低，相反随管径的减小而急增，这一现象称为法-林效应逆转。开始发生逆转效应时的管半径称为临界半径。逆转现象与血液的红细胞比容、血小板的聚集及 pH 值有关。

三、血液流变学的应用与进展

血液流变学是生物流变学的重要组成部分，它研究血管、血液及其组分的流变性质和变化规律，并广泛应用于临床医学中。

1. 血液流变学指标在诊断、预防和探讨发病机制中的应用　表征血液流变性的各项指标包括全血黏度、血浆黏度、血沉、红细胞比容、红细胞聚集性和变形性、血小板聚集性和黏附性、纤维蛋白原和凝血功能等，称为血液流变学指标。这些指标在临床上可以作为鉴别、诊断某些疾病的辅助手段。另外，许多疾病在出现明显临床症状之前，血液流变学指标已发生变化，因此，可发现潜在的疾病，及早预防；同时提示血液流变性的异常或许是这些疾病的始动因素或中间环节，据此可探讨疾病的发病机制。对某些疾病治疗效果的判断和预后，血液流变学指标也是重要的依据。

2. 血液流变学在疾病治疗方法和药物研究中的应用　血液流变性异常称为血液黏滞异常综合征，其治疗方法和药物的研究是当前的热点。血液稀释疗法、氦激光和血液直接充氧照射等血疗方法是在血液流变学研究中形成的，是治疗血液高黏滞综合征疗效较好的手段。在改善血液流变性的药物研究中，药物疗效观察，有效成分提取，须通过血液流变学指标鉴别、筛选。

3. 血液流变学是研究微循环的基础　血液及其组分和血管的一般流变性及其变化规律在微循环中的表现，如红细胞的径向迁移、红细胞栓塞效应和血液的高速流、摆流、滞流、倒流、出血等都是血液流变学在微循环中的特殊表现。此外，有关白细胞在微循环中的表现也是血液流变学新的研究内容。在微循环中，白细胞进入毛细血管必须变形方可通过，由于其变形能力差，所以对血流动力学有明显影响。例如，在人的皮肤和肠系膜毛细血管首先观察到白细胞对毛细血管的阻塞，在出血性休克时，也能观察到骨骼肌毛细血管被白细胞阻塞。

4. 血液流变学的进展 血液流变学这一名词于 20 世纪 50 年代初在国际上提出，这个学科在发展过程中经历了两个阶段，20 世纪 90 年代之前的第一阶段侧重研究血液流变性质(尤其是黏度)，可用牛顿黏滞定律来解释这个阶段，侧重研究牛顿黏滞定律中的血液黏度；90 年代之后的第二阶段人们开始关注血流与血管相互作用及其生物学效应，重视牛顿黏滞定律中的血流切应力与切变率和它们的生物学效应。随着血液流变学基础研究的逐步深入，血液流变学在临床中的应用也日趋广泛，正从宏观逐步深入到细胞、分子水平，形成包括宏观血液流变学、临床血液流变学、血液细胞流变学和分子血液流变学等，具有较为完整理论体系的一门新学科。

习 题 二

2-1 理想流体做定常流动时，流线为什么不会相交？

2-2 理想流体做定常流动时，为什么流管内的流体不会流出到管外，流管外的流体不会流入到管内？

2-3 水流过三通管 A 管后，经 B、C 两支管流出，已知三管横截面分别为 $S_A = 100cm^2$，$S_B = 40cm^2$，$S_C = 80cm^2$，A、B 两管中的流速分别为 $v_A = 40cm \cdot s^{-1}$，$v_B = 30cm \cdot s^{-1}$，求 C 管中的流速 v_C。 $[v_C = 35cm \cdot s^{-1}]$

2-4 火车进站时，乘客为什么要退到安全线以后？

2-5 试估算人倒立时，头部、脚部动脉血压为多少。

[人倒立时头部动脉血压为 18.54kPa；脚部动脉血压为 0.94kPa]

2-6 三峡大坝是当今世界上最大的水力发电工程，大坝为混凝土重力坝，大坝坝顶总长 3035m，坝高 185m。设计正常蓄水水位冬天为 175m(夏天为 145m)，左、右岸厂房共安装 32 台水能发电机组，机组单机容量均为 70 万 kW，总装机容量为 2250 万 kW，年平均发电量约 847 亿千瓦时。三峡大坝于 1994 年 12 月 14 日正式动工修建，2006 年 5 月 20 日全线修建成功。三峡大坝主要有三大效益，即防洪、发电和航运。水位按 175m，试估算泄洪深孔水流速度。

$[58.6m \cdot s^{-1}]$

2-7 火车时速 200km 是什么概念？它意味着平均每秒运行约 55.6m，用"风驰电掣"来形容一点不为过。100m 在我们的视野中看起来不算近，但火车不到两秒就到了面前，我们甚至连眼皮都来不及眨一下。运行在我国铁路线上的"子弹头"列车时速 254km，即每秒行驶 70.6m，"子弹头"经过时掀起的风速极值达 20m · s⁻¹，相当于7级到8级的大风。平时试车时，铁路两旁2m内严禁站人，否则很容易被吸进去，造成伤亡事故。铁路两旁2m内站人，为什么会被"子弹头"吸进去？

2-8　在微循环中，红细胞会轴向集中，而在血管管壁处形成血浆层。为什么会出现这种现象呢？

2-9　在足球场上，一个绝妙的"香蕉球"越过人墙，穿过守门员的防线，飞入球门。这是在观看高水平足球赛时经常遇到的精彩场面。根据图2-24，分析讨论"香蕉球"形成的原因。

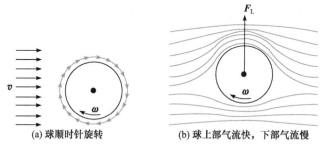

(a) 球顺时针旋转　　　　(b) 球上部气流快，下部气流慢

图 2-24　习题 2-9

2-10　液体在一水平管道中流动，A 处和 B 处的横截面积分别为 S_A 和 S_B。B 管口与大气相通，压强为 p_0。若在 A 处用一细管与容器相通，如图 2-25 所示，试证明，当 h 满足关系

$$h=\frac{Q^2}{2g}\left(\frac{1}{S_A^2}-\frac{1}{S_B^2}\right)$$

时，A 处的压强刚好能将比水平管低 h 处的同种液体吸上来，其中 Q 为体积流量。

2-11　如图2-26所示，一水平管下装有U形管，U形管内装有水银。已知水平管粗、细处的横截面积分别为 $S_A=5.0\times10^{-3}\text{m}^2$，$S_B=1.0\times10^{-3}\text{m}^2$。当水平管中有水流做定常流动时，测得 U 形管中水银面的高度差 $h=3.0\times10^{-2}\text{m}$。求水流在粗管处的流速 v。已知水和水银的密度分别为 $\rho=1.0\times10^3\text{kg}\cdot\text{m}^{-3}$，$\rho'=13.6\times10^3\text{kg}\cdot\text{m}^{-3}$。　　　　　　　　　　　[0.58m·s^{-1}]

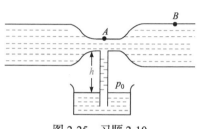

图 2-25　习题 2-10

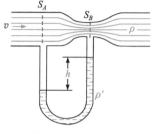

图 2-26　习题 2-11

2-12 如图 2-27 所示的采气管，如果 U 形管压强计指示的水柱高度差为 2.0cm，若某种气体的密度为 $\rho = 2kg \cdot m^{-3}$，采气管的截面积 S 为 $10cm^2$，求 10min 内可采集到多少该种气体。

[8.4m³]

2-13 如图 2-28 所示，两个盛水的开口容器 B 和 F，容器 B 的底部接一水平流管，管 C 处的截面是 D 处 1/2，且 D 处的截面远小于容器 B 的截面，在 C 处开口引管 E 浸入容器 F 中，如果容器 B 中的水沿水平管做定常流动，且 D 处与 B 中液面高度差为 h，求 E 管内水上升的高度 H。

[3h]

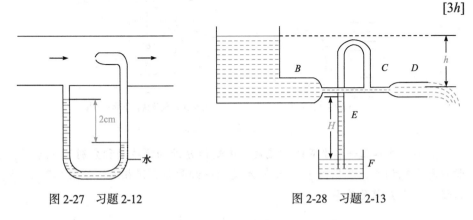

图 2-27 习题 2-12   图 2-28 习题 2-13

2-14 为什么当大风吹过高架电线时，会有"嗡嗡"声响？

2-15 为什么有些物体从高空落下时最后以一个稳定速度下落？结合跳伞运动员的下落予以说明。

2-16 根据泊肃叶定律，试分析可采用哪些方法来改善血液循环？

2-17 某人的心输出量为 $0.85 \times 10^{-4} m^3 \cdot s^{-1}$，体循环的总压强差 11.8kPa，此人的体循环总流阻是多少？   [$1.39 \times 10^8 Pa \cdot s \cdot m^{-3}$]

第三章　液体的表面现象

教学要求:

1. 掌握液体的表面张力、弯曲液面附加压强和毛细现象液面高度的计算方法。
2. 熟悉液体表面现象的微观机制和气体栓塞理论。
3. 了解表面活性物质的特征。

液体的主要特征之一是其表面的性质。液体收缩表面,使其表面面积达到最小的现象称为液体的表面张力现象。表面张力及由此产生的毛细现象,对于许多生物体来说有着重要的意义。肺泡内壁附着的黏性组织液,其表面张力的调节对于肺功能起着不容忽视的作用。本章主要讨论液体的表面张力、弯曲液面的附加压强和毛细现象等。

第一节　表面张力和表面能

一、表面张力

在日常生活中,经常看到液体表面有收缩成表面积最小的性质。如荷叶上的小水珠、玻璃板上的小水银滴都收缩成球形,因为同样体积的液体以球形的表面积为最小。液体表面存在收缩趋势的这种性质,也可以通过一个简单的实验证实。将一系有棉线圈的铁丝环浸入肥皂液中,然后取出,铁丝环上便形成一层具有两个表面的液膜,棉线圈在液膜上保持着它原来的任意形状,如图 3-1(a)所示。当刺破棉线圈内的液膜时,由于圈外液膜的收缩,立即把棉线圈拉成圆形,如图 3-1(b)所示。对于一定周长的一切几何图形,圆的面积为最大,故此时液膜的面积最小。图中小箭头表示圈外液膜所施加拉力的方向。由棉线圈成圆形可以说明,这种拉力均匀作用在圆周上。由此可知,当液膜未刺破时,棉线也受到同样的拉力作用,只是由于棉线两侧都有液膜,两侧的液膜对棉线各部分产生的拉力合力为零。把这种促进液体表面收缩的力称为表面张力(surface tension)。

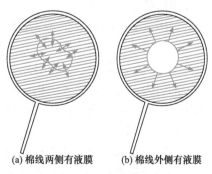

(a) 棉线两侧有液膜　　(b) 棉线外侧有液膜

图 3-1　表面张力演示实验

设想用任意分界线 *MN* 把液体表面分割成两部分, 如图 3-2 所示, 则分界线两侧的液面以大小相等、方向相反的拉力作用对方, 这种相互拉力就是表面张力。实验表明, 表面张力的方向与分界线垂直, 并与液体表面相切。如果液面是平面, 表面张力就在平面内; 如果液面是曲面, 表面张力就在这个曲面的切面上。其大小与被研究的液面分界线的长度 *L* 成正比。用 **F** 表示作用在分界线 *L* 上的表面张力, 则

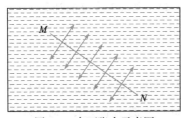

图 3-2　表面张力示意图

$$F = \sigma L \tag{3-1}$$

式中, 比例系数 σ 叫做液体的表面张力系数, 它是作用在单位长度分界线上的表面张力, 其单位是 $N \cdot m^{-1}$。

表面张力系数的大小与液体种类、温度及纯度有关。同一种液体温度越高, σ 值越小。表 3-1 列出了几种液体的表面张力系数。

表 3-1　不同液体与空气接触时的表面张力系数

液体	温度/℃	$\sigma/(N \cdot m^{-1})$	液体	温度/℃	$\sigma/(N \cdot m^{-1})$
丙酮	20	0.0237	肥皂液	20	0.025
甲醇	20	0.0226	血液	37	0.058
乙醇	20	0.0227	血浆	37	0.073
苯	20	0.0228	水	0	0.0756
氯仿	20	0.0271	水	20	0.0728
甘油	20	0.0634	水	30	0.0712
水银	20	0.476	水	100	0.0589

表面张力的产生缘于分子力。已知分子间的平衡距离 r_0 约为 10^{-10}m 数量级, 当两分子间距离大于 r_0 而在 $10^{-10} \sim 10^{-9}$m 时, 分子间作用力表现为引力, 而当分子间的距离大于 10^{-9}m 时, 引力很快趋于零, 所以分子引力的有效作用距离 r 为 10^{-9}m。以 10^{-9}m 为半径作一球面, 则只有在这个球面内的分子才对位于球心的分子有作用力, 分子引力作用的范围是半径为 10^{-9}m 的球面, 称为分子作用球, 分子作用球的半径称为分子作用半径。

如图 3-3 所示的液面下厚度等于分子作用半径的液体薄层称为液体表面层。在表面层中的分子(例如分子 *m*)与液体内部分子(例如分子 *m'*)受力情况不一样。以分子 *m* 或 *m'* 为中心, 画出分子作用球, 可以看出在液体内部的分子所受周围分子的引力在各个方向大小相等而合力为零; 在表面层的分子受下部周围分子对它的引力大于上部周围分子对它的引力, 其合力(即 *efg* 部分分子对分子 *m* 的引力的合力)指向液体内部。

从图中可以看出, 分子 *m* 越接近表面, 合力就越大。由此可见, 处于液体表面层的分子都受到一个指向液体内部的力的作用, 在这些力的作用下, 液体表面

层的分子都有向液体内部收缩的趋势，使液面处于一种绷紧的状态，在宏观上表现为表面张力。

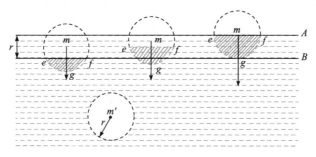

图 3-3　液体表面层分子所受的力

二、表面能

由于所有位于表面层的液体分子都受到垂直于液面并指向液体内部的分子引力的作用，这些引力分别被一些十分靠近的分子的斥力所平衡，使其能够停留在液体的表层。如果要把液体内部的分子移到表面层，就必须反抗表面层下面的分子对它的引力而做功，从而增加这一分子的势能。可见表面层的分子比液体内部的分子具有更多势能，表面层中所有分子高出液体内部分子的那部分势能的总和，称为液体的表面能(surface energy)。

显然要增大液体表面积，就要把液体内部的一些分子拉到液体的表面层，使液体的表面层的能量增大。任何一个系统要处于稳定，必须使其势能减小到最小，因此，只要有可能，表面层的分子就要往液体内部迁移，使其表面缩到最小。

下面从外力做功的角度考察表面张力系数与液体表面能的关系。图 3-4 为 U 形金属框 $ABCD$，上面有一层液体薄膜，金属框的一边 BC 长为 L，可自由滑动，由于表面张力的作用，薄膜要收缩，BC 边要向 AD 边移动。要使 BC 边匀速向右移动，就必须施加一个与表面张力大小相等、方向相反的力 $\boldsymbol{F}$。BC 边在力 $\boldsymbol{F}$ 的作用下向右移动一段距离为Δx，到达图中 $B'C'$ 的位置，由于液膜有上、下两个表面，则增加液膜的表面积

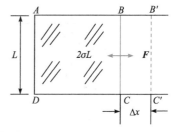

图 3-4　表面张力系数与表面能

$\Delta S = 2L \cdot x$ ，外力 $F = 2\sigma L$ ，这时外力所做的功为

$\Delta A = F \cdot \Delta x = 2\sigma L \Delta x = \sigma \Delta S$ 。根据能量转换定律，在这一过程中外力 $\boldsymbol{F}$ 所做的功 ΔA 应等于液体表面势能的增量，如用ΔE_p 表示表面能的增量，则

$$\Delta E_\text{p} = \Delta A = \sigma \Delta S \tag{3-2}$$

这样表面张力系数的另一种定义式为

$$\sigma = \frac{\Delta A}{\Delta S} = \frac{\Delta E_p}{\Delta S} \tag{3-3}$$

由式(3-3)可知，表面张力系数在数值上等于增加单位表面积时外力所做的功。从能量角度看，表面张力系数的大小等于增加单位表面面积时所增加的表面能。表面张力系数的单位还可以用 $J \cdot m^{-2}$ 表示。

第二节　弯曲液面的附加压强

一、液面下的附加压强

静止液体的表面可以呈平面或弯曲面，如图3-5所示。AB 为液面的任一小面积，在3个力的作用下保持平衡。它们是液面外气体压强 p_0 产生的压力，周围液面对 AB 液面作用的表面张力 F，液面下液体压强 p 产生的压力。表面压力 F 作用于 AB 的整个周界，并垂直周界与液面相切，指向周界外侧。当液面水平时，如图3-5(a)所示，表面张力与液面平行，沿 AB 周界的表面张力恰好互相平衡，表面张力不会产生垂直于液面的附加压力，此时 $p = p_0$。当液面为凸面时，如图3-5(b)所示，表面张力的合力 F 指向液体内部，从而产生指向液体内的压强 Δp，使液面下的压强大于外部压强，平衡时 $p = p_0 + \Delta p$。当液面为凹面时，如图3-5(c)所示，表面压力的合力指向液体外部，从而产生指向液体外部的压强 Δp，使液面下的压强小于外部压强，平衡时 $p = p_0 - \Delta p$。上述液面弯曲表面张力产生的压强 Δp 称为附加压强(additional pressure)，其值等于弯曲液面两侧的压强差。

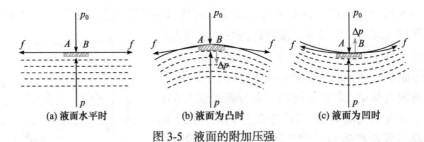

(a) 液面水平时　　　　(b) 液面为凸时　　　　(c) 液面为凹时

图 3-5　液面的附加压强

下面来研究球形液面附加压强的大小。如图3-6所示，在液面处隔离出一个球冠状的小液块，分析其受力情况，小液块受三部分力的作用。第一部分是通过小液块的边界线作用在液块上的表面张力，处处与该边界线垂直，并与球面相切；第二部分是液体内外的压强差产生的作用于液块底面(即图中阴影部分)向上的压力；第三部分是小液块的重力，它比前两部分力要小得多，可以忽略不计。

设球形液面半径为 R，单位长度液体表面的张力为 T(大小即为液体的表面张力

系数σ), T的垂直向下分量为$T\sin\theta$，则小液块边界线上所具有的总张力向下分量为

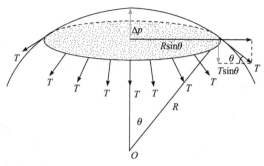

图 3-6 球形液面的压力和压强

$$2\pi R\sin\theta \times \sigma\sin\theta = \sigma \times 2\pi R\sin^2\theta$$

若液体内外的压强差用Δp表示，则小液块向上的压力为

$$\Delta p \times \pi R^2\sin^2\theta$$

这两部分力方向相反，在平衡时它们的大小应该相等，所以

$$\sigma \times 2\pi R\sin^2\theta = \Delta p \times \pi R^2\sin^2\theta$$

$$\Delta p = \frac{2\sigma}{R} \tag{3-4}$$

上式即为球形液面内外的压强差，即附加压强。

式(3-4)对于凸凹的球形液面都是适用的，如果液面是凸的，Δp取正值，说明液面内的压强比液面外的压强大；如果液面是凹的，Δp取负值，说明液面内的压强小于液面外的压强。

二、球形液膜的内外压强差

图 3-7 是一个球形液膜(如肥皂泡)。液膜具有内外两个表面层，R_1和R_2分别是液膜内外半径。设球形液膜内C点的压强为p_C，液膜中B点的压强为p_B，膜外A点的压强为p_A。因液膜的外表面是一个凸面，由式(3-4)知

$$p_B - p_A = \frac{2\sigma}{R_2}$$

而液膜的内表面是一个凹面，附加压强是负值，所以

$$p_B - p_C = -\frac{2\sigma}{R_1}$$

因液膜很薄，可以认为$R_1=R_2=R$，从上述两式中消去p_B，则得

$$p_C - p_A = \frac{4\sigma}{R} \tag{3-5}$$

即球形液膜处于平衡时，膜内压强比膜外压强大 $\dfrac{4\sigma}{R}$ 。这就是球形液膜产生的附加压强。

图 3-8 是在一个管子的两端吹两个大小不等的肥皂泡。打开中间活塞，使两泡相通，我们会看到小泡不断变小，而大泡却不断变大。这是因为小泡中的空气压强比大泡中空气压强大。

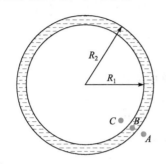

图 3-7　球形液膜的附加压强

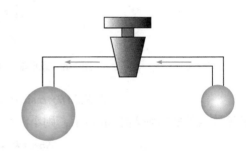

图 3-8　附加压强演示实验

第三节　毛细现象和气体栓塞

一、毛细现象

液体与固体接触处，常看到两种不同的现象。把水滴在干净的玻璃板上，水会沿板面展开，我们说水能润湿玻璃。把水银滴在玻璃板上，水银将收缩成球形，我们说水银不润湿玻璃。在液体和固体接触处，厚度等于分子作用半径的一薄层液体叫做附着层，如图 3-9 所示。附着层内的分子作用球只有一部分在液体中，另一部分在固体中，因此处在附着层内的液体分子都受到两种吸引力的作用，一种是液体分子与固体分子之间的相互引力，称为附着力(attraction)，另一种是液体分子之间的引力，称为内聚力(cohesion)。当附着力大于内聚力时，附着层内的液体分子将受到指向固体的力，这种力使附着层有扩展趋势，这就是液体能够润湿固体，如图 3-9(a)所示。当附着力小于内聚力时，附着层内的液体分子将受到指向液体内部的引力，这种力使附着层有缩小的趋势，这就是液体不能润湿固体，如图 3-9(b)所示。

在液体与固体的接触处，作液体表面的切线与固体表面的切线，这两个切线在液体内部所成的角 θ，称为接触角(contact angle)，如图 3-10 所示。

通常用接触角的大小来判断润湿与不润湿。当 θ 为锐角时，液体润湿固体，若 θ 为零，液体完全润湿固体；当 θ 为钝角时，液体不润湿固体，若 θ 为 180°，液体完全不润湿固体。

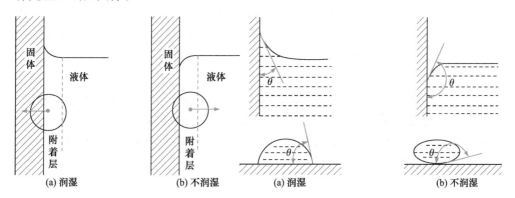

图 3-9　附着层中分子所受的力　　　　　图 3-10　接触角

　　内径很小的管子称为毛细管。将毛细管的一端插入液体中，液体润湿管壁时，管内液面上升，不润湿时则下降，这种现象称为毛细现象(capillarity)。

　　毛细现象由表面张力和接触角所决定。根据弯曲液面的附加压强和接触角，可计算出液体在毛细管中上升或下降的高度。

　　如图 3-11 所示，将两端开口的毛细管插入液体中，管内稳定后液面与管壁的接触角为锐角 θ，液面呈凹形，因此液面下的压强 p_A 低于液面外的大气压 p_0。设液面的曲率半径为 R，毛细管内管径为 r，液体的密度为 ρ。由式(3-4)得

$$p_0 - p_A = \frac{2\sigma}{R}$$

管内 B 点的压强 p_B 应等于管外同一水平液面处的压强 p_0，所以有

$$p_B = p_A + \rho gh = p_0$$

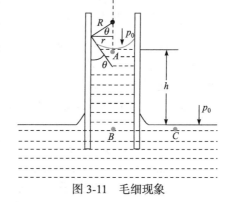

图 3-11　毛细现象

整理两式，有

$$h = \frac{2\sigma}{\rho gR}$$

将 $r = R\cos\theta$ 代入得

$$h = \frac{2\sigma\cos\theta}{\rho gr} \tag{3-6}$$

式(3-6)表明，接触角决定毛细管中的液面上升还是下降，当 $\theta < 90°$ 时，液面上升；当 $\theta > 90°$ 时，液面下降。液面上升(或下降)的高度与液体的表面张力系数成正比，

与毛细管半径成反比。

　　毛细现象在日常生活及生命活动过程中都有重要意义。在植物对水分和营养的输运以及动物的血液在毛细管中的流动过程中，毛细现象都起着重要的作用。毛细现象在医疗事业中也有很多应用。生产药棉时，需将棉花进行脱脂处理，脱脂的目的就在于使它变成能为水所润湿，以便吸取药水或创面的污液。手术缝线事先要经过蜡处理，因为线中的缝隙在缝合伤口后会成为皮肤内外的通道，经蜡处理后，由于它变得不润湿而封闭了这些缝隙，因而可杜绝细菌的感染。在农业生产中，农民锄松地面的土壤，目的就是破坏土壤表层的毛细管，以减少水分蒸发。

二、气体栓塞

　　液体在细管中流动时，如果管中有气泡，液体的流动将受到阻碍，气泡多时可发生阻塞，这种现象称为气体栓塞(air embolism)。

　　图 3-12(a)表示均匀毛细管中的一段润湿性液柱，中间有一个气泡，在左右两端的压强相等时，气泡两端的液面形成同样的凹弯月面，其曲率半径相等，因表面张力而出现的附加压强大小相等、方向相反，所以液柱不流动。如果在毛细管左端增加压强Δp，这时气泡左边的曲率半径变大，右边的曲率半径变小，因而左端弯曲液面所产生的附加压强 $p_{左}$ 比右端弯曲液面所产生的附加压强 $p_{右}$ 小。如果它们的差值正好等于Δp，即 $\Delta p = p_{右} - p_{左}$，则系统仍处于平衡状态，液柱不会向右移动，如图 3-12(b)所示。只有当两端的压强差Δp 超过某一临界值δ时，气泡才能移动。这个临界值δ与液体和管壁的性质及管的半径有关。当管中有 n 个气泡时，则只有当 $\Delta p \geqslant n\delta$ 时液体才能带着气泡移动，如图 3-12(c)所示。

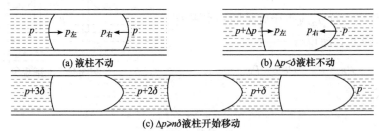

(a) 液柱不动　　　　　　　　(b) $\Delta p < \delta$ 液柱不动

(c) $\Delta p > n\delta$ 液柱开始移动

图 3-12　气体栓塞

　　人体血管中是不允许有气泡存在的。若气泡很小，则可通过液体循环由肺部排出。若气泡大于血管内径，就会影响血液流动，甚至造成血管栓塞。轻者会造成血液循环障碍，部分组织、细胞坏死，重者将危及生命。

　　人体血管中出现气泡的几种可能是：①静脉注射和输液时，空气可能随药液一起进入血管，所以注射、输液前一定要将注射器中少量空气和输液管中的气泡排除干净；②颈静脉处的血压低于大气压，一旦受伤，外界空气可自动进入静脉，若出现这种情况，应立即结扎静脉血管；③潜水员从深处上来或患者从高压氧舱出来，都要有适当的减压过程，否则在高压状态时，溶于血液中的氧气、氮气在常压状态下会迅速释放出来，导致微血管中血液析出的气泡过多，出现气体栓塞现象。

第四节　表面活性物质与表面吸附

一、表面活性物质

当液体中掺入杂质时，液体的表面张力系数会发生变化。有的溶质能使溶液的表面张力系数减小，有的反而使其增大。能使液体表面张力系数减小的物质称为该液体的表面活性物质(surfactant)。水的表面活性物质有肥皂、胆盐、有机酸、酚醛、卵磷脂等。溶于溶剂后使液体的表面张力系数增大的物质称为表面非活性物质，水的表面非活性物质有食盐、糖类、淀粉等。

表面活性物质溶于溶剂后，由于溶剂分子与溶质分子之间的吸引力小于溶剂分子之间的吸引力，所以位于表面层中的溶剂分子受到使它趋于液体内部的力大于表面层中溶质分子对它的吸引力，结果使溶剂分子尽可能地进入液体的内部，表面层中溶质的浓度增大，只是由于扩散现象，溶质浓度的增大有一定限度。这样就减少了液体的表面能，增加了系统的稳定性。由于表面活性物质容易聚集于液体的表面层，所以少量的表面活性物质就可以在很大程度上影响液体的表面性质，显著降低表面张力。如果在溶剂中加入表面非活性物质，表面非活性物质将尽可能离开表面层进入液体内部，就使得表面非活性物质在液体内部的浓度大于表面层。

表面活性物质在肺的呼吸过程中起着重要的作用。肺位于胸腔内，支气管在肺内分成许多小支气管，小支气管则越分越细，末端膨胀成囊状气室，每个气室又分成许多小气囊，称为肺泡。人的肺泡总数约为3亿个，各个肺泡大小不一，而且有些肺泡是相连的。在充满空气的肺中，既有肺组织的弹性力，又有肺泡表面液层组成气-液界面上的表面张力，而相对于肺充气来说，大部分压力是用来克服表面张力的。若每个肺泡的表面张力系数相同，小肺泡内压强将大于大肺泡内的压强，小肺泡内的气体将流向大肺泡，使小肺泡趋于萎缩而大肺泡膨胀，但这种情况在肺内并没有出现，原因就是表面活性物质的作用。肺泡的表面层中分布有一定量的、由饱和卵磷脂和脂蛋白组成的表面活性物质，起降低表面张力系数的作用。吸气时，肺泡体积增大，而表面活性物质的量不变，故单位面积上的表面活性物质的量随体积增大而减小，结果增大了表面张力系数，从而限制了肺泡继续膨胀；呼气时，肺泡的体积减小，单位面积上的表面活性物质的量随体积减小而增多，减小了表面张力系数，减少了表面张力，从而防止了肺泡的萎缩。因此，大小不等的肺泡在表面活性物质的作用下可以保持平衡状态。肺泡上表面活性物质对表面张力系数的调控作用，保证了呼吸正常进行。

在母体内的胎儿，肺泡是萎缩的，并为黏液所覆盖。虽然临产时肺泡壁能分泌表面活性物质，降低黏液的表面压力系数，但新生儿仍须以大声啼哭的强烈动作进行第一次呼吸以克服肺泡的表面张力而获得新生。某些新生儿尤其是早产儿，由于发育不成熟，缺乏肺表面活性物质，造成呼吸窘迫综合征，甚至导致死亡，因此表面活性物质在肺的呼吸过程中起着重要作用。

二、表面吸附

在某些情况下，表面层可以完全由溶质组成，表面活性物质在溶液的表面层聚集并伸展成薄膜的现象称为表面吸附(surface adsorption)。水面上的油膜就是常见的表面吸附现象。固体和液体一样，表面能有趋于最小的倾向。因为固体的体积不能改变，所以不能通过缩小表面积来降低表面能，但固体可以像液体那样在其表面吸附一层表面活性物质来达到这个目的，这被称为固体吸附。固体表面对被吸附物质的分子引力非常大，许多物质都能被固体表面吸附，例如吸附在玻璃表面的水蒸气分子，要在 400℃ 的真空中才能除去。单位体积固体的吸附能力与它的表面积成正比，吸附能力随温度升高而减弱，多孔和粉状物质的表面积大，吸附能力就强，多孔活性炭和粉状白陶土都是很好的吸附剂，医药上常用来吸附胃肠道中的细菌、毒素及其他毒素等。

习　题　三

3-1　吹成一个直径为 10cm 的肥皂泡，试求吹此肥皂泡所做的功，以及泡内外的压强差。设肥皂液的表面张力系数为 $\sigma = 40 \times 10^{-3} \text{N} \cdot \text{m}^{-1}$。

$[2.51 \times 10^{-3} \text{J}，3.2 \text{N} \cdot \text{m}^{-2}]$

3-2　半径为 $r = 2.0 \times 10^{-6} \text{m}$ 的许多小水滴融成一个半径为 $R = 2.0 \times 10^{-3} \text{m}$ 的大水滴时，释放出来的能量是多少？

$[3.7 \times 10^{-3} \text{J}]$

3-3　沼气池中距液面 1m 处产生半径为 $2.0 \times 10^{-3} \text{m}$ 的气泡，求气泡内的实际压强。$\sigma_{水} = 0.0712 \text{N} \cdot \text{m}^{-1}$。

$[1.11 \times 10^{5} \text{Pa}]$

3-4　一个 U 形玻璃管的两竖直管的直径分别为 1mm 和 3mm，试求两管内水面的高度差。水的表面张力系数 $\sigma = 73 \times 10^{-3} \text{N} \cdot \text{m}^{-1}$。

$[0.0198 \text{m}]$

3-5　在半径 $r = 0.30\text{mm}$ 的毛细管中注入水，在管的下端形成一半径 $R = 3.0\text{mm}$ 的水滴，求管中水柱的高度。　　　　　　　　　　　[0.055m]

3-6　表面张力系数为 $72.7 \times 10^{-3}\text{N} \cdot \text{m}^{-1}$ 的水在一毛细管中上升 2.5cm，丙酮（ $\rho = 792\text{kg} \cdot \text{m}^{-3}$ ）在同样的毛细管中上升 1.4cm。设两者均完全润湿毛细管，求丙酮的表面张力系数。

$$[3.22 \times 10^{-2}\text{N} \cdot \text{m}^{-1}]$$

第四章 机械振动和机械波

教学要求:

1. 掌握简谐振动运动规律,两个同方向、同频率简谐振动的合成,平面简谐波波动方程。

2. 熟悉同方向、不同频率简谐振动的合成,频谱分析,惠更斯原理及波的叠加原理,波的干涉及驻波形成规律。

3. 了解阻尼振动、受迫振动和共振特点。

物体在一定位置附近所做来回往复的运动叫机械振动(mechanical vibration),简称振动,如喉头声带的振动、耳朵鼓膜的振动、心脏的跳动、一切声源的振动等。广义地说,凡描述物质运动状态的物理量,在某一数值附近做周期性的变化,都叫做振动。例如,交流电路中的电流在某一电流值附近做周期性的变化;光波、无线电波传播时,空间某点的电场强度和磁场强度随时间做周期性的变化等。这些振动常称为电磁振荡,虽然在本质上电磁振荡和机械振动不同,但对两者的描述却有着许多共同之处,所以机械振动的基本规律也是研究其他振动的基础。

振动的传播过程称为波动(wave),简称波。机械振动在介质中的传播称为机械波(mechanical wave),如声波、水波、地震波等。变化的电场和变化的磁场在空间的传播称为电磁波(electromagnetic wave),如无线电波、光波、X射线等。机械波和电磁波在本质上是不相同的,但是它们都具有波动的共同特征,即都具有一定的传播速度,且都伴随着能量的传播,都能产生反射、折射、干涉和衍射等现象,而且都有相似的数学表述形式。近代物理研究发现,微观粒子具有明显的二象性,即粒子性与波动性。因此,研究微观粒子运动规律时,波动概念也是重要的基础。

本章主要讨论机械振动和机械波的概念,但其基本概念和基本规律对于各种振动和波都适用。

第一节 简 谐 振 动

振动有简单与复杂之别,最简单的是简谐振动,在忽略空气阻力的情况下,弹簧的振动、单摆、复摆的微小摆动都是简谐振动。简谐振动是最基本的振动，因为一切复杂的振动都可以认为是由许多简谐振动合成的。

物体运动时，如果离开平衡位置的位移(或角位移)按余弦函数(或正弦函数)的规律随时间变化，这种运动就叫简谐振动(simple harmonic motion)。下面以弹簧振子为例，研究简谐振动的规律。

一、简谐振动方程

如图 4-1 所示，把轻弹簧(质量可以忽略不计)的左端固定，右端连一质量为 m 的物体，放在光滑的水平面上。物体所受的阻力不计。当物体在位置 O 时，弹簧为自然长度，此时物体在水平方向所受的合外力为零，位置 O 叫平衡位置。取平衡位置 O 为坐标原点，水平向右为 Ox 轴的正方向。现将物体向右移到位置 B。此时，由于弹簧被拉长而使物体受到一个指向平衡位置的弹性力。撤去外力后，物体将会在弹性力的作用下向左运动，当抵达平衡位置时，物体所受的弹性

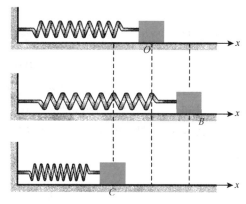

图 4-1 弹簧振子的振动

力减小为零，但物体的惯性将会使它继续向左运动，致使弹簧被压缩，因弹簧被压缩而出现的仍然指向平衡位置的弹性力将阻碍物体的运动，使物体运动的速度减小，到达 C 点时，速度减小为零，此时物体又将在弹性力的作用下从 C 点返回，向右运动。这样，在弹性力的作用下，物体将在平衡位置附近做往复运动，这一包含弹簧和物体的振动系统就叫弹簧振子(spring oscillator)。

由胡克定律可知，物体所受的弹性力 F 与物体相对于平衡位置的位移 x 成正比，弹性力的方向与位移的方向相反，始终指向平衡位置，故此力常称为回复力(restoring force)。于是有

$$F = -kx \tag{4-1}$$

式中比例常数 k 为弹簧的刚度系数(coefficient of stiffness)，它由弹簧本身的性质所决定，负号表示力与位移的方向相反。根据牛顿第二定律，物体的加速度为

$$a = \frac{F}{m} = -\frac{kx}{m} \tag{4-2}$$

对于一个给定的弹簧振子，k 与 m 都是常量，而且都是正值，它们的比值可用另一个常量 ω 的二次方表示，即

$$\frac{k}{m} = \omega^2 \tag{4-3}$$

这样式(4-2)可写成

$$a = -\omega^2 x \tag{4-4}$$

上式说明，弹簧振子的加速度 a 与位移 x 成正比，而且方向相反。这是简谐振动的运动学特征。

式(4-4)也可写成

$$\frac{\mathrm{d}^2 x}{\mathrm{d}t^2} = -\omega^2 x \tag{4-5}$$

这就是简谐振动的运动微分方程，其解为

$$x = A\cos(\omega t + \varphi) \tag{4-6}$$

它就是简谐振动方程。式中 A 和 φ 是积分常量，它们的物理意义将在下面讨论。由上式可知，当物体做简谐振动时，其位移是时间的余弦函数。

将式(4-6)对时间求一阶、二阶导数，可分别得到简谐振动物体的速度 v 和加速度 a 为

$$v = \frac{\mathrm{d}x}{\mathrm{d}t} = -\omega A\sin(\omega t + \varphi) \tag{4-7}$$

$$a = \frac{\mathrm{d}^2 x}{\mathrm{d}t^2} = -\omega^2 A\cos(\omega t + \varphi) \tag{4-8}$$

二、简谐振动的特征量

对于一定的简谐振动来说，其运动表达式(4-6)中 A、ω 和 φ 为常量，它们是决定一具体简谐振动的特征量。

1. 振幅 振动物体离开平衡位置的最大位移，称为振幅(amplitude)，常用 A 表示。

2. 周期和频率 物体做一次完全振动所经历的时间叫做振动周期(period)，常用 T 表示。在图 4-1 中，物体自位置 B 经 O 到达 C，然后再回到 B 所经历的时间就是一个周期。所以物体在任意时刻 t 的位移和速度，应与物体在时刻 $t+T$ 的位移和速度完全相同，于是有

$$x = A\cos(\omega t + \varphi) = A\cos[\omega(t+T) + \varphi] = A\cos(\omega t + \varphi + \omega T)$$

由于余弦函数具有周期性，物体做一次完全振动后应有 $\omega T = 2\pi$。于是可得

$$T = \frac{2\pi}{\omega} \tag{4-9}$$

由弹簧振子的 $\omega = \sqrt{k/m}$ ，可得弹簧振子的周期为

$$T = 2\pi\sqrt{\frac{m}{k}} \qquad (4\text{-}10)$$

单位时间内物体所做完全振动的次数叫做频率(frequency)，常用 ν 表示，它的单位是赫兹，符号是 Hz。显然，频率与周期的关系为

$$\nu = \frac{1}{T} = \frac{\omega}{2\pi} \qquad (4\text{-}11)$$

由此还可知

$$\omega = 2\pi\nu \qquad (4\text{-}12)$$

ω 叫做角频率(angular frequency)，单位是 $\mathrm{rad \cdot s^{-1}}$。至于弹簧振子的频率，不难得知为

$$\nu = \frac{1}{2\pi}\sqrt{\frac{k}{m}} \qquad (4\text{-}13)$$

由于弹簧振子的角频率 $\omega = \sqrt{k/m}$ 是由弹簧质量 m 和刚度系数 k 所决定的，所以周期和频率只和振动系统本身的物理性质有关。这种只由振动系统本身的固有属性所决定的周期和频率，叫做振动的固有周期(natural period)和固有频率(natural frequency)。

3. 相位和初相位 $(\omega t + \varphi)$ 是决定简谐振动状态的物理量，称为振动的相位(phase)。相位中的 φ 称为初相位(initial phase)，单位是 rad。

相位的概念在比较两个同频率的简谐振动的步调时特别有用。设有下列两个简谐振动

$$x_1 = A_1\cos(\omega t + \varphi_1)$$
$$x_2 = A_2\cos(\omega t + \varphi_2)$$

它们的相位差为

$$\Delta\varphi = (\omega t + \varphi_2) - (\omega t + \varphi_1) = \varphi_2 - \varphi_1$$

即它们在任意时刻的相位差都等于初相位差，而与时间无关。当 $\Delta\varphi = 0$ (或 2π 的整数倍)时，两个振动的步调完全相同，这种情况称为同相(in-phase)。当 $\Delta\varphi = \pi$ (或 π 的奇数倍)时，两个振动的步调相反，这种情况称为反相(antiphase)。

A 和 φ 决定于初始条件，即 $t = 0$ 时的位移 x_0 和速度 v_0 的值。在式(4-6)和式(4-7)中令 $t = 0$，有

$$x_0 = A\cos\varphi$$
$$v_0 = -\omega A\sin\varphi$$

由以上两式可得

$$A = \sqrt{x_0^2 + \frac{v_0^2}{\omega^2}}$$ (4-14)

$$\varphi = \arctan \frac{-v_0}{\omega x_0}$$ (4-15)

三、简谐振动的矢量图示法

简谐振动可以用一旋转矢量(rotational vector)来描绘。如图 4-2 所示，在 x 轴上取一点 O 为原点，自 O 点起作一矢量 A，这一矢量称为振幅矢量(amplitude vector)。若矢量 A 以匀角速度 ω 绕原点 O 逆时针旋转，则矢量末端 M 在 x 轴上的投影点 P 就在 x 轴上做简谐振动。设在 $t = 0$ 时，A 与 x 轴的夹角为 φ，经过时间 t 后，A 与 x 轴的夹角变为 $(\omega t + \varphi)$，则投影点 P 相对于原点 O 的位移为

$$x = A\cos(\omega t + \varphi)$$

用一个旋转矢量末端在一条轴线上的投影点的运动来表示简谐振动，这种方法称为简谐振动的矢量图示法。

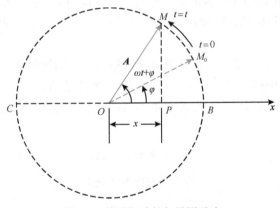

图 4-2　简谐振动的矢量图示法

四、简谐振动的能量

振动系统必须从外部获得能量才能开始振动。以弹簧振子为例，外力需先对它做功，把弹簧拉长或压缩使它获得势能。振动系统在得到能量开始振动后，如果不再受外界(如摩擦力)的影响，它的能量将保持不变，振动将一直进行下去。

下面我们来计算弹簧振子系统的能量值。弹簧振子系统的能量有动能 E_k 和势能 E_p 两种形式。若设物体在平衡位置的势能为零，则在位移为 x 处的势能应等于弹性力把物体由 x 拉回平衡位置所做的功，即

$$E_p = \int_x^0 (-kx)\mathrm{d}x = \frac{1}{2}kx^2 = \frac{1}{2}m\omega^2 x^2 = \frac{1}{2}m\omega^2 A^2 \cos^2(\omega t + \varphi) \quad (4\text{-}16)$$

物体在 x 处的动能为

$$E_k = \frac{1}{2}mv^2 = \frac{1}{2}m\omega^2 A^2 \sin^2(\omega t + \varphi) \quad (4\text{-}17)$$

物体总能量为

$$E = E_p + E_k = \frac{1}{2}m\omega^2 A^2 = \frac{1}{2}kA^2 \quad (4\text{-}18)$$

即振动系统的总机械能在振动过程中守恒。该结论对任一简谐振动系统都是正确的。这一点是和弹簧振子在振动过程中没有外力对它做功的条件相符合的。

例题 **4-1** 一质点沿 x 轴做简谐振动，振幅 $A = 0.12\mathrm{m}$，周期 $T = 2\mathrm{s}$，当 $t = 0$ 时质点对平衡位置的位移 $x_0 = 0.06\mathrm{m}$，此刻质点向 x 轴正向运动。求：

(1) 此简谐振动的表达式；

(2) $t = T/4$ 时，质点的位置、速度、加速度；

(3) 质点从开始运动到第一次通过平衡位置所用的时间。

解：(1) 取平衡位置为坐标原点。设位移表达式为

$$x = A\cos(\omega t + \varphi)$$

其 $\omega = 2\pi/T = \pi$，A 也已知，只需求 φ。由初始条件 $t = 0$ 时，$x_0 = 0.06\mathrm{m}$，可得

$$\cos\varphi = \frac{x_0}{A} = \frac{0.06}{0.12} = \frac{1}{2}$$

在 $-\pi$ 到 π 之间取值，得

$$\varphi = \pm\frac{\pi}{3}$$

这两个值中取哪个，要看初始条件。由于

$$v = -\omega A \sin(\omega t + \varphi)$$

所以

$$v_0 = -\omega A \sin\varphi$$

由于 $t = 0$ 时质点向正 x 方向运动，所以 $v_0 > 0$，应取

$$\varphi = -\frac{\pi}{3}$$

于是此简谐振动的表达式为

$$x = 0.12\cos\left(\pi t - \frac{\pi}{3}\right)$$

(2) 此简谐振动的速度为

$$v = -\omega A \sin(\omega t + \varphi) = -0.12\pi \sin\left(\pi t - \frac{\pi}{3}\right)$$

加速度为

$$a = -\omega^2 A \cos(\omega t + \varphi) = -0.12\pi^2 \cos\left(\pi t - \frac{\pi}{3}\right)$$

将 $t = T/4 = 0.5\text{s}$ 代入上面两式以及位移表达式，可分别得质点在 0.5s 时的位置为 $x = 0.104\text{m}$，速度为 $v = -0.188\text{m} \cdot \text{s}^{-1}$，加速度为 $a = -1.03\text{m} \cdot \text{s}^{-2}$。

(3) 由振幅矢量图(图 4-3)可知，质点从起始时刻到第一次通过原点，振幅矢量转过的角度为

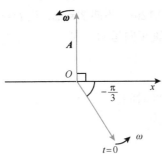

图 4-3 例题 4-1 用图

$$\frac{\pi}{2} - \varphi = \frac{\pi}{2} - \left(-\frac{\pi}{3}\right) = \frac{5}{6}\pi$$

由于转动的角速度是 ω，所以得到

$$t = \frac{5\pi/6}{\omega} = 0.83\text{s}$$

例题 4-2 设有一弹簧振子，弹簧的刚度系数为 $0.64\text{N} \cdot \text{m}^{-1}$，质量为 0.01kg。一观察者观察到 $t = 0$ 时，小球的位置在 $x_0 = 0.04\text{m}$ 处，$v_0 = 0.24\text{m} \cdot \text{s}^{-1}$，这时小球是沿 x 轴正方向运动。求弹簧振子的振幅、初相位和振动表达式。

解：由式(4-3)，角频率为

$$\omega = \sqrt{\frac{k}{m}} = \sqrt{\frac{0.64}{0.01}} = 8\text{rad} \cdot \text{s}^{-1}$$

由式(4-14)，可求得振幅

$$A = \sqrt{x_0^2 + \frac{v_0^2}{\omega^2}} = \sqrt{(0.04)^2 + \frac{(0.24)^2}{64}} = 0.05\text{m}$$

由式(4-15)，可求得初相位

$$\tan\varphi = -\frac{v_0}{\omega x_0} = -\frac{0.24}{0.32} = -0.75$$

因为 $\tan\varphi$ 为负值，所以 φ 必在第二或第四象限。但已知 x_0 为正值，由 $x_0 = A\cos\varphi$ 可知 φ 应在第一或第四象限，所以我们应该选取第四象限的 φ 值。

$$\varphi = -0.64\text{rad}$$

弹簧振子的振动表达式为 $x = 0.05\cos(8t - 0.64)\text{m}$。

第二节 阻尼振动、受迫振动和共振

一、阻尼振动

前面讨论的是简谐振动，振动物体只受弹性力的作用，振动能量保持不变，振幅也保持不变。但是任何实际的振动系统总是要受到阻力作用，由于克服阻力做功而产生能量损耗，所以系统的振幅不断减小。这种振动称为阻尼振动(damped vibration)。

在通常情况下，振动系统所受阻力主要来自周围介质，如空气或液体等。实验表明，当物体的运动速度不太大时，黏滞阻力与速度成正比，即

$$f = -\gamma v = -\gamma \frac{\mathrm{d}x}{\mathrm{d}t} \tag{4-19}$$

其中，γ 为阻力系数，它的大小由物体的形状、大小、表面状况以及介质的性质决定。物体在弹性力和黏性阻力的共同作用下，运动方程为

$$-kx - \gamma \frac{\mathrm{d}x}{\mathrm{d}t} = m \frac{\mathrm{d}^2 x}{\mathrm{d}t^2}$$

令

$$\omega_0^2 = \frac{k}{m}, \quad 2\beta = \frac{\gamma}{m}$$

则有

$$\frac{\mathrm{d}^2 x}{\mathrm{d}t^2} + 2\beta \frac{\mathrm{d}x}{\mathrm{d}t} + \omega_0^2 x = 0 \tag{4-20}$$

上式就是阻尼情况下振动系统的运动方程。其中，ω_0 为振动系统的固有频率，β 为阻尼系数(damping coefficient)，它表征阻尼作用的大小。

在一般情况下阻尼作用都比较小，即 $\beta < \omega_0$，这种情况称为欠阻尼(underdamping)。这时方程(4-20)的解为

$$x = A_0 \mathrm{e}^{-\beta t} \cos(\omega t + \varphi_0) \tag{4-21}$$

其中

$$\omega = \sqrt{\omega_0^2 - \beta^2}$$

而 A_0 和 φ_0 是积分常数。式(4-21)就是欠阻尼情况下的阻尼振动的位移表达式，它

代表一种振幅 $A_0 e^{-\beta t}$ 随时间不断衰减的周期性运动，阻尼系数越大，振幅衰减越快。欠阻尼振动位移与时间的关系曲线如图 4-4 所示。通常把振动物体相继两次通过极大(或极小)位置所经历的时间定义为阻尼振动的周期，即

$$T = \frac{2\pi}{\omega} = \frac{2\pi}{\sqrt{\omega_0^2 - \beta^2}} \tag{4-22}$$

显然，阻尼振动的周期比固有周期 $2\pi/\omega_0$ 要长，或者说阻尼使振动变慢。

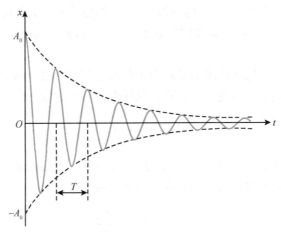

图 4-4　欠阻尼振动位移与时间的关系曲线

如果阻尼作用很大，即 $\beta > \omega_0$，方程(4-20)的解就不再是式(4-21)的形式了，这时物体不但不能做往复运动，而且要经过相当长的时间才能回到平衡位置，这种情况称为 过阻尼 (overdamping)。

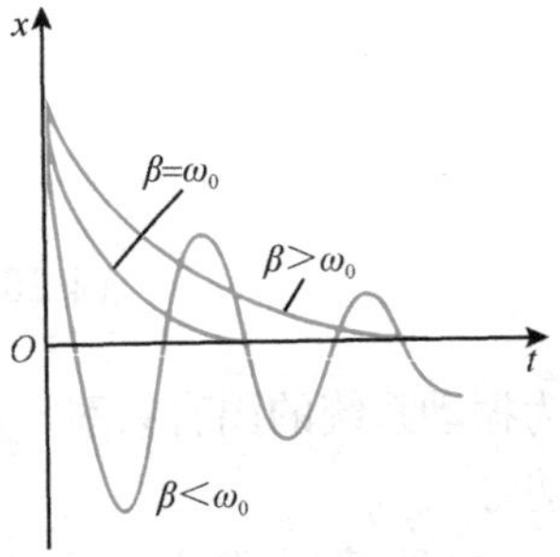

　　阻尼系数等于固有频率，即 $\beta = \omega_0$ 的情况称为 临界阻尼(critical damping)，这时物体刚开始不能做往复运动，但能很快回到平衡位置。图 4-5 给出在三种阻尼情况下位移随时间的变化关系，可以看出，如果希望物体在一段时间内近似做简谐振动，则应使阻尼尽可能减小；如果希望物体在不发生往复运动的情况下尽快回到平衡位置(例如电磁仪表的指针)，则应对系统施加临界阻尼。在临界阻尼和过阻尼的情况下，物体的运动已不具有振动的特征了。

图 4-5　三种阻尼情况的比较

二、受迫振动和共振

　　在实际振动过程中总是存在阻尼作用的，为维持等幅的振动，必须给振动系统不断补充能量。施加周期性外力是不断补充能量的一种方法。这种在周期性外

力的持续作用下发生的振动称为受迫振动(forced vibration)。施加的周期性外力称为驱动力(driving force)。

设驱动力以角频率 p 随时间按余弦规律变化，即

$$F = F_0 \cos pt$$

其中，F_0 代表驱动力的幅值。物体在弹性力、黏性阻力和驱动力共同作用下，运动方程为

$$-kx - \gamma \frac{dx}{dt} + F_0 \cos pt = m\frac{d^2x}{dt^2}$$

令 $\omega_0^2 = \frac{k}{m}$，$2\beta = \frac{\gamma}{m}$，$h = \frac{F_0}{m}$，上式可写为

$$\frac{d^2x}{dt^2} + 2\beta\frac{dx}{dt} + \omega_0^2 x = h\cos pt \qquad (4\text{-}23)$$

式中，ω_0 是系统的固有角频率，β 是阻尼系数。

通常遇到的都是欠阻尼($\beta < \omega_0$)情况下的受迫振动，这时方程(4-23)的解为

$$x = A_0 e^{-\beta t}\cos(\sqrt{\omega_0^2 - \beta^2}\,t + \varphi_0) + A\cos(pt + \varphi)$$

式中，第一项代表欠阻尼振动，第二项代表一个等幅振动。经过一段时间后，欠阻尼振动衰减到可以忽略不计，留下的就只有等幅振动，即

$$x = A\cos(pt + \varphi) \qquad (4\text{-}24)$$

上式代表达到稳定状态后的受迫振动，它是一个角频率等于驱动力频率 p 的等幅振动。

把式(4-24)代入方程(4-23)，可得到受迫振动的振幅和初相位分别为

$$A = \frac{h}{\sqrt{(\omega_0^2 - p^2)^2 + 4\beta^2 p^2}} \qquad (4\text{-}25)$$

$$\varphi = \arctan\frac{-2\beta p}{\omega_0^2 - p^2} \qquad (4\text{-}26)$$

图 4-6 表示受迫振动的振幅在开始时随时间而增大，当受迫振动达到稳定状态后，振幅就不再增大。

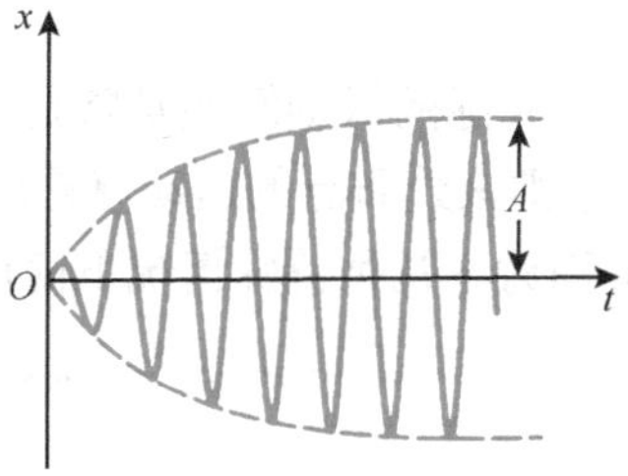

由式(4-25)可知，受迫振动的振幅 A 主要由驱动力频率 p 与系统固有频率 ω_0 之间的关系而定。当式(4-25)右边分母为最小值时，振幅 A 即达到最大值。为此，令分母对 p 的导数等于零，即

$$2(\omega_0^2 - p^2)(-2p) + 8\beta^2 p = 0$$

图 4-6 受迫振动的 x-t 曲线

$$-p(\omega_0^2 - p^2 - 2\beta^2) = 0$$

p 不等于零，使分母为最小值的条件是

$$p^2 = \omega_0^2 - 2\beta^2$$

即驱动力的角频率满足以上关系式时，受迫振动振幅将有最大值。受迫振动振幅出现最大值的现象叫做共振(resonance)。满足出现共振现象的驱动力的角频率叫做共振角频率。由上式得出共振角频率为

$$p_r = \sqrt{\omega_0^2 - 2\beta^2} \tag{4-27}$$

将式(4-27)代入式(4-25)，得到最大的受迫振动的振幅，即共振时受迫振动的振幅为

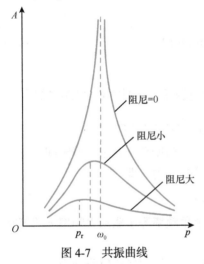

$$A_r = \frac{h}{2\beta\sqrt{\omega_0^2 - \beta^2}} \tag{4-28}$$

由式(4-27)和式(4-28)可以看出，阻尼系数 β 越小，共振角频率 p_r 与系统的固有频率 ω_0 就越接近，共振振幅 A_r 越大。若阻尼系数趋于零，有 $p_r = \omega_0$，这时振幅将趋于无限大。图 4-7 给出了在不同阻尼时，振幅 A 随驱动力角频率 p 变化的关系曲线。

共振现象是极为普遍的，在声、光、无线电、原子内部及工程技术中都常遇到。共振现象有有利的一面，例如，许多仪器就是利用共振原理设计的，如收音机利用电磁共振进行

图 4-7 共振曲线

选台，一些乐器利用共振来提高音响效果，原子核内的核磁共振被用来进行物质结构的研究以及医疗诊断等。共振也有不利的一面，例如，共振时因为系统振幅过大会造成机器设备的损坏等。著名的美国塔科马海峡大桥断塌的部分原因就是阵阵大风引起桥的共振。

第三节　简谐振动的合成与分解

实际的振动问题常常是几个振动的合成。例如，两列声波同时传播到空间某处，则该处质点的运动就是两个振动的合成。一般的振动合成显然是比较复杂的，下面讨论几种特殊情况下简谐振动的合成及分解。

一、两个同方向、同频率简谐振动的合成

若两个同方向的简谐振动，它们的角频率都是 ω，振幅分别为 A_1 和 A_2，初相

位分别为 φ_1 和 φ_2，则它们的运动方程分别为

$$x_1 = A_1 \cos(\omega t + \varphi_1)$$
$$x_2 = A_2 \cos(\omega t + \varphi_2)$$

因振动是同方向的，所以这两个简谐振动在任一时刻的合位移 x 仍在同一直线上，而且等于这两个分振动位移的代数和，即

$$x = x_1 + x_2$$

合位移可利用三角公式求得，但利用简谐振动的振幅矢量法可以更简洁直观。如图 4-8 所示，A_1、A_2 分别表示简谐振动 x_1 和 x_2 的振幅矢量，开始时($t = 0$)，它们与 Ox 轴的夹角分别为 φ_1 和 φ_2，在 Ox 轴上的投影分别为 x_1 及 x_2。由平行四边形法则，可得合矢量 $A = A_1 + A_2$。由于 A_1、A_2 以相同的 ω 绕点 O 做逆时针旋转，它们的夹角($\varphi_2 - \varphi_1$)在旋转过程中保持不变，所以 A 矢量的大小也保持不变，并以相同的角速度 ω 绕点 O 做逆时针旋转。从图 4-8 可以看出，任一时刻合矢量 A 在 Ox 轴上的投影 $x = x_1 + x_2$，因此，合矢量 A 即为合振动所对应的振幅矢量，而开始时矢量 A 与 Ox 轴的夹角即为合振动的初相位 φ。合振动的表达式为

$$x = A \cos(\omega t + \varphi)$$

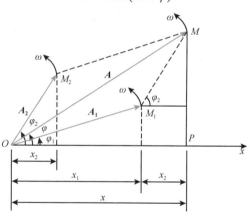

图 4-8　用振幅矢量法求振动的合成

上式表明合振动仍是简谐振动，它的角频率与分振动角频率相同，而其合振幅为

$$A = \sqrt{A_1^2 + A_2^2 + 2A_1 A_2 \cos(\varphi_2 - \varphi_1)} \tag{4-29}$$

合振动的初相位为

$$\varphi = \arctan \frac{A_1 \sin\varphi_1 + A_2 \sin\varphi_2}{A_1 \cos\varphi_1 + A_2 \cos\varphi_2} \tag{4-30}$$

从式(4-29)可以看出，合振幅与两分振动的振幅以及它们的相位差($\varphi_2 - \varphi_1$)有关，下面讨论两个特例。

(1) 若相位差 $\varphi_2 - \varphi_1 = \pm 2k\pi$，$k = 0, 1, 2, \cdots$，则

$$A = \sqrt{A_1^2 + A_2^2 + 2A_1A_2} = A_1 + A_2$$

即当两分振动的相位相同或相位差为 2π 的整数倍时，合振幅等于两分振动的振幅之和，合成结果为相互加强。

(2) 若相位差 $\varphi_2 - \varphi_1 = \pm(2k+1)\pi$ ，$k = 0, 1, 2, \cdots$，则

$$A = \sqrt{A_1^2 + A_2^2 - 2A_1A_2} = |A_1 - A_2|$$

即当两分振动的相位差为 π 的奇数倍时，合振幅等于两分振动振幅之差的绝对值，即合成结果为相互减弱。

在一般情况下，相位差 $(\varphi_2 - \varphi_1)$ 可取任意值，而合振幅则在 $A_1 + A_2$ 和 $|A_1 - A_2|$ 之间。

二、同方向、不同频率的简谐振动的合成

如果同方向的两个分振动频率不同，合成结果就比较复杂了。从振幅矢量看，由于这时的 A_1 和 A_2 的角速度不同，它们之间的夹角就要随时间改变，它们的合矢量也将随时间改变。该合矢量在 x 轴上的投影所表示的合振动将不是简谐振动。图 4-9 表示两个频率之比为 $1:3$，振幅一定的两个简谐振动的合成，虚线和点线分别代表分振动，实线代表它们的合振动。图 4-9(a)～(c)中三种不同的初相位差所对应的合振动，由于初相位差不同，合成结果就不一样。合振动不再是简谐振动，但仍然是周期性振动，而且合振动的频率与分振动中的最低频率相等。

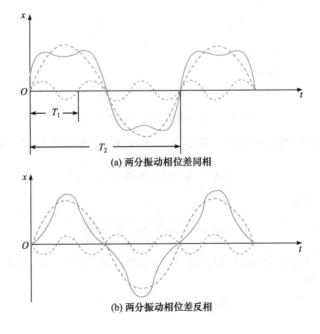

(a) 两分振动相位差同相

(b) 两分振动相位差反相

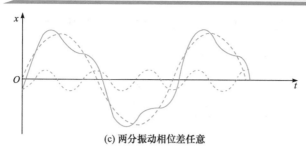

(c) 两分振动相位差任意

图 4-9　两个频率之比为 1∶3 的简谐振动的合成

下面我们讨论两个振幅相同的振动的合成。

设两个分振动的角频率分别为 ω_1 与 ω_2，振幅都是 A。由于二者的频率不同，二者总有机会同相(表现在振幅矢量图上是两分振幅矢量在某一时刻重合)。我们就从此时刻开始计算时间，因而二者的初相位相同。这样，两个分振动的表达式可分别写成

$$x_1 = A\cos(\omega_1 t + \varphi)$$

$$x_2 = A\cos(\omega_2 t + \varphi)$$

应用三角学中和差化积公式可得合振动的表达式为

$$x = x_1 + x_2 = A\cos(\omega_1 t + \varphi) + A\cos(\omega_2 t + \varphi)$$

$$= 2A\cos\frac{\omega_2 - \omega_1}{2}t\cos\left(\frac{\omega_1 + \omega_2}{2}t + \varphi\right) \tag{4-31}$$

在一般情形下，我们觉察不到合振动有明显的周期性。但当两个分振动的频率都较大而其差很小时，就会出现明显的周期性。我们就来讨论这种特殊的情形。

式(4-31)中的因子 $\cos\dfrac{\omega_2 - \omega_1}{2}t$ 及 $\cos\left(\dfrac{\omega_2 + \omega_1}{2}t + \varphi\right)$ 表示两个周期性变化的量。根据所设条件，$\omega_2 - \omega_1 \ll \omega_2 + \omega_1$，第二个量的频率比第一个量的频率大很多，即第一个的周期比第二个的周期大很多。这就是说，第一个量的变化比第二个量的变化慢得多，以至在某一段较短的时间内第二个量反复变化多次时，第一个量几乎没有变化。因此，对于由这两个因子的乘积所决定的运动可近似地看成振幅为 $\left|2A\cos\dfrac{\omega_2 - \omega_1}{2}t\right|$(因为振幅总为正，所以取绝对值)，角频率为 $\dfrac{\omega_1 + \omega_2}{2}$ 的简谐振动。之所以称为近似简谐振动，就是因为振幅是随时间改变的缘故。由于振幅的这种改变也是周期性的，所以就出现振动忽强忽弱的现象，这时的振动合成的图线如图 4-10 所示。频率都较大但相差很小的两个同方向振动合成时所产生的合振动忽强忽弱的现象叫做拍(beat)。单位时间内振动加强或减弱的次数叫拍频(beat frequency)。拍频的值可以由振幅公式 $\left|2A\cos\dfrac{\omega_2 - \omega_1}{2}t\right|$ 求出。由于这里只考虑绝对

值，而余弦函数的绝对值在一个周期内两次达到最大值，所以单位时间内最大振幅出现的次数应为振动 $\left(\cos\dfrac{\omega_2-\omega_1}{2}t\right)$ 的频率的 2 倍，即拍频为

$$\nu = 2 \times \frac{1}{2\pi} \frac{\omega_2-\omega_1}{2} = \frac{\omega_2}{2\pi} - \frac{\omega_1}{2\pi} = \nu_2 - \nu_1 \tag{4-32}$$

这就是说，拍频为两分振动频率之差。

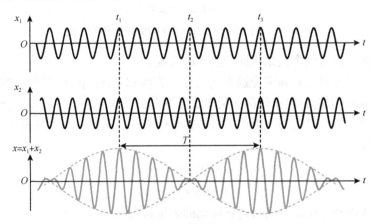

图 4-10 拍的形成

式(4-32)常用来测量频率。如果已知一个高频振动的频率，使它和另一个频率相近但未知的振动叠加，测量合振动的拍频，就可求出后者的频率。这种方法常用于声学、速度测量、无线电技术和卫星跟踪等领域。

三、频谱分析

以上讨论的是振动的合成，与之相反，任何一个复杂的周期性振动都可以分解为一系列简谐振动之和。这种把一个复杂的周期性振动分解为许多简谐振动之和的方法称为谐振分析(harmonic vibration analysis)。

根据实际振动曲线的形状，或它的位移-时间函数关系，求出它所包含的各种简谐振动的频率和振幅的数学方法称为傅里叶分析(Fourier analysis)。按照傅里叶级数理论，一个周期为 T 的周期函数 $f(t)$ 可以展开为

$$f(t) = \frac{a_0}{2} + \sum_{k=1}^{n}[A_k \cos(k\omega t + \varphi_k)] \tag{4-33}$$

其中各分振动的振幅 A_k 与初相位 φ_k 都可以由函数 $f(t)$ 的积分求得。这些分振动中频率最低的叫做基频振动，它的频率就是原周期函数 $f(t)$ 的频率，称为基频(fundamental frequency)。其他分振动的频率都是基频的整数倍，依次分别称为二次、三次、四次、…谐频(harmonic frequency)。

在进行谐振分析时，所取级数的项数越多，其合成情况与实际情况就越接近。例如，有一质点从 A 到 B 做匀速直线运动，到达 B 点后立即跳回 A 点重复同样的运动，如此不断重复下去，这就是一个"锯齿形"的周期运动，见图 4-11(a) 中的虚线。按照傅里叶的分析方法，这一振动近似地由下列一系列简谐振动组成

$$x(t) = \frac{1}{\pi}\left(-\sin\omega t - \frac{1}{2}\sin 2\omega t - \frac{1}{3}\sin 3\omega t - \frac{1}{4}\sin 4\omega t - \frac{1}{5}\sin 5\omega t - \cdots\right)$$

图 4-11(b) 画出了该锯齿形振动的分振动中的前六项，它的合振动如图 4-11(a) 中实线所示。若再多取一些高频项，则其合振动曲线将会更加接近图 4-11(a) 中的虚线。

将一周期性振动展开为傅里叶级数的结果，可以直观地表示为：以角频率 ω 为横坐标，相应的振幅为纵坐标作出的频谱图(frequency spectrum)。图 4-12 画出了锯齿形振动的频谱图。其中每一条线称为谱线，长度代表相应频率的分振动的振幅值。一般来说，频率越高的简谐振动的振幅越小，对合振动的贡献越小。

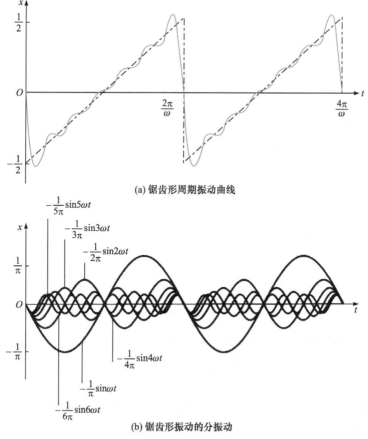

(a) 锯齿形周期振动曲线

(b) 锯齿形振动的分振动

图 4-11　锯齿形的振动分解为一系列简谐振动

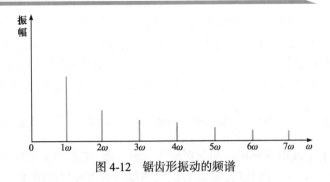

图 4-12   锯齿形振动的频谱

周期性振动的频谱是分立的线状谱，而非周期性振动的频谱密集成连续谱。图 4-13 给出了阻尼振动的频谱。

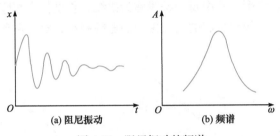

(a) 阻尼振动   (b) 频谱

图 4-13   阻尼振动的频谱

谐振分析在理论研究和实际应用中都有十分重要的意义。在医学上，对发声、听觉、心电图和脑电图等进行定量分析，绘出频谱图，可为诊断各种疾病提供依据。

四、两个同频率、互相垂直的简谐振动的合成

设有两个互相垂直的同频率的简谐振动，它们分别在 x、y 轴上运动，简谐振动方程为

$$x = A_1 \cos(\omega t + \varphi_1)$$

$$y = A_2 \cos(\omega t + \varphi_2)$$

将上面两式中的 t 消去，可得到合振动的轨迹方程

$$\frac{x^2}{A_1^2} + \frac{y^2}{A_2^2} - \frac{2xy}{A_1 A_2} \cos(\varphi_2 - \varphi_1) = \sin^2(\varphi_2 - \varphi_1) \tag{4-34}$$

这是一个椭圆方程，它的形状由两分振动的振幅及相位差 $(\varphi_2 - \varphi_1)$ 的值决定。下面讨论几种特殊情况。

(1) $\varphi_2 - \varphi_1 = 0$，即两振动同相，式(4-34)变为

$$\frac{x}{A_1} - \frac{y}{A_2} = 0$$

合振动的轨迹是通过坐标原点而斜率为 A_2/A_1 的一条直线，如图 4-14(a)所示。

(2) $\varphi_2 - \varphi_1 = \pi$，即两振动反相，式(4-34)变为

$$\frac{x}{A_1} + \frac{y}{A_2} = 0$$

合振动的轨迹仍是一条过原点的直线，不过斜率为负值，即 $-A_2/A_1$，如图 4-14(e)所示。

(3) $\varphi_2 - \varphi_1 = \frac{\pi}{2}, \frac{3\pi}{2}$ 时，式(4-34)变为

$$\frac{x^2}{A_1^2} + \frac{y^2}{A_2^2} = 1$$

这表示合振动的轨迹是以坐标轴为主轴的椭圆。当 $\varphi_2 - \varphi_1 = \frac{\pi}{2}$ 时，振动沿顺时针方向进行，如图 4-14(c)所示；当 $\varphi_2 - \varphi_1 = \frac{3\pi}{2}$ 时，振动沿逆时针方向进行，如图 4-14(g)所示。如果两个分振动的振幅相等，即 $A_2 = A_1$，椭圆变为圆。

(4) 当 $\varphi_2 - \varphi_1$ 等于其他值时，合振动的轨迹一般是椭圆，其形状和运动方向由分振动振幅的大小和相位差决定，如图 4-14(b)、(d)、(f)、(h)所示。

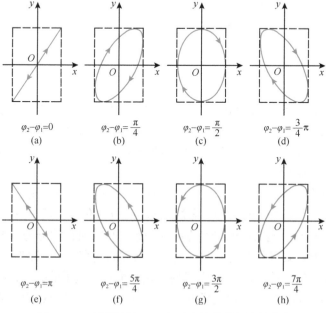

图 4-14 两个同频率、互相垂直的简谐振动的合成

如果两个分振动的频率接近，其相位差将随时间缓慢地变化，合振动轨迹将不断按图 4-14 所示的顺序变化，即在图中所示的矩形范围内由直线变成椭圆再变成直线，并不断重复下去。

如果两个简谐振动的频率相差很大，但有简单的整数比，则合振动又具有稳定的封闭轨迹。图 4-15 表示的是频率比分别为 2∶1 和 3∶1 时合成振动的轨迹。这种频率成简单整数比时所得的稳定的轨迹图形叫做李萨如图形(Lissajous figure)。如果已知一个振动的频率，就可根据图形求出另一个振动的频率。这曾经是比较方便和常用的一种测定频率的方法。

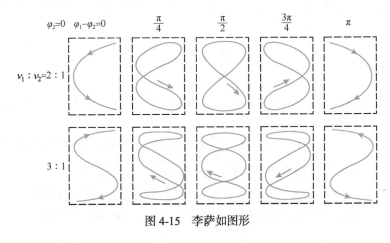

图 4-15　李萨如图形

第四节　机　械　波

一、机械波的产生

机械振动在弹性介质(固体、液体和气体)内传播就形成了机械波。机械波的形成依赖于两个条件，首先要有做机械振动的波源，其次要有能够传播这种机械振动的介质。通常，在介质内部，机械波的传播是靠介质中各个质点间的弹性力，这些介质统称为弹性介质。

在机械波传播的过程中，介质中的各个质点并不"随波逐流"，只在其平衡位置附近做振动。沿着波的传播方向，各质点的振动相位依次落后于波源的振动相位。

按照质点振动方向与波的传播方向的关系，可将机械波分为横波和纵波两种基本类型。一类是质点的振动方向与波的传播方向垂直的波，称为横波(transverse wave)。例如，拉紧一根绳子，使绳子的一端做垂直于绳子的振动，可以看到振动沿着绳子向另一端传播，形成高低起伏的横波。另一类是质点的振动方向与波的传播方向平行而形成的疏密相间的波，称为纵波(longitudinal wave)，例如在空气中传播的声波就是纵波。

水面看似横波，实际上要复杂些，水波中水的质点是做圆(或椭圆)运动的，如图 4-16 所示。

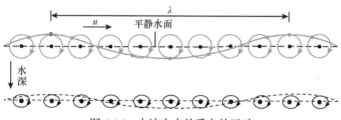

图 4-16 水波中水的质点的运动

二、波面和波线

对波作几何描述时，把某一时刻振动相位相同的点连成的面称为波面(wave surface)。最前面的波面称为波前(wave front)。

在各向同性的均匀介质中，波动在各个方向的传播速度相同，点波源所产生的波面是一系列同心球面。称为球面波(spherical wave)。波面为平面的波，称为平面波(plane wave)，表示波传播方向的线称为波线(wave ray)。在各向同性介质中，波线与波面相垂直，如图 4-17 所示。

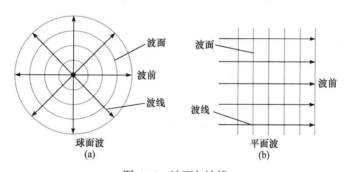

图 4-17 波面与波线

波速(wave speed)，是单位时间内振动传播的距离。机械波的波速决定于介质的弹性模量和密度等。弹性模量是介质弹性的反映，密度则是介质质点惯性的反映。固体中既能传播与切变弹性有关的横波，又能传播与体变弹性有关的纵波。在固体中，横波与纵波的波速分别为

$$u = \sqrt{G/\rho} \quad (横波) \tag{4-35}$$

$$u = \sqrt{E/\rho} \quad (纵波) \tag{4-36}$$

式中，G 和 E 分别为介质的切变模量和杨氏模量。液体和气体中只能传播与体变

弹性有关的纵波。在液体和气体中，纵波波速为

$$u = \sqrt{K/\rho} \quad \text{（纵波）} \tag{4-37}$$

式中，K 为体变模量。

在波动中，同一波线上两个相位差为 2π 的点之间的距离称为波长(wave length)，用 λ 表示。一个完整的波通过波线上某点所需的时间称为波的周期，用 T 表示。周期的倒数称为波的频率，即单位时间内通过波线某点的完整波的数目，用 ν 表示。因为在一个周期内波前进一个波长的距离，所以波速

$$u = \lambda/T = \lambda\nu \tag{4-38}$$

同一波在不同介质中波速不同，而周期(或频率)不变，所以波长随介质而改变。

三、简谐波的波动方程

1. 平面简谐波波函数　机械波是机械振动在弹性介质内的传播，它是弹性介质内大量质点参与的一种集体运动形式。如果波沿 x 方向传播，那么要描述它，就应该知道 x 处的质点在任意时刻 t 的位移 y，换句话说，应该知道 $y(x,t)$。我们把这种描述波传播的函数 $y(x,t)$ 叫做波动函数，简称波函数(wave function)。

一般来说，波函数的表达式是比较复杂的。现在我们只研究一种最简单最基本的波，即在均匀、无吸收的介质中，当波源做简谐运动时，在介质中所形成的波。这种波叫做简谐波(simple harmonic wave)。理论可以证明，任何复杂的波都可看成是由若干个频率不同的简谐波叠加而成的。

如图 4-18 所示，设一平面简谐波在各向同性均匀介质中，以速度 u 沿 x 轴的正方向无衰减地传播。在波线上取一点 O 作为坐标原点，该波线就是 x 轴。设在 t 时刻，O 点的振动表示为

$$y_O = A\cos(\omega t + \varphi)$$

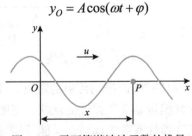

图 4-18　平面简谐波波函数的推导

现在来考虑 x 轴上距离原点 O 为 x 的任一点 P 的振动情况。因为振动是从 O 点处传过来的，所以 P 点振动的相位将落后于 O 点。若振动从 O 点传到 P 点所需的时间为 x/u，那么在时刻 t，P 点处质点的位移就是 O 点处质点在 $t-x/u$ 时刻的位移。P 点处质点振动应写为

$$y = A\cos\left[\omega\left(t - \frac{x}{u}\right) + \varphi\right] \qquad (4\text{-}39)$$

上式就是沿 x 轴正方向传播的平面简谐波的波函数表达式。由 ω、ν、T、λ 和 u 诸量之间的关系，上式可写成以下形式：

$$y = A\cos\left[2\pi\left(\frac{t}{T} - \frac{x}{\lambda}\right) + \varphi\right]$$

$$y = A\cos\left[2\pi\left(\nu t - \frac{x}{\lambda}\right) + \varphi\right] \qquad (4\text{-}40)$$

$$y = A\cos[(\omega t - kx) + \varphi]$$

式中，$k = 2\pi/\lambda$，称为波数(wave number)，表示在 2π 内所包含完整波的数目。

在平面简谐波波函数中，含有 x 和 t 两个自变量，下面讨论波函数的物理意义。

(1) 对于给定时刻 t 来说，位移 y 仅是 x 的函数。此时波函数表示给定时刻波线上各个不同的质点的位移，也就是表示在给定时刻的波形。

(2) 当 x 一定，即给定波线上某一点时，即 y 仅为时间 t 的函数。此时波动方程表示距原点为 x 处的给定点的振动情况，并且还表示该点落后于 O 点的相位是 $\dfrac{2\pi x}{\lambda}$。

(3) 如果 x 和 t 都在变化，那么波函数表示波线上所有质点位移随时间变化的整体情况。图 4-19 分别画出了 t 时刻和 $t + \Delta t$ 时刻的两个波形图，从而描绘出波动在时间 Δt 内传播了距离 Δx 的情形。

设某一时刻 t 的波形曲线如图 4-19 中的实线所示，波线上某点(坐标为 x)处质点 P 的位移为

$$y_P = A\cos\left[\omega\left(t - \frac{x}{u}\right) + \varphi\right]$$

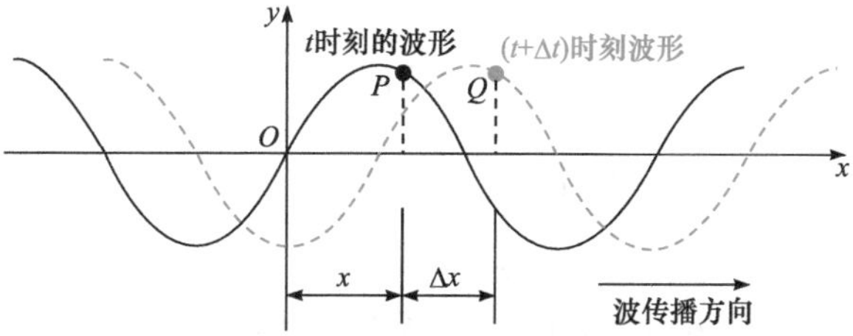

图 4-19　波形的传播

则经过一段时间 Δt 后，波的传播距离为 $\Delta x = u\Delta t$，此时波线上位于 $x + \Delta x = x + u\Delta t$ 处的质点 Q 的位移为

$$y_Q = A\cos\left[\omega\left(t + \Delta t - \frac{x + \Delta x}{u}\right) + \varphi\right] = A\cos\left[\omega\left(t - \frac{x}{u}\right) + \varphi\right] = y_P$$

这说明 t 时刻的波形曲线，在时间 Δt 内整体往前推进了一段距离 $\Delta x = u\Delta t$，到达图中虚线所示的位置。因此，我们看到波形在前进，这种波称为行波。也就是说，平面简谐波的波函数定量地表达了行波的传播情况。

如果简谐波沿 x 轴的负方向传播，图 4-18 中 P 处质点比 O 处质点早开始振动，因此，波函数为

$$y = A\cos\left[\omega\left(t + \frac{x}{u}\right) + \varphi\right] \tag{4-41}$$

例题 4-3 有一平面简谐波沿 Ox 轴正方向传播，已知振幅 $A = 1.0\text{m}$，周期 $T = 2.0\text{s}$，波长 $\lambda = 2.0\text{m}$。在 $t = 0$ 时，坐标原点处的质点位于平衡位置沿 Oy 轴的正方向运动。求：

(1) 波函数。

(2) $t = 1.0\text{s}$ 时各质点的位移分布，并画出该时刻的波形图。

(3) $x = 0.5\text{m}$ 处质点的振动规律，并画出该质点的位移与时间的关系曲线。

解：(1)按所给条件，取波动方程为如下形式：

$$y = A\cos\left[2\pi\left(\frac{t}{T} - \frac{x}{\lambda}\right) + \varphi\right]$$

式中，φ 为坐标原点振动的初相位。根据题意很容易求得 $\varphi = -\dfrac{\pi}{2}$，代入所给数据，得波函数为

$$y = 1.0\cos\left[2\pi\left(\frac{t}{2.0} - \frac{x}{2.0}\right) - \frac{\pi}{2}\right] \tag{1}$$

式中，y 和 x 的单位为 m，t 的单位为 s。

(2) 将 $t = 1.0\text{s}$ 代入式(1)，得出此时刻各质点的位移分布为

$$
\begin{aligned}
y &= 1.0\cos\left[2\pi\left(\frac{1.0}{2.0} - \frac{x}{2.0}\right) - \frac{\pi}{2}\right] \\
&= 1.0\cos\left(\frac{\pi}{2} - \pi x\right) \\
&= 1.0\sin\pi x
\end{aligned} \tag{2}
$$

按照式(2)，可画出 $t = 1.0\text{s}$ 时的波形图，如图 4-20 所示。

(3) 将 $x = 0.5\text{m}$ 代入式(1)，得该处质点的振动规律为

$$
\begin{aligned}
y &= 1.0\cos\left[2\pi\left(\frac{t}{2.0} - \frac{0.5}{2.0}\right) - \frac{\pi}{2}\right] \\
&= 1.0\cos(\pi t - \pi)
\end{aligned}
$$

由上式可知，该质点振动的初相位为 $-\pi$。由此作出 y-t 曲线，如图 4-21 所示。

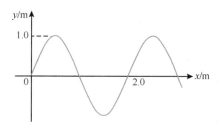

图 4-20 在 $t = 1.0$s 时刻的波形图

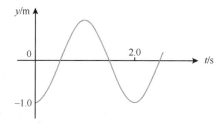

图 4-21 在 $x = 0.5$m 处质点的振动曲线

2. 波动方程 将平面简谐波波函数(4-39)分别对 t 和 x 求二阶导数，得

$$\frac{\partial^2 y}{\partial t^2} = -A\omega^2 \cos\left[\omega\left(t - \frac{x}{u}\right) + \varphi\right]$$

$$\frac{\partial^2 y}{\partial x^2} = -A\frac{\omega^2}{u^2} \cos\left[\omega\left(t - \frac{x}{u}\right) + \varphi\right]$$

比较两式，得

$$\frac{\partial^2 y}{\partial x^2} = \frac{1}{u^2}\frac{\partial^2 y}{\partial t^2} \tag{4-42}$$

这个微分方程称为平面波的波动方程(wave equation)。该方程是由平面简谐波的波函数导出的，可以证明它是各种平面波所必须满足的微分方程，而且平面波波函数就是它的解。

第五节 波 的 能 量

一、波的能量密度

波传播时，介质中各质点要产生振动，同时介质要发生形变，因而具有动能和弹性势能。可见波的传播过程是能量的传播过程。为简单起见，暂不考虑介质对能量的吸收。设一平面简谐波，以速度 u 在密度为 ρ 的均匀介质中传播，其波函数用式(4-39)表示。可以证明，在任意坐标 x 处取体积元 ΔV，在时刻 t 的动能 E_k 和势能 E_p 为

$$E_k = E_p = \frac{1}{2}\rho\Delta V A^2 \omega^2 \sin\left[\omega\left(t - \frac{x}{u}\right) + \varphi\right] \tag{4-43}$$

可见，该体积的动能和势能完全相同，都是时间的周期函数，并且大小相等，相位相同。体积元 ΔV 中的总机械能为

$$E = E_k + E_p = \rho \Delta V A^2 \omega^2 \sin^2 \left[\omega \left(t - \frac{x}{u} \right) + \varphi \right] \tag{4-44}$$

上式表明体积元的总机械能在零和幅值 $\rho \Delta V A^2 \omega^2$ 之间周期性变化。在能量由零增大到幅值的过程中，该体积元在吸收能量；在能量由幅值减小到零的过程中，该体积元放出能量，这就是波动传递能量的机制。

介质中单位体积中波的能量，称为波的能量密度(energy density of wave)，即

$$w = \frac{E}{\Delta V} = \rho A^2 \omega^2 \sin^2 \left[\omega \left(t - \frac{x}{u} \right) + \varphi \right] \tag{4-45}$$

能量密度在一个周期中的平均值，称为平均能量密度。

因为正弦函数的平方在一个周期内的平均值是 1/2，即

$$\frac{1}{T} \int_0^T \sin^2 \left[\omega \left(t - \frac{x}{u} \right) + \varphi \right] \mathrm{d}t = \frac{1}{2}$$

所以平均能量密度为

$$\overline{w} = \frac{1}{2} \rho A^2 \omega^2 \tag{4-46}$$

上式对横波与纵波都适用。

二、波的强度

对波动来说，更重要的是它传播能量的本领，这用平均在单位时间内通过垂直于波的传播方向的单位面积的能量来表示，称为波的强度 (intensity of wave)。如图 4-22 所示，取垂直于波的传播方向的一个小面积 $\mathrm{d}S$，平均在 $\mathrm{d}t$ 时间内通过此面积的能量就是此面积后方体积为 $u\mathrm{d}t\mathrm{d}S$ 的立方体内的平均总能量 $\mathrm{d}E = \overline{w}u\mathrm{d}t\mathrm{d}S$。以 I 表示波的强度，就有

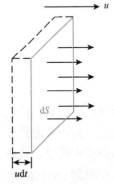

$$I = \frac{\mathrm{d}E}{\mathrm{d}t\mathrm{d}S} = \overline{w}u = \frac{1}{2} \rho u A^2 \omega^2 \tag{4-47}$$

上式表明，波的强度与振幅的平方、频率的平方成正比。

图 4-22 波的强度

三、波的衰减

机械波在介质中传播时，它的强度将随着传播距离的增加而减弱，振幅也随着减小，这种现象称为波的衰减。导致衰减的主要原因有：①由于介质的黏滞性(内摩擦)等原因，波的能量随传播距离的增加逐渐转化为其他形式的能量，称为介质对波的吸收；②由于波面的扩大造成单位截面积通过的波的能量减少，称为

扩散衰减；③由于散射使原方向传播的波的强度减弱，称为散射衰减。

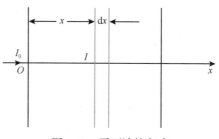

图 4-23　平面波的衰减

1. 平面简谐波在各向同向的介质中传播的衰减规律　设平面波沿 x 轴正向传播，在坐标原点处，即 $x = 0$ 处其强度为 I_0，在 x 处的强度为 I，通过厚度为 $\mathrm{d}x$ 的介质后，由于介质的吸收，其强度减弱了 $-\mathrm{d}I$，如图 4-23 所示。

由实验得知，波的强度减弱量 $-\mathrm{d}I$ 与入射波强度 I 和该介质的厚度 $\mathrm{d}x$ 成正比，即

$$-\mathrm{d}I = \mu I \mathrm{d}x$$

式中，μ 为介质的吸收系数，它与波的频率和介质的性质有关。将上式整理得

$$\frac{\mathrm{d}I}{I} = -\mu \mathrm{d}x$$

将上式两边同时积分，并将 $x = 0$ 时 $I = I_0$ 代入得

$$I = I_0 e^{-\mu x} \tag{4-48}$$

此式称为比尔-朗伯定律(Beer-Lambert law)。它表明，平面波在介质中传播时，其强度按指数规律衰减。

根据波的强度与其振幅的平方成正比，若 x 轴上坐标为 x 处的质点的振幅为 A，坐标原点处质点的振幅为 A_0，则有

$$\left(\frac{A}{A_0}\right)^2 = \frac{I}{I_0} = e^{-\mu x}$$

即

$$A = A_0 e^{-\frac{1}{2}\mu x}$$

所以，实际上平面简谐波在介质中的波函数应为

$$y = A_0 e^{-\frac{1}{2}\mu x} \cos\left[\omega\left(t - \frac{x}{u}\right) + \varphi\right] \tag{4-49}$$

2. 球面简谐波在各向同性的介质中传播的规律　对于球面波来说，随着传播距离的增大，其球面不断增大，同时波的强度不断减弱。设该球面波在其半径为 r_1 和 r_2 处的强度分别为 I_1 和 I_2，其对应的振幅分别为 A_1 和 A_2，若不考虑介质的吸收，则单位时间通过两球面的能量必然相等，即

$$4\pi r_1^2 I_1 = 4\pi r_2^2 I_2$$

由上式得

$$\frac{I_1}{I_2} = \frac{r_2^2}{r_1^2} \tag{4-50}$$

此公式称为反平方比定律。又由波的强度与其振幅的平方成正比得

$$\frac{A_1}{A_2} = \frac{r_2}{r_1}$$

所以对于球面波来说，波的振幅与到球心的距离成反比。若设离球心的距离为单位长度时其振幅为 A_0，则球面波的波函数为

$$y = \frac{A_0}{r} \cos\left[\omega\left(t - \frac{r}{u}\right) + \varphi\right] \tag{4-51}$$

式中，r 表示球面波的半径。

例题 4-4 已知声波在空气中传播，其吸收系数为 $\mu_1 = 4000\text{m}^{-1}$，在钢中的吸收系数 $\mu_2 = 8\text{m}^{-1}$，试求频率为 10MHz 的声波在空气中和钢板中各自传播的距离为多少时，波的强度变为原来的四分之一？

解：由式(4-48)得

$$\frac{I}{I_0} = e^{-\mu x}$$

即有

$$x = -\frac{1}{\mu}\ln\frac{I}{I_0}$$

将已知值代入上式，空气中传播的距离 d_1 和钢板中传播的距离 d_2 分别为

$$d_1 = \left(-\frac{1}{4000}\ln\frac{1}{4}\right)\text{m} \approx 0.000346\text{m}$$

$$d_2 = \left(-\frac{1}{8}\ln\frac{1}{4}\right)\text{m} \approx 0.173\text{m}$$

可以看出，高频声波很难通过气体，但比较容易通过固体。

第六节　波 的 干 涉

一、惠更斯原理　波的衍射

1. 惠更斯原理 在介质中，任何一个质点的振动都将直接引起邻近各质点的振动。荷兰物理学家惠更斯(C.Huygens,1629—1695)在研究波动现象时于 1679 年

首先提出：介质中波动传播到的各点都可以看成是发射子波的波源，而在其后的任意时刻，这些子波的包迹就是新的波前。这就是惠更斯原理(Huygens' principle)。

　　应用惠更斯原理，可以从已知的波前用几何作图的方法求出下一时刻的新波前，因而解决了波的传播方向问题。图 4-24(a)中，波动从波源 O 发出，以速度 u 向四周传播，已知 t 时刻的波前是半径为 R_1 的球面 S_1，要找出 $t+\Delta t$ 时刻的波前 S_2，先以 S_1 上各点为球心(子波源)，以 $u\Delta t$ 为半径画一系列半球形子波，再作这些子波的包迹面，就是新波前 S_2。平面波的情况，如图 4-24(b) 所示。

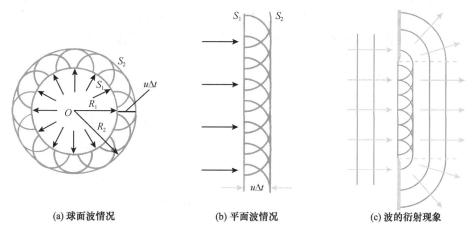

(a) 球面波情况　　　　　(b) 平面波情况　　　　　(c) 波的衍射现象

图 4-24　用惠更斯原理求波面

　　2. 波的衍射　波在传播过程中遇到障碍物时，能够绕过障碍物的边缘，在障碍物的阴影区内继续传播，这种现象叫波的衍射(diffraction of wave)。

　　用惠更斯原理能够定性地说明衍射现象。如图 4-24(c)所示，平面波到达一宽与波长相近的缝时，缝上各点都可以看成是子波的波源，作出这些子波的包迹，就得出新的波前。很明显，此时波前与原来平面略有不同，靠近边缘处，波前弯曲，即波绕过了障碍物而继续传播。

　　衍射现象显著与否，是与障碍物的线度与波长之比有关的。若障碍物的宽度远大于波长，衍射现象不明显；若障碍物的宽度与波长相差不多，衍射现象就比较明显；若障碍物的宽度小于波长，则衍射现象更加明显。在声学中，由于声音的波长与所遇到的障碍物的线度差不多，故声波的衍射较明显，如在屋内能够听到室外的声音，就是声波能绕过障碍物的缘故。

二、波的叠加原理

　　观察和研究表明，当几列波在空间某点相遇时，相遇处质点的振动为各列波到达该点所引起振动的叠加，相遇后各波仍保持各自原有的特性(如频率、波长、振幅、振动方向等)，继续沿原方向传播。这一规律称为波叠加原理(superposition principle of waves)。应该注意的是，只有当波强较小时，波的叠加原理才成立；如果波强较大，叠加原理将不成立。满足叠加原理的波称为线性波，否则就叫非线性波。

三、波的干涉

一般来说，振幅、频率和相位都不同的几列波在某一点叠加时，引起的合振动是很复杂的。满足频率相同、振动方向相同、初相位相同或相位差恒定的两列波相遇时，在叠加区域的某些位置上，振动始终加强，而在另一些位置上振动始终减弱或完全抵消，这种现象称为波的干涉(interference of wave)。满足上述三个条件的能产生干涉现象的波，称为相干波(coherent wave)，相应的波源称为相干波源(coherent sources)。

如图 4-25 所示，设有两个相干波源 S_1 和 S_2，其振动表达式分别为

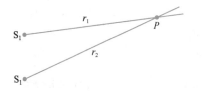

$$y_{S_1} = A_1 \cos(\omega t + \varphi_1)$$

$$y_{S_2} = A_2 \cos(\omega t + \varphi_2)$$

图 4-25 两相干波源发出的波在空间相遇

式中，ω 为两波源的角频率，A_1、A_2 为两波源的振幅，φ_1、φ_2 为两波源的初相位。若这两个波源发出的波在同一介质中传播，它们的波长均为 λ，且不考虑介质对波能量的吸收，则两列波的振幅亦分别为 A_1 和 A_2。设两列波分别经过 r_1 和 r_2 的距离后在点 P 相遇。于是可以写出它们在点 P 的振动分别为

$$y_1 = A_1 \cos\left(\omega t + \varphi_1 - \frac{2\pi r_1}{\lambda}\right)$$

$$y_2 = A_2 \cos\left(\omega t + \varphi_2 - \frac{2\pi r_2}{\lambda}\right)$$

上两式表明，点 P 同时参与两个同方向、同频率的简谐运动，其合振动亦应为简谐运动，设合振动的运动方程为

$$y = y_1 + y_2 = A\cos(\omega t + \varphi)$$

式中 A 是合振动的振幅

$$A = \sqrt{A_1^2 + A_2^2 + 2A_1A_2\cos(\varphi_2 - \varphi_1 - 2\pi\frac{r_2 - r_1}{\lambda})} \tag{4-52}$$

合振动的初相位φ由下式决定

$$\tan\varphi = \frac{A_1 \sin\left(\varphi_1 - \dfrac{2\pi r_1}{\lambda}\right) + A_2 \sin\left(\varphi_2 - \dfrac{2\pi r_2}{\lambda}\right)}{A_1 \cos\left(\varphi_1 - \dfrac{2\pi r_1}{\lambda}\right) + A_2 \cos\left(\varphi_2 - \dfrac{2\pi r_2}{\lambda}\right)}$$ (4-53)

两相干波在P点引起的两个分振动的相位差$\Delta\varphi = \varphi_2 - \varphi_1 - 2\pi\dfrac{r_2 - r_1}{\lambda}$是一常量。因此，干涉的结果是使空间各点的振幅始终不变，在空间某些点振动始终加强，在某些点振动始终减弱。

在适合$\Delta\varphi = \varphi_2 - \varphi_1 - 2\pi\dfrac{r_2 - r_1}{\lambda} = \pm 2k\pi$，$k = 0, 1, 2, \cdots$的空间各点，合振动的振幅最大，其值为$A = A_1 + A_2$。

在适合$\Delta\varphi = \varphi_2 - \varphi_1 - 2\pi\dfrac{r_2 - r_1}{\lambda} = \pm(2k+1)\pi$，$k = 0, 1, 2, \cdots$的空间各点，合振动的振幅最小，其值为$A = |A_2 - A_1|$。

如果$\varphi_1 = \varphi_2$，即对于初相位相同的相干波源，$\Delta\varphi$只决定于两个波源到点P的路程差，或称为波程差，$\delta = r_2 - r_1$。当

$$\delta = r_2 - r_1 = \pm 2k\frac{\lambda}{2}, \quad k = 0, 1, 2, \cdots$$ (4-54)

即波程差等于半波长的偶数倍时，P点为干涉加强；当

$$\delta = r_2 - r_1 = \pm(2k+1)\frac{\lambda}{2}, \quad k = 0,1,2,\cdots$$ (4-55)

即波程差等于半波长奇数倍时，P点为干涉减弱。

下面介绍一个产生相干波的方法。如图4-26所示，S为一发出球面波的点波源，S_1、S_2两个狭缝到波源S的距离相等，S_1、S_2位于

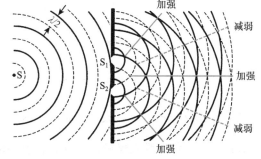

图4-26　波的干涉

波源S发出子波的同一波面上，所以S_1和S_2是两个同相位的相干波源，它们所发出的波在空间相遇时产生干涉现象，使空间某些点处振动始终加强(如图中实线上各点)，某些点的振动始终减弱(如图中虚线上各点)。

干涉现象是波动所独有的现象，对于光学、声学和许多工程学科都非常重要，并且有广泛的实际应用。

四、驻波及半波损失

1. 驻波的产生　驻波是干涉的特例。在同一介质中，两列频率、振动方向相同，而且振幅也相同的简谐波，在同一直线上沿相反方向传播时就叠加形成驻波 (standing wave)。

图 4-27 为用电动音叉在弦线上产生驻波的示意图，这一驻波是由音叉在弦线中引起的向右传播的波和在 B 点反射后向左传播的波合成的结果。

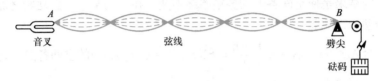

A　　　　　　　　　　　　　　　　　　　　B
音叉　　　　　　　　弦线　　　　　　　　劈尖

砝码

图 4-27　弦线上的驻波

2. 驻波方程　设有两列简谐波，分别沿 x 轴正方向和负方向传播，它们的表达式为

$$y_1 = A\cos 2\pi\left(vt - \frac{x}{\lambda}\right)$$

$$y_2 = A\cos 2\pi\left(vt + \frac{x}{\lambda}\right)$$

其合成波为

$$\begin{aligned}
y = y_1 + y_2 &= A\cos 2\pi\left(vt - \frac{x}{\lambda}\right) + A\cos 2\pi\left(vt + \frac{x}{\lambda}\right) \\
&= 2A\cos\frac{2\pi x}{\lambda}\cos 2\pi vt \\
&= 2A\cos\frac{2\pi x}{\lambda}\cos\omega t
\end{aligned} \tag{4-56}$$

此式就是驻波的表达式。式中 $\cos\omega t$ 表示简谐振动，而 $\left|2A\cos\dfrac{2\pi x}{\lambda}\right|$ 就是简谐振动的振幅，表示各点都在做简谐振动，各点振动的频率相同，就是原来波的频率。但各点的振幅随位置不同而不同。振幅最大的各点称为波腹(antinode)，对应于使 $\left|\cos\dfrac{2\pi x}{\lambda}\right| = 1$ 即 $\dfrac{2\pi x}{\lambda} = \pm k\pi$ 的各点。因此，波腹的位置为

$$x = \pm k\frac{\lambda}{2}, \quad k = 0, 1, 2, \cdots \tag{4-57}$$

振幅为零的各点称为波节(node)，对应于使 $\left|\cos\dfrac{2\pi x}{\lambda}\right| = 0$ 即 $\dfrac{2\pi x}{\lambda} = \pm(2k+1)\dfrac{\pi}{2}$ 的各

点。因此，波节的位置为

$$x = \pm(2k+1)\frac{\lambda}{4}, \quad k = 0, 1, 2, \cdots \tag{4-58}$$

由以上两式可算出相邻的两个波节和相邻的两个波腹之间的距离都是$\lambda/2$。

图 4-28 画出了驻波形成的物理过程，其中点线表示向右传播的波，虚线表示向左传播的波，粗实线表示合成振动。设 $t=0$ 时，入射波与反射波波形刚好重合。图中各行依次表示 $t=0$，$T/8$，$T/4$，$3T/8$，$T/2$ 各时刻各质点的分位移和合位移。从图中可看出波腹(a)和波节(n)的位置。

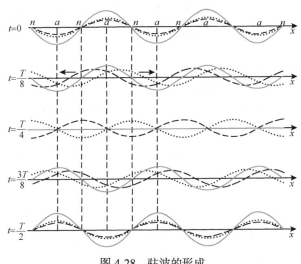

图 4-28　驻波的形成

3. 驻波的相位　式(4-56)中的振动因子为 $\cos\omega t$，但不能认为驻波中各点的振动的相位都是相同的。因为系数 $\cos(2\pi x/\lambda)$ 在 x 的值不同时是有正有负的，凡是使 $\cos(2\pi x/\lambda)$ 为正的各点的相位都相同，凡是使 $\cos(2\pi x/\lambda)$ 为负的各点的相位也都是相同的，并与前者相位相反。由于在波节两边各点，$\cos(2\pi x/\lambda)$ 有相反的符号，因此波节两边各点振动的相位相反；在两波节之间各点，$\cos(2\pi x/\lambda)$ 具有相同的符号，因此两波节之间各点的振动相位相同。也就是说，波节两边各点同时沿相反方向达到振动的最大值，又同时沿相反方向通过平衡位置；而两波节之间各点则沿相同方向达到最大值，又同时沿相同方向通过平衡位置，如图 4-28 所示。在驻波中两波节之间各点的振动同相，波节两边各点的振动反相。在驻波中没有振动状态或相位的逐点传播，所以称之为驻波。

4. 驻波的能量　当弦线上各质点达到各自的最大位移时，振动速度都为零，因而动能都为零，但此时弦线各段都有了不同程度的形变，且越靠近波节处的形变就越大，因此，这时驻波的能量具有势能的形式，基本上集中于波节附近。当弦线上各质点同时回到平衡位置时，弦线的形变完全消失，势能为零，但此时各质点的振动速度都达到各自的最大值，且处于波腹处质点的速度最大，所以此时驻波的能量具有动能形式，基本上集中于波腹附近。至于其他时刻，动能与势能同时存在。可见，在弦线上形成驻波时，动能和势能不断相互转换，形成了能量交替地由波腹附近转向波节附近，再由波节附近转回到波腹附近的情形，这说明驻波的能量没有做定向传播，也就是说驻波不传播能量。

5. 半波损失 在弦线上的驻波实验中，在反射点 B 处弦线是固定不动的，因而此处只能是波节。从振动合成考虑，这意味着反射波和入射波的相位在此处正好反相，或者说，入射波在反射时有 π 的相位突变。由于 π 的相位突变相当于波程差半个波长，所以这种入射波在反射时发生反相的现象也常称为半波损失(half-wave loss)。

一般情况下，入射波在两种介质分界处反射时是否发生半波损失，与波的种类、两种介质的性质以及入射角的大小有关。在垂直入射时，它由介质的密度和波速的乘积 ρu 决定。相对来讲，ρu 较大的介质称为波密介质，ρu 较小的介质称为波疏介质。当波从波疏介质垂直入射到波密介质界面上反射时，有半波损失，形成的驻波在界面处出现波节；反之，当波从波密介质垂直入射到波疏介质界面上反射时，无半波损失，界面处出现波腹。

6. 振动的简正模式 驻波现象有许多实际应用。例如，将一根弦线的两端用一定张力固定在相距 L 的两点间，当拨动弦线时，弦线中就产生来回的波，它们就会合成而形成驻波。但并不是所有波长的波都能形成驻波。由于弦线的两个端点固定不动，所以这两点必须是波节，因此驻波的波长必须满足下列条件：

$$L = n\frac{\lambda}{2}, \quad n = 1, 2, 3, \cdots$$

以 λ_n 表示与某一 n 值对应的波长，则由上式可得容许的波长为

$$\lambda_n = \frac{2L}{n} \tag{4-59}$$

这就是说弦线上形成驻波的波长值是不连续的，波长是"量子化"的。由关系 $\nu = \dfrac{u}{\lambda}$ 可知，频率也是量子化的，相应的可能频率为

$$\nu_n = n\frac{u}{2L}, \quad n = 1, 2, 3, \cdots \tag{4-60}$$

频率由式(4-60)决定的振动方式，称为弦线振动的简正模式(normal mode)。其中 $n = 1$ 对应的频率称为基频，其他频率依次称为二次、三次、⋯谐频。图 4-29 画出了频率为 ν_1、ν_2、ν_3 的三种简正模式。

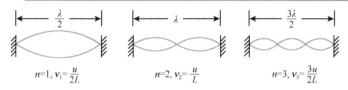

图 4-29　两端固定弦线的几种简正模式

简正模式的频率称为系统的固有频率。如上所述，一个驻波系统有许多固有频率，这和弹簧振子只有一个固有频率不同。

习　题　四

4-1　什么是简谐振动？说明下列振动是否为简谐振动。

(1) 拍皮球时球上下运动；

(2) 一小球在半径很大的光滑凹球面底部小幅摆动。

4-2　阻尼振动的周期决定于什么？振幅决定于什么？

4-3　稳定后，受迫振动的振幅决定于什么？周期决定于什么？

4-4　轻弹簧的一端接小球，沿 x 轴做简谐振动，振幅为 A。若 $t=0$ 时，小球的运动状态分别为

(1) $x=-A$；

(2) 过平衡位置，向 x 轴正方向运动；

(3) 过 $x=A/2$ 处，向 x 轴负方向运动；

(4) 过 $x=A/\sqrt{2}$ 处，向 x 轴正方向运动。

试确定上述各种状态的初相位。 $\left[\pi;\dfrac{3}{2}\pi;\dfrac{\pi}{3};-\dfrac{\pi}{4}\right]$

4-5　一沿 x 轴做简谐振动的物体，振幅为 5.0×10^{-2}m，频率为 2.0Hz，在 $t=0$ 时，振动物体经平衡位置处向 x 轴正方向运动，求振动表达式。

$$\left[x=5\times10^{-2}\cos\left(4\pi t+\frac{3}{2}\pi\right)\text{m}\right]$$

4-6　有一弹簧振子，质量 $m=0.01$kg，刚度系数 $k=0.49$N·m^{-1}，$t=0$ 时小球过 $x_0=0.04$m 处，并以 $v_0=0.21$m·s^{-1} 的速度沿 x 轴正方向运动，试求弹簧振子的(1)振幅；(2)初相位；(3)振动表达式。

$$[A=0.05\text{m}；\quad \varphi=-0.64\text{ rad}；\quad x=0.05\cos(7t-0.64)\text{ m}]$$

4-7　做简谐振动的小球，速度最大值 $v_m=0.03$m·s^{-1}，$A=0.02$m，若令速度具有正最大值的某时刻为 $t=0$，试求：(1)振动的周期；(2)加速度最大值；(3)振动表达式。

$$[4.2s; \quad 4.5 \times 10^{-2} \text{m} \cdot \text{s}^{-2}; \quad x = 0.02\cos(1.5t - \pi/2) \text{ m}]$$

4-8 一质点同时参与两个在同一直线上的简谐振动，其表达式各为

$$x_1 = 4\cos\left(3\pi t + \frac{\pi}{3}\right)$$

$$x_2 = 3\cos\left(3\pi t - \frac{\pi}{6}\right)$$

试写出合振动的表达式。 $[x = 5\cos(3\pi t + 0.403)]$

4-9 一质点同时参与两个相互垂直的简谐振动，其表达式各为

$$x = A\cos\omega t$$

$$y = 2A\cos\left(\omega t + \frac{\pi}{2}\right)$$

试求合振动的形式。 $\left[\dfrac{x^2}{A^2} + \dfrac{y^2}{4A^2} = 1,\ 顺时针旋转的椭圆\right]$

4-10 已知波函数为 $y = A\cos(bt - cx)$，试求波的振幅、波速、频率、波长。

$$\left[振幅A;\quad 波速\frac{b}{c};\quad 频率\frac{b}{2\pi};\quad 波长\frac{2\pi}{c}\right]$$

4-11 有一列平面简谐波，坐标原点按 $y = A\cos(\omega t + \varphi)$ 的规律振动。已知 $A = 0.10\text{m}$，$T = 0.50\text{s}$，$\lambda = 10\text{m}$。试求：(1)波函数表达式；(2)波线上相距 2.5m 的两点的相位差；(3)假如 $t = 0$ 时处于坐标原点的质点的振动位移为 $y_0 = 0.050\text{m}$，且向平衡位置运动，求初相位，并写出波函数。

$$\left[y = 0.10\cos\left[2\pi\left(2.0t - \frac{x}{10}\right) + \varphi\right] \text{m}; \frac{\pi}{2};\ y = 0.10\cos\left[2\pi\left(2.0t - \frac{x}{10}\right) + \frac{\pi}{3}\right]\text{m}\right]$$

4-12 一简谐横波以 $0.8\text{m} \cdot \text{s}^{-1}$ 的速度沿一长弦线传播。在 $x = 0.1\text{m}$ 处，弦线质点的位移随时间的变化关系为 $y = 0.05\sin(1.0 - 4.0t)$。试写出波函数。

$[沿 x 轴正向 \ y = 0.05\sin(5x - 4t + 0.5);\ 沿 x 轴负向 \ y = 0.05\sin(-5x - 4t + 1.5)]$

4-13 P 和 Q 是两个同方向、同频率、同相位、同振幅的波源所在处。设它们在介质中产生的波长为 λ，PQ 之间的距离为 1.5λ。R 是 PQ 连线 Q 点外侧的任意一点。试求：(1)PQ 两点发出的波到达 R 时的相位差；(2)R 点的振幅。

$$[3\pi;\ 0]$$

4-14 设平面横波 1 沿 BP 方向传播，它在 B 点的振动方程为 $y_1 = 2.0 \times 10^{-3}\cos 2\pi t$，平面横波 2 沿 CP 方向传播，它在 C 点的振动方程为 $y_2 = 2.0 \times 10^{-3}\cos(2\pi t + \pi)$，两式中 y 的单位是 m，t 的单位是 s。P 处与 B 相距 0.4m，与 C 相距 0.5m，波速为 $0.2\text{m} \cdot \text{s}^{-1}$。求：(1)两波传到 P 处时的相位差；(2)在 P 处合振动的振幅；(3)如果在 P 处相遇的两横波，振动方向互相垂直，再求合振动的振幅。

$[0；4\times10^{-3}\mathrm{m}；2\sqrt{2}\times10^{-3}\mathrm{m}]$

4-15　沿绳子行进的横波波函数为 $y=0.10\cos(0.01\pi x-2\pi t)\,\mathrm{m}$。试求：(1)波的振幅、频率、传播速度和波长；(2)绳上某质点的最大横向振动速度。

$[0.10\mathrm{m}，1.0\mathrm{Hz}，200\mathrm{m}\cdot\mathrm{s}^{-1}，200\mathrm{m}；0.63\mathrm{m}\cdot\mathrm{s}^{-1}]$

4-16　弦线上驻波相邻波节的距离为 65cm，弦的振动频率为 $2.3\times10^2\mathrm{Hz}$，求波的波长和传播速度。

$[1.3\mathrm{m}；3.0\times10^2\mathrm{m}\cdot\mathrm{s}^{-1}]$

第五章 声 波

教学要求：

1. 掌握声强级概念和多普勒效应的物理意义。
2. 熟悉声压、声强、声阻抗和等响曲线的概念。
3. 了解超声波的基本特性及其医学应用。

频率在 20Hz 到 20kHz 的机械波可引起人耳对声音的感觉，故称为声波(sonic wave)。频率低于 20Hz 的机械波叫次声波(infrasonic wave)，频率高于 20kHz 的机械波叫超声波(ultrasonic wave)。超声波和次声波虽不能引起人的听觉，但都具有机械波的共性，同属于声波范畴。本章首先讲述声波的基本性质和规律，然后介绍超声波及其医学应用。

第一节 声波的概述

一、声压、声阻抗和声强

1. 声压 声波在介质中传播时，沿声波传播方向上，介质内各质点被压缩或拉伸，介质的密度做周期性变化，相应各点的压强也发生周期性改变，密集区介质的压强比正常值大，而稀疏区的压强则减小。某一时刻介质中 x 点处的压强 p_i 与该点平衡态时压强 p_0 的差值定义为该点的声压(sonic pressure) p ，即

$$p = p_i - p_0 \tag{5-1}$$

可以证明，介质中 x 点的声压变化规律为

$$p = \rho u A \omega \cos\left[\omega\left(t - \frac{x}{u}\right) + \varphi + \frac{\pi}{2}\right] \tag{5-2}$$

式(5-2)为简谐声波的声压方程，它与介质振动速度的相位相同。式中 $\rho u A \omega$ 称为声压幅值，简称声幅，用 p_m 表示。由于声压随时间呈周期性变化，因而在实际应用中人们常通过测量以获得声压的有效值 p_e 。有效声压 p_e 与声压幅值的关系是

$$p_e = \frac{p_m}{\sqrt{2}} \tag{5-3}$$

2. 声阻抗 在声学中，声介质的力学特征用声压 p 和声介质振动速度 v 之比

来表示，叫声阻抗(acoustic impedance)。其数学定义为

$$Z = p/v \tag{5-4}$$

由于 $p = \rho u A \omega \cos\left[\omega\left(t - \dfrac{x}{u}\right) + \dfrac{\pi}{2} + \varphi\right]$ 和 $v = A\omega \cos\left[\omega\left(t - \dfrac{x}{u}\right) + \dfrac{\pi}{2} + \varphi\right]$，故

$$Z = \frac{p}{v} = \frac{p_m}{v_m} = \frac{A\omega\rho u}{A\omega} = \rho u \tag{5-5}$$

由此可见，声阻抗与声介质密度和声传播速度密切相关。这是医学超声成像的基本理论依据之一。

在 SI 制中声阻抗的单位是 $kg \cdot m^{-2} \cdot s^{-1}$。在医学超声中还有一常用单位是瑞利 (Rayl)，换算关系为：$1 Rayl = 10\, kg \cdot m^{-2} \cdot s^{-1}$

人体正常组织的密度、声速和声阻抗可参阅表 5-1。

表 5-1 人体正常组织的密度、声速、声阻抗

介质名称	密度/($10^3 kg \cdot m^{-3}$)	声速/($m \cdot s^{-1}$)	声阻抗/($10^6 kg \cdot m^{-2} \cdot s^{-1}$)
水(37℃)	0.993	1523	1.513
血液	1.055	1570	1.656
大脑	1.038	1540	1.599
小脑	1.030	1470	1.514
脂肪	0.955	1476	1.410
软组织(均值)	1.016	1500	1.524
肌肉(均值)	1.074	1568	1.684
肝脏	1.050	1570	1.648
胎体	1.23	1505	1.540
羊水	1.013	1474	1.493
水晶体	1.136	1650	1.874
空气(22℃)	0.00118	334.8	0.000407
颅骨	1.658	3860	5.571

3. 声强 声波的平均强度简称声强(intensity of sound)，即声波的能流密度，其定义为单位时间通过垂直于声波传播方向上单位面积的声波能量。声强的表达式为

$$I = \frac{1}{2}\rho u A^2 \omega^2 \tag{5-6}$$

由于声强不能直接测量，而声压可以直接测量，因此常用声压表示声强的大小。由式(5-6)可知

$$I = \frac{1}{2} u \rho \omega^2 A^2 = \frac{(\rho u A \omega)^2}{2\rho u} = \frac{p_m^2}{2\rho u} = \frac{p_e^2}{\rho u} = \frac{p_e^2}{Z} \tag{5-7}$$

式(5-7)给出了声强与声压、声阻抗之间的关系。声强与声压幅值(或有效值)的平方成正比，与声阻抗成反比。

二、声波的反射和透射

在声波传播过程中，当遇到两种声阻抗不同的介质界面时会发生反射和折射，其反射波(又称回波)和折射波强度与界面两侧的声阻抗差有关。声阻抗差值越大，反射声波的强度越大，透射波强度越弱。理论证明结果显示：当声波垂直入射介质界面时，其反射波强度 I_r 与入射波强度 I_i 之比(反射系数 α_{ir})和透射波强度 I_t 与入射波强度 I_i 之比(透射系数 α_{ir})分别为

$$\alpha_{ir} = \frac{I_r}{I_i} = \frac{(Z_2 - Z_1)^2}{(Z_1 + Z_2)^2} \tag{5-8}$$

$$\alpha_{it} = \frac{I_t}{I_i} = \frac{4 Z_1 Z_2}{(Z_1 + Z_2)^2} \tag{5-9}$$

超声诊断就是利用超声波在不同介质分界面上的传播特性来实现的。由于体内不同组织和脏器的声阻抗不同，超声波遇到界面会形成回波。当脏器发生形变或有异物时，由于形状、位置和声阻抗的变化，回波的位置和强弱也发生相应改变。临床上可根据回波形成的超声图像进行诊断。

例题 5-1　如果超声波经由空气传入人体，问进入人体的声波强度是入射前强度的百分之几？如果经由蓖麻油($Z = 1.36 \times 10^6 \mathrm{kg \cdot m^{-2} \cdot s^{-1}}$)传入人体，则进入声波的强度又是入射前强度的百分之几？(空气的声阻抗为 $416 \mathrm{kg \cdot m^{-2} \cdot s^{-1}}$，人体肌肉的声阻抗取 $1.63 \times 10^6 \mathrm{kg \cdot m^{-2} \cdot s^{-1}}$)

解：(1)经由空气进入人体时

$$\alpha_{it} = \frac{I_t}{I_i} = \frac{4 \times 4.16 \times 10^2 \times 1.63 \times 10^6}{(4.16 \times 10^2 + 1.63 \times 10^6)^2} \approx 0.001$$

进入人体的声波强度只为入射强度的 0.001，即 0.1%。

(2) 经由蓖麻油进入人体时

$$\alpha_{it} = \frac{I_t}{I_i} = \frac{4 \times 1.36 \times 10^6 \times 1.63 \times 10^6}{(1.36 \times 10^6 + 1.63 \times 10^6)^2} \approx 0.992$$

进入人体的声波强度为原来入射强度的 0.992，即 99.2%。

因此，在超声波诊断时，如果直接将探头放在皮肤上做检查，超声波几乎全部被反射，没有进入人体。所以在探头与人体之间必须涂上蓖麻油、石蜡油等油

类作为耦合剂，使进入人体的超声波强度尽可能增大。

三、声强级和响度级

1. 声强级　实验表明，要使人对声波引起听觉，不仅要满足一定的频率范围，而且要满足一定的声强范围。对每一个给定的可闻频率，声强都有上下两个限值。低于下限值的声强不能引起听觉，而高于上限值的声强只能引起痛觉，也不能引起听觉，这两个上下限值分别称为听阈(threshold of hearing)和痛阈(threshold of pain)。声强的听阈值和痛阈值随频率而异。图 5-1 中最下面一条曲线表示听阈依频率的变化关系，称为听阈曲线，而最上面的那条曲线则表示不同频率的痛阈，称为痛阈曲线。由听阈曲线、痛阈曲线、20Hz 和 20kHz 所围的范围称为听觉区域(auditory region)。

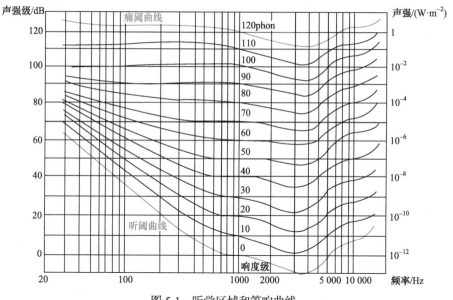

图 5-1　听觉区域和等响曲线

人耳最敏感的频率为 1000～5000Hz，在 1000Hz 时，一般正常人听觉的痛阈为 $1\,W\cdot m^{-2}$，听阈为 $10^{-12}\,W\cdot m^{-2}$，听阈和痛阈的声强相差 10^{12} 倍，这说明人耳所能耐受的声强范围十分宽广。在声学中通常规定声强 $I_0 = 10^{-12}\,W\cdot m^{-2}$ 作为声强的基准量，而声强 I 与基准量 I_0 之比的常用对数称为声强 I 的声强级(intensity level of sound)，用 L 表示，单位为贝尔，记作 B，即

$$L = \lg \frac{I}{I_0}(B) \tag{5-10}$$

由于贝尔单位太大，常采用贝尔的 1/10 为单位，即分贝(decibel，dB)，则声强级为

$$L = 10\lg\frac{I}{I_0}(\text{dB}) \tag{5-11}$$

对于频率为 1000Hz 的声音，正常人耳的听阈值为 0dB，痛阈值为 120dB。微风轻轻吹动树叶的声音约为 14dB；在房间中高声说话的声音(相距 1m)为 68～74dB；炮声为 120dB。人耳对声音强弱分辨能力约为 0.5dB。现在噪声问题正在引起人们的关注，工业噪声和交通噪声是一种严重的环境污染，对人的生理和心理健康都有影响。包括中国在内的大多数国家规定工业噪声的上限值是 90dB，少数北欧国家则定为 85dB。对交通噪声的规定是：在交通干线两侧，白天上限是 70dB，晚上是 55dB。通常采用吸音和隔音措施来降低各类噪声。

例题 5-2　1 台收音机打开时，在某点产生的声强级为 45dB，当 10 台收音机同时打开并发出同样响的声音时，在该处测得的声强级是多少？如测得某点 1 只蚊子嗡鸣的声强级为 0.1dB，同样条件的 10 只蚊子嗡鸣的声强级又是多少？

解：已知 1 台收音机的声强级为 $L = 10\lg\dfrac{I}{I_0} = 45\,\text{dB}$，那么 10 台收音机的声强级为

$$L = 10\lg\frac{10I}{I_0} = 10\lg 10 + 10\lg\frac{I}{I_0} = 55\text{dB}$$

声强级的相对变化值约为 1/5。

同理，可得 10 只蚊子的声强级为

$$L = 10\lg\frac{10I}{I_0} = 10\lg 10 + 10\lg\frac{I}{I_0} = 10.1\text{dB}$$

声强级的相对变化值约为 100。

由此可见，①当多个声源同时发声时，总的声强为各声波声强之和，但声强级并不等于它们的声强级之和；②强信号的声强级的相对变化小，弱信号的声强级的相对变化大。

2. 响度级　声强和声强级是描述声能的客观物理量，并不能完全反映人耳所感觉到的声音强弱。人耳主观感觉到的声音响亮(强弱)程度称为响度(loudness)，它取决于声音的强度和频率。在听觉区域内，对频率相同的声波来说，人耳所感觉到的声音响度随声强的增加而增加；而对于相同声强级的声波，响度将随声波频率而发生变化。图 5-1 显示，50Hz、78dB 的声音与 1000Hz、60dB 的声音具有相同的响度。响度与声强、频率之间的关系常用等响曲线来表示。测定等响曲线的方法如下：将标准声音(1000Hz 纯音)调至某声强级(如 50dB)，让听力正常的实验者对标准声音与频率为 ν_1 的实验声音进行比较，改变实验声音的声强，直到实验者断定此声音和标准声音等响为止，记下实验声音的声强级。改变实验声音的频率，重复上述实验可得到与 1000Hz、50dB 等响的各种频率的实验声音的声强

级值。然后，以频率的常用对数为横坐标，以声强级为纵坐标，将所得数据连成曲线，就得到 1000Hz、50dB 的等响曲线。选用不同声强级的标准声音，用同样方法可测得其他等响曲线。图 5-1 中给出了不同响度的等响曲线。根据等响曲线可以了解响度相同的声强级与频率的关系。

为了定量比较声音的响度，人们把响度也分成若干个等级，并称这些等级为响度级(loudness level)，其单位为方(phon)，并规定 1000Hz 纯音的响度级在数值上等于它的声强级。如 1000Hz、0dB 声音的响度级为 0phon，1000Hz、20dB 声音的响度级为 20phon 等。按此规定，任一声音的响度级在数值上等于等响的1000Hz 纯音的声强级。因此，图 5-1 中等响曲线的响度级在数值上从小到大分别为 0、10、20、…、120。

第二节 多普勒效应与冲击波

一、多普勒效应

在日常生活、科学观测、医疗诊断和军事侦检等方面经常遇到波源和观察者相对介质运动的情况。例如，在站台上的观察者，当高速行驶的火车迎面驶来时，他听到火车汽笛的音调变高，即频率增大；当火车离去时，听到汽笛的音调变低，即频率变低。这种由于声源和观察者相对介质运动而使观察者接收到的声波频率发生变化的现象称为多普勒效应(Doppler effect)，这是奥地利物理学家多普勒(C.Doppler)于 1842 年发现的。多普勒效应在医学、科学研究和军事等方面有着广泛应用。临床上超声多普勒效应常被用于心脏、血流和胎儿胎心等诊断；在科学观测方面，常利用多普勒效应所导致的分子、原子和离子谱线增宽效应来分析恒星大气和等离子体的物理状态；在军事上，利用反射波的多普勒效应对车辆、导弹和人造卫星等运动目标进行检测。

下面以声波为例讨论多普勒效应。首先考虑声源和观察者在两者连线上运动的情况。设声源相对介质的运动速度为 v_S，观察者相对介质的速度为 v_O，介质中的声速为 u，声源的振动频率与观察者所接收的频率分别为 v_0 和 v，我们分四种情况进行讨论。

1. 声源和观察者相对于介质静止($v_S=0$，$v_O=0$) 如图 5-2(a)所示，S 和 O 分别代表声源和观察者，圆圈表示声波在介质中传播的波阵面。相邻两波阵面的距离为一个波长 λ，在 t 时刻波阵面刚刚到达观察者，经过 1s 后该波阵面向前传播了 u 的距离。观察者所接收的频率应等于单位时间内通过观察者的完整波的数目(即在距离 u 内包含的波长数)，它等于波速 u 除以介质中的波长 λ，即

$$\nu = \frac{u}{\lambda} = \nu_0 \tag{5-12}$$

观察者所接收的频率等于声源的频率。

2. 声源静止, 观察者以速度 v_O 相对介质运动($v_S = 0$, $v_O \neq 0$) 如图 5-2(b) 所示, 原来位于观察者处的波阵面经过 1s 后向前传播了 u 的距离。与此同时, 观察者在 1s 内向着声源移动了 v_O 的距离, 相当于单位时间内波以 $u + v_O$ 的速度通过观察者。由于声源相对介质静止, 所以观察者接收的频率为

$$\nu = \frac{u + v_O}{\lambda} = \frac{u + v_O}{u / \nu_0} = \left(1 + \frac{v_O}{u}\right)\nu_0 \tag{5-13}$$

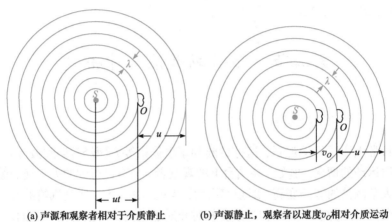

(a) 声源和观察者相对于介质静止   (b) 声源静止, 观察者以速度 v_O 相对介质运动

图 5-2 多普勒效应原理图

反之, 若观察者离开声源运动, 观察者所接收到的频率为

$$\nu = \frac{u - v_O}{\lambda} = \left(1 - \frac{v_O}{u}\right)\nu_0 \tag{5-14}$$

因此, 观察者向着(或背离)声源运动时, 其接收到的频率比声源频率增加(或减少) $\frac{v_O}{u}\nu_0$。

3. 观察者静止, 声源以速度 v_S 相对介质运动($v_O = 0$, $v_S \neq 0$) 图 5-3 中观察者相对介质静止, 声源以速度 v_S 向着观察者运动。由于声波在介质中的传播速度与声源运动无关, 因此 S_1 处声源发出的声波将在介质中以球面波的形式向四周传播, 球心在 S_1 处。经过一个周期 T 以后, 波阵面向前传播了 $\lambda = uT$ 的距离, 同时声源也向前移动了 $v_S T$。而且, 以后每个波阵面的球心都向右相继移动 $v_S T$ 的距离, 使得依次发出的波阵面都向右挤压, 导致介质中相邻波阵面间的距离由 λ 缩短为 λ', 即 $\lambda' = \lambda - v_S T = uT - v_S T = \dfrac{u - v_S}{\nu_0}$。如图 5-3 所示, t 时刻从声源 S 发

出的波阵面正好到达观察者，1s 后该波阵面通过观察者向前传播了距离 u，故观察者所接收到的频率为

$$\nu = \frac{u}{\lambda'} = \frac{u}{\dfrac{u - v_S}{\nu_0}} = \frac{u}{u - v_S} \nu_0 \tag{5-15}$$

式(5-15)说明观察者接收到的声波频率比声源频率高。若声源以速度 v_S 离开观察者，相邻波阵面之间的距离为 $\lambda' = (u + v_S)T = \dfrac{u + v_S}{\nu_0}$，即波长被拉长了，观察者接收的频率将减小为

$$\nu = \frac{u}{u + v_S} \nu_0 \tag{5-16}$$

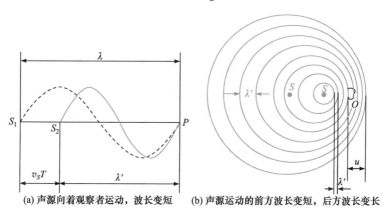

(a) 声源向着观察者运动，波长变短　　(b) 声源运动的前方波长变短，后方波长变长

图 5-3　声源向着观察者运动

4. 声源和观察者分别以速度 v_S 和 v_O 同时相对介质运动（$v_S \neq 0, \ v_O \neq 0$）

从以上讨论可以证明，观察者所接收频率的一般表达式为

$$\nu = \frac{u \pm v_O}{u \mp v_S} \nu_0 \tag{5-17}$$

式(5-17)中分子中的加号和分母中的减号适用于观察者和声源相向运动的情况，而分子中的减号和分母中的加号则适用于二者背离运动的情况。

若声源和观察者的运动不是沿着它们的连线方向，应将 v_S 和 v_O 在连线方向上的投影值代入以上各式中进行计算。例如，声源的运动方向与连线成一夹角 θ_1，观察者的运动方向与连线成一夹角 θ_2，那么，观察者接收的频率为

$$\nu = \frac{u \pm v_O \cos\theta_2}{u \mp v_S \cos\theta_1} \nu_0 \tag{5-18}$$

式(5-18)中加、减号的约定如式(5-17)。

通常，将由多普勒效应所引起的接收频率的变化 $\Delta v = |v - v_0|$ 称为多普勒频移 (Doppler frequency shift)。Δv 的值与 v_S 和 v_O 的大小有关。

例题 5-3 当一列火车以 96km/h 的速度从你身边开过，同时用 2kHz 的频率鸣笛时，问你收到的频率是多少？(空气中的声速为 340m/s)。

解：已知 $u = 340\text{m/s}$，$v_O = 0$，$v_S = 96\text{km/h} \approx 26.7\text{m/s}$。

(1) 当火车接近时

$$v = \frac{u}{u - v_S} v_0 = \frac{340}{340 - 26.7} \times 2000 \approx 2170\text{Hz}$$

(2) 当火车离开时

$$v = \frac{u}{u + v_S} v_0 = \frac{340}{340 + 26.7} \times 2000 \approx 1854\text{Hz}$$

二、冲击波

当声源的速度大于声速时，声源将在波前的前方，式(5-15)将失去意义。如图 5-4 所示，声源在 S_1 处发出的声波在其后 t 时刻的波前为半径等于 ut 的球面，但此时声源已经前进了 $v_S t$ 的距离到达 S 点。在这段时间内，声源发出的波的各波前的切面形成一个圆锥面，这个圆锥面称为马赫锥(Mach cone)，是奥地利物理学家马赫于 1887 年在分析弹丸扰动传播图形时首先提出的。由图 5-4 可以看出，锥面的半顶角 α 满足

$$\sin \alpha = \frac{ut}{v_S t} = \frac{u}{v_S} = \frac{1}{Ma} \tag{5-19}$$

其中 Ma 为马赫数(Mach number)。

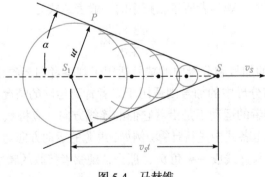

图 5-4 马赫锥

各个波前随着时间不断向周围扩展，锥面也不断扩展，这种以声源为顶点的圆锥形的波称为冲击波(shock wave)或马赫波。当飞机、炮弹等以超声速飞行时，

或火药爆炸、核爆炸时，都会在空气中激起冲击波，冲击波到达的地方，空气压强突然增大，足以损伤耳膜和内脏，打碎窗玻璃，甚至摧毁建筑物，这种现象称为声爆(acoustic explosion)或声震。医学上利用此原理，用冲击波击碎结石。

第三节 超 声 波

一、超声波的特性

1. 方向性好 超声波由于频率高、波长短，因而衍射现象不明显，可以像光一样沿直线传播，且具有很好的方向性。

如图 5-5 所示，超声波的声束由近场和远场两部分组成。在靠近探头的近场区，超声能量被限制在半径为 a、长度为 L 的圆柱体内。近场范围由近场长度公式表示，即

$$L = \frac{a^2}{\lambda} - \frac{\lambda}{4} \approx \frac{a^2}{\lambda} \tag{5-20}$$

式(5-20)中 λ 表示超声波长。在远场区，超声波开始发散，超声波逐渐增宽，其半扩散角 θ 大小可由远场角度公式表示，即

$$\sin\theta = 0.61\frac{\lambda}{a} \tag{5-21}$$

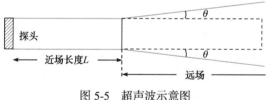

图 5-5 超声波示意图

超声波方向性的好坏可用近场长度 L 和半扩散角 θ 来衡量。超声振动频率 f 越高(λ 越小)，晶片半径 a 越大，则 L 越长，θ 角越小，超声波的直线质量越高，方向性越好。超声波良好的方向性能在医学探测、超声通信和军事侦察时起到很好的定位作用。

例题 5-4 直径为 10mm 的圆形晶片，发射的超声频率为 10MHz，问超声波在水中的近场长度和半扩散角各为多少？($u = 1500\mathrm{m \cdot s^{-1}}$)

解：
$$\lambda = \frac{u}{\nu} = \frac{1500}{10 \times 10^6} = 0.15 \text{ mm}$$

$$L = \frac{D^2}{4\lambda} = \frac{10^2}{4 \times 0.15} \approx 166.67 \text{ mm} \approx 0.17 \text{ m}$$

$$\theta = \arcsin\frac{1.22\lambda}{D} = \arcsin\frac{1.22 \times 0.15}{10} = \arcsin 0.0183 = 1.05°$$

2. 强度高　由于波的平均强度正比于频率的平方，所以在相同振幅的条件下，超声波比普通声波具有大得多的能量。近代超声技术能产生几百瓦乃至几千瓦的超声波功率，声压幅值可达数千个大气压。医学上利用这一特点研制超声碎石仪，以去除脏器中的结石。

3. 对液体和固体的穿透力强　超声波在介质中传播时，其强度衰减与声阻抗呈负相关，与频率呈正相关，所以超声波在液体和固体中的衰减要比在气体中小得多。超声波在固体和液体中有较强的穿透能力，利用超声的这一特点，超声波常作为通信和侦察手段用于探测水中的鱼群、暗礁、潜艇和沉船等。在人体中，超声波容易穿透水、脂肪和软组织，而不易通过空气、骨骼和肺等组织。

4. 遇到介质分界面时有显著反射　超声波在介质中传播时遇到线度比其波长大数倍的界面时会产生反射波。由于超声波波长短，所以较小的物体就能引起明显的反射。利用超声的这种回波特性可得到相关组织的超声图像。值得注意的是，在超声影像中不仅要利用超声波的穿透性对内部组织进行探测，而且还要针对衰减丢失的回波信息进行增益补偿。

二、超声波在介质中的作用

高频大功率超声波通过介质时，还会对介质产生一系列特殊作用。

1. 机械作用　高频超声波通过介质时，介质中粒子受迫做高频振动，使介质质点的位移、速度、加速度以及介质中的应力分布等分别达到一定数值(如加速度可达重力加速度的几十万至几百万倍)，这种强烈的机械振动能破坏物质的力学结构，从而产生一系列超声效应。例如，高强度超声波在人体中传播时，剪切力会对细胞和组织结构产生直接的效应，如细胞和细胞器可被高强度超声波产生的剪切力所粉碎。超声波的这一特性在医学上可用于超声碎石和牙齿清洗；在药学上可用于制备乳剂；在工业上可对宝石、陶瓷、玻璃等材料进行钻孔、切割和研磨等。

将高能超声波聚焦，能量甚至足以震碎石块，所以可以用来击碎体内结石，使患者免受手术之苦。

眼睛内的晶状体因为某种原因变得混浊，称之为白内障。超声乳化白内障吸除术是近几年发展起来的手术，它是利用高频的超声波振动，将混浊的晶状体粉碎成乳糜状的小粒，再被吸出眼外。它只需要做一个约 3mm 的切口，便可实施白内障的摘除。它具有手术切口小、创伤小、无须缝合，手术时间短、术后恢复快、散光小、视力好等优点，现在各大医院广泛采用。

2. 空化作用 高频大功率超声波通过液体时，液体中产生疏密变化，稠区受压，稀区受拉。在受拉时，因为液体承受拉力的能力很差，特别是在含有杂质和气泡处，液体将被拉断，形成空腔。紧接而来的是正声压，使空腔在迅速闭合的瞬间产生局部高压、高温和放电现象，称为空化作用(cavitation)。空化作用可以由于温度升高或通过施加机械力影响生物系统。空化作用常用在雾化及促进化学反应等方面。

超声波加湿器采用超声波高频震荡，将水雾化为 1～5μm 的超微粒子，通过风动装置，将水雾扩散到空气中，使空气湿润并伴生丰富的负氧离子，能清新空气，增进健康，一改冬季暖气的燥热，营造舒适的生活环境。

超声波雾化吸入法：超声波雾化器是应用超声波声能，使药液变成细微的气雾，由呼吸道吸入，达到治疗目的。其特点是雾量大小可以调节，雾滴小而均匀(直径在 5μm 以下)，药液随着深而慢的吸气被吸入终末支气管及肺泡。

在超声波的许多应用中，空化作用极为重要。

3. 热作用 当超声波在介质中传播时，将会有一部分能量被介质吸收而转化为热量，引起介质温度升高，称为热作用。产生热量的大小决定于介质的吸收系数，以及超声波的强度和照射时间。在生物组织中，大部分损耗掉的声能由蛋白质分子经各种弛豫过程所吸收。超声的热作用早已用于临床理疗，它作为加温治疗癌症的一种热源受到重视。

第四节 超声技术及其医学应用

一、超声波的产生与探测

医用超声波发生器主要由高频脉冲发生器和压电晶体两部分组成，如图 5-6 所示。

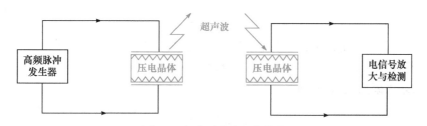

图 5-6 超声波的产生与接收

高频电发生器通过电子线路产生超声波频段的电振荡，其电振荡方式有连续和脉冲方式两种，前者主要用于超声多普勒血流仪，后者用于超声成像。

压电换能器(俗称探头)是由具有压电效应的晶体材料(石英、锆钛酸铅压电陶瓷等)制成。所谓压电效应是压力场与电场之间的相互转换效应。当压电晶体受到拉力或压力作用时，晶体两表面出现等量异号电荷的现象称为正压电效应(piezoelectric effect)。在一定范围内晶体受力越大，所产生的电荷越多。如果在该晶体两表面加上电压，晶体的厚度就会沿电场方向增加或减少，这一现象称为逆压电效应。将晶片相对两表面引出的导线作为电极，就构成了一个简单的探头，将此探头连接高频电发生器，在高频交变电场的作用下，由于逆压电效应，探头的厚度发生快速变化，从而产生高频超声机械振动，该振动在探头所在的介质中传播便形成了超声波。此外，若将探头置于超声场中，由于正压电效应，探头两极产生与超声波频率相同的交变电压，将探头两极接入信号处理系统便可实现对超声波的接收和检测。超声诊断仪中探头是发射和接收超声的关键器件，脉冲式诊断仪中的超声换能器一般既是超声发生器又是超声接收器，但以连续方式工作的超声仪则需用两个换能器分别完成超声的发射和接收。

二、医学超声仪的分辨力

分辨力即能够清晰区分细微组织的能力，是评价图像质量好坏的主要指标。空间分辨力可分为横向分辨力、纵向分辨力和侧向分辨力。

1. 横向分辨力 是指在与超声波束垂直的平面上，能分辨开相邻两点间的最小距离，也就是分辨开这两点的能力。显然，当超声波的直径小于两点间距离时，就能把这两点都显示出来。当直径大于两点间距离时，则这两点形成一个反射波，因而不能被分辨。

在近场处的超声波与探头晶片的直径大致相同。远场中的超声波则因扩散角而扩散，超声波直径随距离增加而增大。因此，横向分辨力将随距离增大而不断下降。若两个相邻点之间最小距离用 Δy 表示，理论证明，对于圆形晶片产生的超声波：

$$\Delta y = 1.2 \frac{\lambda x}{a} \tag{5-22}$$

式(5-22)中，x 是两点到探头表面的距离，a 是晶片的半径。该式表明，Δy 随距离 x 增加而增大，而 Δy 增大意味着横向分辨力下降。

若采用聚焦型探头，则

$$\Delta y = 1.2 \frac{\lambda f}{a} \tag{5-23}$$

式(5-23)中，f 是声透镜的焦距。显然，减小焦距可以提高横向分辨力。

2. 纵向分辨力 是指在超声传播方向上两界面回波不重叠时的最小距离。超声探头不能在同一时间内同时发射和接收超声，只有当探头发射完脉冲以后，处于静止期间，才能进行接收工作。假设脉冲宽度为 τ，两界面可探测最小距离是 d，声速用 u 表示，若使两界面回波刚好不重合，必须满足

$$d = \frac{1}{2}u\tau \tag{5-24}$$

式(5-24)表明，脉冲宽度越小，即脉冲持续时间越短，则纵向可分辨距离 d 越小，这意味着纵向分辨率力高，可以分辨出超声传播过程中更多更微小的细节差异。

纵向分辨力还可以表示为：在超声传播路径上能分辨开介质中前后(纵向)两点的能力，常用前后两点的最小距离来估计。如果这个最小距离仍用 d 表示，那么它和声速与脉冲宽度的关系仍满足式(5-24)。

假设有两个界面 A、B 相距很近，如图 5-7 所示，当一束脉冲波射入时，一部分被 A 面反射，另一部分传到 B 面被反射。如果脉冲宽度超过往返 A、B 两点之间所需要的时间，即脉冲前沿经 B 反射回到 A 时，脉冲后沿还没离开 A，这样经 A 反射的脉冲后沿就和经 B 反射的脉冲前沿衔接起来，重叠成一个脉冲，接收的图像中将分辨不出两个脉冲，或者说 A、B 两点不能分辨。显然，只有当脉冲宽度小于往返两点之间所需的时间时，回波显示屏上才能显现出两个独立的回波。

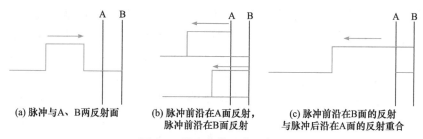

(a)脉冲与A、B两反射面 (b)脉冲前沿在A面反射， (c)脉冲前沿在B面的反射
                        脉冲前沿在B面反射   与脉冲后沿在A面的反射重合

图 5-7 纵向分辨不清示意图

3. 侧向分辨力 对于单晶或环型换能器而言，因其声场呈圆柱形，故侧向分辨力与横向分辨力是相等的；但对于线阵、凸阵及相控阵换能器，其声束的截面呈矩形，就有侧向分辨力与横向分辨力之区别。一般将换能器短轴方向的分辨力称为横向分辨力；换能器长轴方向的分辨力称为侧向分辨力。二者的方向均与声束轴垂直，并互相垂直。因此，所谓侧向分辨力即指超声成像系统在既与声束轴垂直又与换能器短轴垂直的方向上分辨两个相邻目标的最小距离。长轴方向是声束扫描的方向，通常采用各种电子聚焦技术，使声束变窄，以改善侧向分辨力。在短轴方向，则一般用声透镜聚焦来改善横向分辨力。对于面阵探头的横向分辨力，也可用电子聚焦方式改善。

三、超声扫描仪及其医学应用

超声诊断学所依据的脉冲回波检测技术是检测超声波在传播路线上遇到不同

介质界面所反射的回波(echo)信号，并对其放大、处理和显示。人体组织和脏器因特性不同而具有不同的声阻抗，超声在其间传播时遇到组织界面会产生反射声波。根据脉冲到达界面及返回所经历的往返路程与声速的关系，可知声源至界面的距离为 $L = ut/2$。依据不同界面的回波时间 t，可以求出各界面与换能器间的距离，这就是脉冲回波测距的理论基础。

应用脉冲回波技术研制的超声成像系统主要由四部分组成。①信号源：产生电脉冲信号；②换能器：将电脉冲信号转换成超声脉冲发射到人体内，再接收体内组织反射的回波信号并转换为电信号；③信号处理部分：对换能器接收到的信号进行检波、放大等必要处理，使之适合于显示和记录的需要；④显示和记录部分。

超声波在医学中的应用主要有超声诊断、超声治疗和生物组织超声特性研究等。1950 年 J.J. Wild 等采用反射脉冲示波法发明超声诊断技术以来，超声诊断得到快速发展，目前已有多种超声诊断仪应用于临床。下面简要介绍常用超声诊断仪器的工作原理。

1. A 型超声 它是以回波幅度调制显示(amplitude modulation display)为基础的。超声换能器探头以固定位置和方向对人体探查，将接收到的回波信号经放大处理后加于示波管的垂直偏转板上，显示器的纵坐标显示回波的幅度波形，在水平偏转板上加上一时基电压(锯齿波电压)，显示器的横坐标代表回波波源的深度，这样就可以把始波和各界面的回波信号以脉冲幅度形式按时间先后在荧光屏上显示出来，如图 5-8 所示。体内两介质的声阻抗相差越大，反射越强。回波脉冲幅度提供了反射界面种类的信息，各回波脉冲与始波的时间间隔提供了各反射面的深度信息。这样可根据回波出现的位置及回波幅度的高低、形状、大小和有无，来诊断受检查者的病变和与解剖有关的信息。A 型超声诊断仪提供的仅是体内器官的一维信息，不能显示整个器官的形状。A 型超声的回波信号以脉冲幅度的形式按时间先后在荧光屏上显示，所以 A 型又称为幅度调制型。

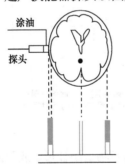

图 5-8 A 型超声诊断仪原理图

A 型超声诊断仪可用来测量组织界面的距离，探测肝、胆、脾、肾、子宫等脏器的大小和病变范围，也用于眼科及颅脑疾病的探查。A 型超声的许多诊断项目已被 B 型超声所取代。

2. M 型超声 M 型超声诊断仪(简称 M 超)是在 A 型超声基础上发展起来的基于时间序列的 A 型超声诊断仪，M 超探头的发射和接收与 A 型超声完全一样，但显示方式与 A 型超声不同。M 超的显示方式是采用辉度调制型，即回波

脉冲不是加在 y 轴偏转板上，而是加在示波管的栅极或阴极上，通过改变阴-栅之间的电压来控制示波屏上的光点亮度，反射波强，光点亮，反之，光点暗，从而实现辉度调制。

M 超的工作原理，如图 5-9 所示，单探头固定在某一探测点不动，示波管的垂直偏转板加上与超声波发射同步产生的锯齿波电压，使反射波脉冲在垂直深度扫描线上形成光点群，光点在垂直方向上的距离代表不同被探测界面的深度。此外，在示波管的水平偏转板上加与时间成正比的长周期锯齿波电压，使荧光屏上的光点可以自左向右缓慢扫描。对于同一辉度的光点沿水平方向描绘出的水平曲线，则表示该界面的位置随时间的变化。由此可见，M 超荧光屏显现图像的横轴为时间，纵轴为界面深度。

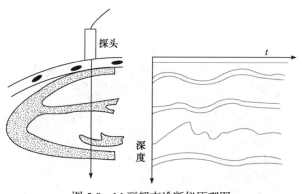

图 5-9　M 型超声诊断仪原理图

M 超一般用于观察和记录脏器的活动情况，特别适用于检查心脏功能，故称为超声心动图(ultrasonic cardiogram，UCG)。它能够显示心脏的层次结构(包括大血管壁和心脏瓣膜的动态变化)，测量瓣膜的活动速度，房室的大小，室间隔的厚度，主动脉、肺动脉的宽度，左心室排血量，以及研究各种心脏疾病等。

3. B 型超声　B 型超声诊断仪(简称 B 超)是目前临床使用最广泛的超声诊断仪，它能得到脏器或病变的二维断层图像，并可以对运动脏器进行实时动态观察。随着计算机技术和图像处理技术的快速发展，它可以与其他医疗设备复合组成更先进的超声诊断系统，对运动脏器进行实时动态观察。

B 型超声的显像原理主要有以下三个方面：

(1) 采用辉度(brightness)调制：与 M 超相同，B 超同属于辉度调制型。

(2) 采用垂直深度扫描：与发射脉冲同步的时间扫描电压是加在垂直偏转板上的(时间基线是在 Y 轴上)，自上而下的一串光点表示各个深度界面上的回波。

(3) 断层成像：在辉度调制和垂直深度扫描的同时，B 超探头沿着被测对象表面做匀速直线移动，与探头移动同步产生的锯齿波电压经放大后加于示波管的水平偏转板上，这样被发射脉冲调制的光点垂直深度扫描线与探头同步水平移动，从而在示波屏上显示出探测部位的二维断层图像，如图 5-10 所示。目前大多数 B 超采用相控多元线阵探头，依次发射、接收超声代替单探头的移动，以达到快速成像的目的。

图 5-11 为心脏 B 超成像。

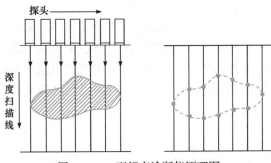

图 5-10　B 型超声诊断仪原理图

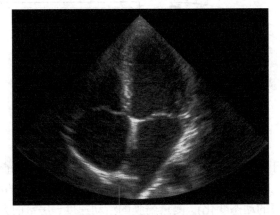

图 5-11　心脏 B 超成像

4. D 型超声　D 型超声全名为超声多普勒血流测量技术。它是利用超声多普勒效应和超声经运动物体界面反射或散射特性，获得心脏、血管等血流动力学信息的一种技术。

图 5-12 是 D 型超声测量血流速度的原理图。若声源和接收器固定，入射声波的频率和声速分别为 ν_0 和 u，血液的流动速度为 v，θ 是入射波、反射波与血流方向间的夹角。由公式(5-13)可知，血液接收到的频率为

$$\nu' = \frac{u + v\cos\theta}{u}\nu_0$$

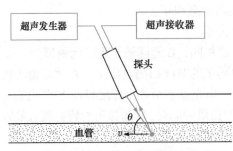

图 5-12　用多普勒效应测血流速度原理图

超声波入射至血液后将引起反射或散射，其中部分反射或散射波被接收器接收。对反射或散射的回波而言，血液是声源，其频率为 ν'，速度为 v。因为血液在流动，接收器不动，根据式(5-15)可得接收器接收到的回波频率 ν'' 为

$$\nu'' = \frac{u}{u - v\cos\theta}\nu'$$

将 ν' 代入上式得

$$\nu'' = \frac{u + v\cos\theta}{u - v\cos\theta}\nu_0$$

探头接收到的频率与发射的频率之差为

$$\Delta\nu = \nu'' - \nu_0 = \frac{2v\cos\theta}{u - v\cos\theta}\nu_0$$

由于 $u \gg v\cos\theta$，因此上式可简化为

$$\Delta\nu = \frac{2v\cos\theta}{u}\nu_0 \tag{5-25}$$

由于血管中运动的血细胞很多，且速度不同，所以探头上获得的应是各种频率散射回波信号的叠加，真正测得血流速度及血流量还需使用频谱分析和运动目标跟踪技术等。

5. 彩超　彩色多普勒血流显像仪(简称"彩超")在多普勒二维成像的基础上，通过实时彩色编码把反映血流动态的多普勒信号用彩色实时地显示出来。通常红色表示朝向探头的血流，蓝色表示离开探头的血流，而湍流的程度用绿色成分的多少表示，色彩的亮度表示速率大小，如图 5-13 所示。

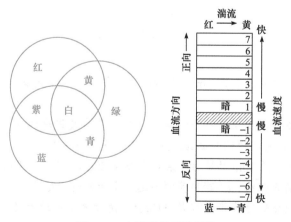

图 5-13　血流彩色显示规律

彩超的工作原理是：利用多道选通技术在同一时间内获取多个采样容积上的

回波信号，结合相控阵扫描技术对已采样的回波信号进行频谱或自相关处理，获取速度大小、方向及方差等信息，将提取的信号送入彩色处理器，经彩色编码后将信号转变为红色、蓝色、绿色等送彩色显示器显示。通过彩超提供的血流频谱图，便可定量获取局部血流的速率大小、血流速度的离散度等指标。利用实时二维彩色超声多普勒成像系统，将血流图像与 B 超图像同步显示，一方面可展现诊断部位的解剖图像，另一方面可显示在心动周期不同时相上的血流情况，它对定性分析心脏及大血管的形态和定量分析血流动力学特性具有重要意义，为心血管疾病的诊断提供了一种可靠的先进手段。

图 5-14 为颈动脉和颈静脉彩超成像。

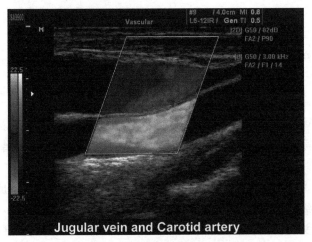

图 5-14　颈动脉和颈静脉彩超成像

习 题 五

5-1　一个窗户的面积是 $1m^2$，向街而开，窗外的声强级是 60dB，问传入窗内声波的声功率是多少？　　　　　　　　　　　　　　　　　　　　　　$[10^{-6}W]$

5-2　由许多声源发至某一点的声波强度是各声波强度的和。如果有 5 个相同的喇叭同时广播，所测得的声强级较一个喇叭多多少分贝？　　　　　　　　[7dB]

5-3　距一点声源 10m 的地方，某声强级是 20dB，若不计吸收衰减，求：(1)距离声源 5.0m 处的声强级；(2)距离声源多远，声音就听不见了。　　[26dB, 100m]

5-4　震耳欲聋的雷声声强级是 110dB，树叶微动声约为 10dB，问其声强比是多少？　　　　　　　　　　　　　　　　　　　　　　　　　　　　　　$[10^{10}]$

5-5 沿直线行驶的列车通过某站台时，观测到列车发出的汽笛频率由 1200Hz 下降为 1000Hz，已知空气中声速为 340m/s，求列车的速度。　　[30.9m·s⁻¹]

5-6 用连续型多普勒诊断仪研究心脏壁的运动速率。超声频率为 5MHz，垂直入射心脏(即入射角为 0°)，已知声速为 1500m/s，测得的多普勒频移为 500Hz，求此瞬间心脏壁的运动速率大小。　　　　　　　　　　　　　　[7.5cm·s⁻¹]

第六章 静电场

教学要求:

1. 掌握电场强度、电势的概念；电偶极子与电偶层的概念及其电场中电势分布的特点。

2. 熟悉高斯定理与静电场的环路定理所揭示的静电场性质及电介质对静电场的影响。

3. 了解建立在电偶极子电场基础上的心电知识。

电磁现象在自然界中普遍存在，电磁技术的应用也发展得很快。要深入了解生命现象和有效地使用现代的医疗仪器，掌握一定的电磁学知识是十分必要的。

本章主要讨论相对观察者静止的电荷所产生的静电场的基本性质与规律，其中包括描述静电场性质的两个基本物理量——电场强度和电势，及两者间相互关系；反映静电场基本规律的场的叠加原理、高斯定理以及场的环路定理等；静电场与电介质的相互作用规律以及静电场的能量等内容。鉴于电偶极矩的概念对理解心电图是必不可少的，因此也讨论与电偶极子有关的内容以及心电知识。

第一节 电 场 强 度

一、库仑定律

电荷(electric charge)表示物质的带电属性，用电量作为电荷的量度。它的单位是库仑(C)。大量实验表明:

(1) 自然界中只有两种电荷，即正电荷和负电荷。同种电荷间有斥力，异种电荷间有引力。

(2) 电荷的量值只能是一基本电荷 e(即电子的电量，$e = 1.602 \times 10^{-19}$C)的整数倍，即电荷只能取分立的、不连续的量值。这种性质称为电荷的量子性。在本章所讨论的宏观现象中所涉及的电荷远比 e 大得多，故可认为电荷连续地分布在带电体上，而忽略电荷的量子性所引起的微观起伏。

(3) 电荷既不能创生，也不会消灭，只能从一个物体转移到另一个物体，或从物体的这一部分转移到另一部分。因此，在一个与外界没有电荷交换的孤立系统内，系统的正负电荷的代数和在任何物理过程中总是保持不变的。这就是电荷守恒定律(law of conservation of charge)。

1785 年，法国科学家库仑通过实验总结出真空中两个点电荷之间相互作用的基本规律，称为库仑定律。其内容可表述为：在真空中两个点电荷(形状和大小可以忽略的带电体)间相互作用力 $\boldsymbol{F}$ 的大小与两个点电荷的电量 q_1、q_2 的乘积成正比，与它们之间距离 r 的平方成反比。作用力的方向沿着它们的连线，同号电荷相斥，异号电荷相吸。数学公式为

$$\boldsymbol{F} = k\frac{q_1 q_2}{r^2}\boldsymbol{r}_0 \tag{6-1}$$

式(6-1)中，$\boldsymbol{r}_0$ 是单位矢量。在国际单位制中，比例系数 $k = 9.0\times10^9 \mathrm{N\cdot m^2 \cdot C^{-2}}$。在电磁学中，为了简化一些公式的表达形式，常用另一个常数 ε_0 替代 k，$k = \dfrac{1}{4\pi\varepsilon_0}$，$\varepsilon_0 = 8.85\times10^{-12}\mathrm{C^2 \cdot N^{-1} \cdot m^{-2}}$，称为真空电容率(permittivity of vacuum)或真空介电常数。

二、电场与电场强度

近代物理认为在带电体的周围存在着一种特殊物质——电场(electric field)。带电体通过它的电场对位于电场中的另一带电体施力，这种力称为电场力(electric field force)。任何电荷都在它周围空间产生电场。电荷之间的相互作用正是通过电场实现的。库仑力即是电场力。建立电场的电荷通常称为场源电荷(charge of field source)。静止电荷所产生的场是不随时间而变化的稳定电场，通常叫做静电场(electrostatic field)。

电场有两个重要的性质。一是，它具有力的性质，放在电场中的任何电荷都受到电场力的作用。二是，它具有能量的性质，当电荷在电场中移动时，电场力对电荷做功。

为了讨论电场的情况，我们引入另一试探电荷 q_0。试探电荷必须满足两个条件：①它本身所带的电量 q_0 应当很小，这样，它的引入才不会影响原来电场的情况；②它的线度应当小到可以将它视为点电荷，这样才能借助它来确定电场中每一点的性质。由库仑定律可知，试探电荷 q_0 在电场中某点所受的力 $\boldsymbol{F}$ 不仅与该点所在的位置有关，而且与 q_0 的多少有关。比值 $\boldsymbol{F}/q_0$ 则仅由电场在该点的客观性质而定，与试探电荷无关。于是我们定义这一比值为描述电场具有力的性质的物理量，称为电场强度(electric field intensity)，简称场强，用符号 $\boldsymbol{E}$ 来表示，则

$$E = \frac{F}{q_0} \tag{6-2}$$

当 $q_0 = +1$ 时，$E = F$，可见电场中任一点的场强，其大小等于单位正电荷在该点所受的电场力，场强的方向也就是正电荷在该处受力的方向。在 SI 制中，场强的单位是 $N \cdot C^{-1}$，也可写成 $V \cdot m^{-1}$。

E 是矢量。应该指出，电场是客观存在，它仅决定于场源电荷的分布，与是否引入试探电荷无关，而试探电荷的作用则在于显示电场的存在。空间各点的 E 都相等的电场称为均匀电场或匀强电场。

三、场强叠加原理

电场力是矢量，它在叠加时服从矢量叠加原理。如果以 F_1、F_2、$\cdots$、F_n 分别表示点电荷 q_1、q_2、$\cdots$、q_n 单独存在时的电场施于空间同一点上试探电荷 q_0 的力，则它们同时存在时的总电场施于该点试探电荷的力 F 将为 F_1、F_2、$\cdots$、F_n 的矢量和，即 $F = F_1 + F_2 + \cdots + F_n$。将此式除以 q_0，我们得到下面的关系式：

$$E = \frac{F}{q_0} = \sum_{i=1}^{n} \frac{F_i}{q_0} = \sum_{i=1}^{n} E_i \tag{6-3}$$

由此可见，点电荷系在空间所建立的电场中任一点的场强等于每一个场源点电荷单独存在时在该点建立的场强的矢量和。这就是场强叠加原理。因此，只要知道点电荷的场强和场源系统的电荷分布情况，便可计算出任意带电体系电场的场强。以上原理不仅对于点电荷电场的叠加，而且对于任意带电体系电场的叠加都是正确的。

库仑定律与叠加原理是静电学中最基本的内容，将两者结合起来，原则上可以解决静电学中的各种问题。

四、场强的计算

1. **点电荷电场中的场强**　设真空中有一场源点电荷 q，在它所建立的电场中任意一点 P 的场强可由库仑定律求得。设点 P 与场源电荷间的距离为 r，将试探电荷 q_0 置于 P 点，它所受的电场力 $F = \frac{1}{4\pi\varepsilon_0} \frac{qq_0}{r^2} r_0$。由场强定义知

$$E = \frac{F}{q_0} = \frac{q}{4\pi\varepsilon_0 r^2} r_0 \tag{6-4}$$

式(6-4)中，r_0 是由 q 指向 P 的单位矢量。当场源电荷 q 为正时，E 与 r_0 同方向；当 q 为负时，E 与 r_0 反方向。式(6-4)表明点电荷的电场以其场源为中心呈球形对称分布。

2. 连续分布电荷电场中的场强　在研究分析一个宏观带电体周围的电场时，需要引入电荷的体密度、面密度、线密度等概念。当电荷在带电体内呈空间分布状态时，我们应用电荷体密度的概念。所谓电荷的体密度就是单位体积内的电量。在一些物理状况下，电荷仅分布在带电体的表面附近很薄的层面内，如果层面的厚度对场的分析可忽略不计，就可把带电层面抽象为一个几何面。所谓电荷的面密度，就是每单位面积带电面所含的电量。有时电荷分布在某根细线或某细棒上，如果所讨论的电场与电荷在线或棒截面中的电荷分布无关，那么可把带电体抽象为一条几何线，每单位长带电线上含有的电量叫做带电体的线电荷密度。

对于电荷连续分布的带电体，可先将带电体分割为无穷多个电荷元 dq，每一个电荷元均可视为一个点电荷，对 dq 的场强 $d\boldsymbol{E}$ 进行积分，即可得出整个带电体电场中的场强

$$\boldsymbol{E} = \int d\boldsymbol{E} = \int \frac{dq}{4\pi\varepsilon_0 r^2}\boldsymbol{r}_0 \tag{6-5}$$

式(6-5)中，$\boldsymbol{r}_0$ 是由可视为点电荷的电荷元 dq 指向场点方向的单位矢量。

例题 6-1　试计算均匀带电圆环轴线上任一给定点 P 处的场强。设圆环半径为 a，所带电量为 $+q$，P 点至圆环中心的距离为 x。

解： 如图 6-1 所示，取圆环的轴线为 x 轴，圆环中心 O 为坐标原点。带电圆环的线密度为 $\lambda = \dfrac{q}{2\pi a}$。将圆环分割为许多极小的线元 dl，线元 dl 的带电量为 λdl，它在 P 点的场强大小为

$$dE = \frac{1}{4\pi\varepsilon_0} \cdot \frac{\lambda dl}{r^2}$$

方向如图 6-1 所示。根据对称分析可知，圆环上各线元在 P 点的场强大小相同，它们虽方向各异，但与 x 轴之间的夹角 θ 为常量。所以各线元场强的垂直于 x

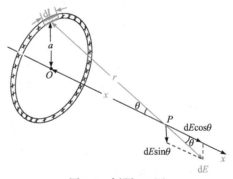

图 6-1　例题 6-1 图

轴方向分量的叠加结果为零，合场强的方向沿 x 轴的正方向，合场强大小为

$$E = \int dE_x = \int dE \cdot \cos\theta$$

积分在整个圆环上进行。

$$E = \oint \frac{1}{4\pi\varepsilon_0} \cdot \frac{\lambda dl}{r^2} \cdot \cos\theta = \frac{1}{4\pi\varepsilon_0} \cdot \frac{\lambda}{r^2} \cdot \cos\theta \oint dl = \frac{1}{4\pi\varepsilon_0} \cdot \frac{\cos\theta}{r^2} \cdot 2\pi a\lambda$$

$$= \frac{1}{4\pi\varepsilon_0} \cdot \frac{qx}{(x^2 + a^2)^{3/2}}$$

讨论：

(1) 当 $x = 0$ 时，即环心处的场强 $E = 0$。

(2) 当 $x \gg a$ 时，$(x^2 + a^2)^{3/2} \approx x^3$，$E = \dfrac{1}{4\pi\varepsilon_0} \cdot \dfrac{q}{x^2}$。

从上式可以看出，当某点远离带电圆环时，计算此点的电场强度，可将带电圆环视作电量全部集中在环心的点电荷来处理。

第二节 高斯定理

一、电场线和电通量

1. 电场线 为了形象地描绘电场的分布情况，我们在电场中作一系列的曲线，使这些曲线上每一点的切线方向都与该点场强的方向一致，且通过垂直于场强的单位面积的曲线数目(电场线密度)等于该点场强的大小，即 $\Delta\varPhi_E / \Delta S_\perp = E$。这些曲线称为电场线(electric field line)。显然，电场线的方向表示场强的方向，电场线的密度表示场强的大小。这样，电场线就可以形象地全面描绘出电场中 $\boldsymbol{E}$ 的分布状况。静电场中的电场线具有下列特性：

(1) 电场线起自正电荷(或来自无穷远处)，止于负电荷(或伸向无穷远处)，但它不会中途中断，也不会形成闭合曲线。

(2) 电场线之间不会相交，因为任何一点的场强都只有一个确定的方向。

2. 电通量 通过电场中任一给定面积的电场线总数称为通过该面积的电通量(electric flux)或 E 通量，用 $\varPhi_E$ 表示。根据对电场线画法的规定，可以计算通过任意面积的电通量。下面我们分几种情况来讨论 $\varPhi_E$ 的计算方法。

在匀强电场(电场线是一束均匀分布的平行直线)中有一平面 S 与场强 $\boldsymbol{E}$ 垂直，如图 6-2(a)所示，则通过该面积的电通量显然应为 $\varPhi_E = ES$。如果平面 S 的法线 $\boldsymbol{n}$ 与场强 $\boldsymbol{E}$ 成一角度 θ，如图 6-2(b)所示，则通过 S 的电通量应为

$$\varPhi_E = ES\cos\theta = \boldsymbol{E} \cdot \boldsymbol{S} \tag{6-6}$$

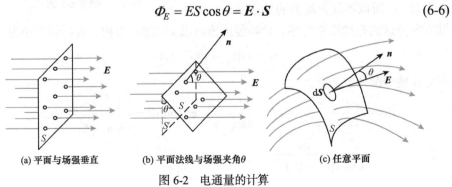

(a) 平面与场强垂直　　(b) 平面法线与场强夹角θ　　(c) 任意平面

图 6-2　电通量的计算

在非均匀电场中，对任意曲面而言，要计算通过该曲面的电通量可以把曲面分成许多无限小的面元$\mathrm{d}\boldsymbol{S}$，由于每一面元无限小，故可认为每一面元均为平面，且其电场是均匀的。假定某面元$\mathrm{d}\boldsymbol{S}$的法线$\boldsymbol{n}$的方向与该处场强$\boldsymbol{E}$的方向成θ角，如图6-2(c)所示，则通过该面元的电通量为

$$\mathrm{d}\Phi_E = E\cos\theta\mathrm{d}S = \boldsymbol{E}\cdot\mathrm{d}\boldsymbol{S} \qquad (6\text{-}7)$$

通过整个曲面S的电通量可沿曲面积分求得

$$\Phi_E = \int \mathrm{d}\Phi_E = \int_S E\cos\theta\mathrm{d}S = \int_S \boldsymbol{E}\cdot\mathrm{d}\boldsymbol{S} \qquad (6\text{-}8)$$

当S为闭合曲面(如球面)时，通过闭合曲面的电通量可表示为

$$\Phi_E = \oint_S E\cos\theta\mathrm{d}S = \oint_S \boldsymbol{E}\cdot\mathrm{d}\boldsymbol{S} \qquad (6\text{-}9)$$

通常我们规定闭合面的法线方向是由面内指向面外。当面元的方向与场强的方向间的夹角$\theta < \pi/2$时，电通量为正值，这时电场线由曲面内穿出面外；反之，当$\theta > \pi/2$时，电通量为负值，这时电场线由曲面外穿入面内。

二、高斯定理

高斯定理(Gauss's theorem)给出了在静电场中任一闭合曲面上所通过的电通量与这一闭合曲面所包围的场源电荷之间的量值关系，是静电场的基本规律之一。现在我们就真空中的情况推导这一定理。

首先我们考虑场源是点电荷的情形。在点电荷q所产生的电场中，作一个以q所在位置为中心，以任意长r为半径的球面S，如图6-3(a)所示。显然，球面上各点的场强大小均为$E = \dfrac{1}{4\pi\varepsilon_0}\dfrac{q}{r^2}$，方向沿着半径向外，处处都与球面垂直。由式(6-9)可求出通过球面S的电通量

$$\Phi_E = \oint_S E\cos\theta\mathrm{d}S = E\oint_S \mathrm{d}S = \frac{1}{4\pi\varepsilon_0}\frac{q}{r^2}\cdot 4\pi r^2 = \frac{q}{\varepsilon_0}$$

上式表明通过球面的电通量只与球内点电荷的电量有关，与球面半径的大小无关。

如果围绕点电荷q作任意形状的闭合面S'，如图6-3(a)所示，则通过S'的电通量仍为q/ε_0，与闭合面的形状无关。若闭合面所包围的电荷是$-q$，则电场线是进入闭合面，通过闭合面的电通量为$-q/\varepsilon_0$。若作一闭合面S''不包含此点电荷，则由图6-3(b)可看到穿出与穿入此闭合面的电场线数相同，亦即通过此闭合面的电通量为零。

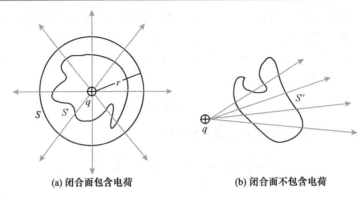

(a) 闭合面包含电荷　　　　　　　　(b) 闭合面不包含电荷

图 6-3　推导高斯定理用图

现在，我们再考虑场源是任意点电荷系的情形。在场中作一任意闭合曲面，第 1 至第 n 个点电荷在其面内，自第 $n+1$ 至第 N 个点电荷在其面外。由于上述分析适用于任意一个点电荷，那么总电通量应为

$$\varPhi_E = \sum_{i=1}^{N} \varPhi_{Ei} = \sum_{i=1}^{n} \frac{q_i}{\varepsilon_0} + 0$$

综合上式与式(6-9)，得出

$$\varPhi_E = \oint_S E \cos\theta \mathrm{d}S = \frac{1}{\varepsilon_0} \sum_{i=1}^{n} q_i \tag{6-10}$$

由于任何带电体都可以看成是由许多点电荷组成的，因而式(6-10)可以推广到任何带电物体所产生的电场。这就是静电场的高斯定理。它的物理意义是：电场中通过任一闭合曲面的电通量等于该曲面所包围的电荷电量的代数和除以 ε_0，与闭合曲面外的电荷分布无关。通常将这样的闭合曲面叫做高斯面。关于高斯定理，说明如下：

(1) 由库仑定律和叠加原理导出的高斯定理揭示了场与场源之间的定量关系，即以积分的形式给出了静电场中场强的分布规律。这一规律显然与闭合曲面的形状、大小无关。

(2) 高斯定理揭示了静电场是有源场。

(3) 高斯面是一假想的任意曲面，并非客观存在。

(4) 虽然高斯定理表达式中的 $\sum q_i$ 只限于闭合面所包围的电荷的电量，但场强 E 却是由闭合面内、外电荷所产生的总场强。也就是说，闭合面外的电荷对通过闭合面的电通量的贡献虽然等于零，但它可以改变闭合面上电通量的分布。

三、高斯定理的应用

原则上任意带电体所产生的电场都可应用库仑定律和场强叠加原理求得。然

而，在具体运算过程中可以发现，由此带来的数学上的难度是相当大的。对于一些电荷作对称分布的特殊带电体，当电场具有一定的对称性时，利用高斯定理可以很方便地计算出场强。

1. 均匀带电球壳的场强 设有一半径为 R 并且均匀带电的球壳，它所带的电量为 q，求壳内、外各点的场强，如图 6-4 所示。

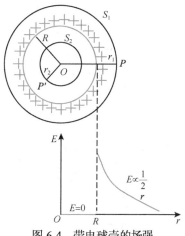

由于带电球壳电荷分布具有球对称性，所以电场分布也应具有球对称性。也就是说，在任何与带电球壳同心的球面上各点场强大小相等，方向沿半径呈辐射状。设 P 为球壳外任一点，取过 P 点与球壳同心的球面 S_1 为高斯面，P 点至球心的距离为 r_1。此球面上各点的场强均与 P 点的场强大小相同，方向与球面法线方向一致，即 $\theta = 0$。由高斯定理知，通过高斯面 S_1 的电通量为

图 6-4 带电球壳的场强

$$\Phi_E = \oint_{S_1} E \cos\theta \mathrm{d}S = E \oint_{S_1} \mathrm{d}S = E \cdot 4\pi r_1^2 = \frac{1}{\varepsilon_0} \sum_{i=1}^{n} q_i$$

而高斯面 S_1 所包围的总电量为 q，故有

$$E \cdot 4\pi r_1^2 = \frac{q}{\varepsilon_0}$$

$$E = \frac{1}{4\pi\varepsilon_0} \cdot \frac{q}{r_1^2}$$

这表明均匀带电球壳在壳外任一点产生的场强与球壳上的电荷全部集中在球心时在该点产生的场强相同。

如果 P' 点在球壳内，即 $r_2 < R$，同样选过 P' 点与球壳同心的球面 S_2 为高斯面，由于高斯面内无电荷，所以

$$\Phi_E = E \cdot 4\pi r_2^2 = 0$$

$$E = 0$$

这表明均匀带电球壳内部空间的场强处处为零。图 6-4 中的 E-r 曲线表示均匀带电球壳内外场强随 r 的变化情况。在 $r = R$ 时，场强有个突变。

均匀带电球壳内部场强为零，是静电屏蔽的依据。所谓静电屏蔽(electrostatic screening)，就是空心导体使在其中的物体不受外界电场的干扰。一般电子仪器都

装有金属外壳，就是为了防止外界的电干扰。在电生理研究中常用到屏蔽室。人体的生物电一般都是很微弱的，如脑电只有几十微伏～几百微伏，这样微弱的电信号比通常外界的干扰信号小得多。要测绘脑电等电信号，需要将人置于用金属网做成的屏蔽室内，才能测得正确的结果。金属网都要与大地相连，使金属网与大地一样保持稳定的零电势。

2. 无限大均匀带电平面的场强 设有一无限大的均匀带电平面，电荷的面密度为$+\sigma$，求周围的电场强度。

由于场源电荷在无限大平面上均匀分布，根据对称分析不难得出它所产生的

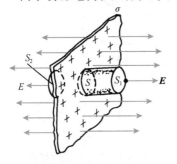

图 6-5 无限大均匀带电平面的场强

场具有以下特征：平面两侧距平面等远的点的场强大小一样，方向处处与平面垂直并指向平面两侧。根据分析结果，选择这样的高斯面：一个闭合柱面，它的轴与带电平面垂直，它的两个底面 S_1 与 S_2 分别在带电平面的两侧，与带电平面平行且等距离，如图 6-5 所示。

设高斯面与带电平面相截之面积为 S，对于高斯面的两底面均有 $\theta = 0$，对于其侧面有 $\theta = \pi/2$，所以通过两底面的电通量均为 ES，

通过其侧面的电通量则为零。通过所选高斯面的总的电通量为

$$\Phi_E = \oint_S E\cos\theta \mathrm{d}S = 2ES = \frac{\sigma S}{\varepsilon_0}$$

$$E = \frac{\sigma}{2\varepsilon_0} \tag{6-11}$$

计算结果表明，无限大均匀带电平面产生的场强与场点到平面的距离无关。

利用这个结论，很容易求出两块均匀带等量异号电荷、互相平行的无限大平面(或者说板面线度比起两板间的距离大得多的平行板)间的场强。如图 6-6 所示，每一块带电平面所产生的场强为 $\sigma/2\varepsilon_0$，在两板之间电场线方向相同，场强为

$$E = \frac{\sigma}{2\varepsilon_0} + \frac{\sigma}{2\varepsilon_0} = \frac{\sigma}{\varepsilon_0}$$

在两板之外，电场线方向相反，所以场强为零，表明这两块平行带电平面的电场完全集中在它们之间的空间，而且是均匀

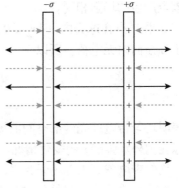

图 6-6 无限大均匀带电平行平面的场强

的。这正是平行板电容器为我们提供了均匀电场的缘故。

从上面的例子可以看出，在应用高斯定理时必须先分析场强对称性，再根据对称性恰当地选择高斯面：使 E 大小相等的地方，高斯面的法线方向恒与这里的场强方向平行，从而使 $\cos\theta = 1$。在无法判断场强大小是否相等的地方，使高斯面的法线方向处处与场强方向垂直，从而使 $\cos\theta = 0$。同时，高斯面的大小也应易于计算。只有满足这些条件时才能用高斯定理计算电场的强度。

第三节 电 势

一、静电场力做功

前面我们从电荷在电场中受力的角度讨论了电场性质。既然电荷要受场力的作用，则在电场中移动电荷时场力必然要做功。现在我们就来讨论电场力做功的问题。

首先我们分析在点电荷建立的电场中移动另一点电荷时场力所做的功。

如图 6-7 所示，在场源点电荷 $+q$ 的静电场中把一试探电荷 q_0 从 a 点沿任意路径 L 移至 b 点。由于在移动过程中 q_0 受到的静电场力是变力，无论是大小和方向都在不断改变。为此我们把路径 L 分割成无限多个位移元 $\mathrm{d}l$，以至可视 $\mathrm{d}l$ 为直线，并且认为在这无限小的范围内，场强的大小和方向的变化都可

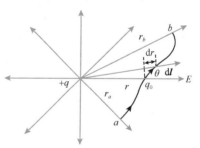

图 6-7 静电场力做功

忽略不计。这样，试探电荷 q_0 在位移 $\mathrm{d}l$ 时电场力所做的元功 $\mathrm{d}A$ 为

$$\mathrm{d}A = q_0\boldsymbol{E}\cdot\mathrm{d}\boldsymbol{l} = q_0 E\cos\theta\mathrm{d}l$$

式中，θ 为位移元 $\mathrm{d}l$ 与该处场强 $\boldsymbol{E}$ 之间的夹角。由图 6-7 知，$\cos\theta\mathrm{d}l = \mathrm{d}r$ 且 $E = \dfrac{1}{4\pi\varepsilon_0}\dfrac{q}{r^2}$。由此得 q_0 从 a 移动到 b 时电场力所做的总功为

$$
\begin{aligned}
A_{ab} &= \int_a^b \mathrm{d}A = \int_a^b q_0\boldsymbol{E}\cdot\mathrm{d}\boldsymbol{l} = \int_a^b q_0 E\cos\theta\mathrm{d}l \\
&= \frac{q_0 q}{4\pi\varepsilon_0}\int_{r_a}^{r_b}\frac{\mathrm{d}r}{r^2} = \frac{q_0 q}{4\pi\varepsilon_0}\left(\frac{1}{r_a} - \frac{1}{r_b}\right)
\end{aligned}
\tag{6-12}
$$

式(6-12)中，r_a、r_b 分别表示场源电荷 q 到路程的起点 a 和终点 b 的距离。可见试

探电荷 q_0 在点电荷的电场中移动时场力所做的功只与起、止点的位置和试探电荷的电量有关，与它的路径无关。

一般情况下，当场源电荷不是点电荷时，可以把它看成是由许多点电荷所建立的电场叠加而成，电场力所做的总功就是各点电荷单独建立的电场对 q_0 所做之功的代数和。既然各个电荷所建立的分电场对 q_0 所做之功与 q_0 所经历的路径无关，那么由这些电荷建立的合电场对 q_0 所做的总功也与 q_0 经过的路径无关。即电荷在任何静电场中移动时，电场力所做的功与电荷移动的路径无关，只决定于电荷所带的电量与它的起点和终点的位置。静电场的这一性质和重力场一样，因而静电场也是保守力场或有势场，静电力是保守力。

根据静电场力做功与路径无关的特性，若将试探电荷 q_0 从静电场中某点出发经任意闭合路径 L，最后回到该点，则在此过程中静电场力对 q_0 所做的总功应为零，即 $\oint_L q_0 \boldsymbol{E} \cdot \mathrm{d}\boldsymbol{l} = 0$，但 $q_0 \neq 0$，因此必有

$$\oint_L \boldsymbol{E} \cdot \mathrm{d}\boldsymbol{l} = 0 \tag{6-13}$$

式(6-13)表明在静电场中场强沿任意闭合路径的线积分恒等于零。这一重要结论称为静电场的环路定理(circuital theorem of electrostatic field)。它是静电场保守性的一种等价说法，是与高斯定理并列的静电场的基本定理之一。高斯定理说明静电场是有源场，环路定理说明静电场是有势场。

二、电势能和电势

1. 电势能 由于静电场是保守力场，所以我们可以像在重力场中引入重力势能那样，在静电场中也引入电势能(electric potential energy)的概念。电荷在静电场中一定的位置具有一定的电势能，以 W 表示。电势能的改变是通过电场力对电荷所做的功来量度的，因此有

$$W_a - W_b = A_{ab} = \int_a^b q_0 \boldsymbol{E} \cdot \mathrm{d}\boldsymbol{l} \tag{6-14}$$

式(6-14)中，W_a、W_b 分别表示试探电荷 q_0 在起点 a、终点 b 的电势能，单位是焦耳(J)。

电势能与重力势能一样，也是一个相对量。为了说明电荷在电场中某一位置的势能，必须事先选定一个参考点，令其电势能为零。通常规定 q_0 在离场源电荷为无限远处的电势能为零，即 $W_\infty = 0$，这样 q_0 在电场中 a 点处的电势能为

$$W_a = A_{a\infty} = q_0 \int_a^\infty \boldsymbol{E} \cdot \mathrm{d}\boldsymbol{l} \tag{6-15}$$

式(6-15)的物理意义为：试探电荷 q_0 在电场中某点 a 处所具有的电势能 W_a 在量值

上等于把 q_0 从 a 点移至无限远处时电场力所做的功。电场力所做的功可正可负，因此电势能也有正有负。

2. 电势 电势能是电场和电荷 q_0 整个系统所具有的能量，它与 q_0 的大小成正比，因而不能用它来描述电场的性质。但 $\dfrac{W_a}{q_0}$ 这一比值却只由电场中各点的位置而定，因此这一比值可用来表征静电场中各点的性质，称为电势(electric potential)，用 U_a 表示场中 a 点的电势。

$$U_a = \frac{W_a}{q_0} = \int_a^\infty \boldsymbol{E} \cdot \mathrm{d}\boldsymbol{l} = \int_a^\infty E \cos\theta \mathrm{d}l \tag{6-16}$$

由上述定义，式(6-16)可知：电场中某点的电势在数值上等于单位正电荷在该点所具有的电势能，等于把单位正电荷由此点经任意路径移至无限远处时电场力所做的功。

在实际工作中常以大地或电器外壳的电势为零。电势是标量，在国际单位制中，电势的单位为伏特(V)，$1\mathrm{V} = 1\mathrm{J} \cdot \mathrm{C}^{-1}$。

3. 电势差 静电场中两点间电势之差称为电势差(electric potential difference)或电压(voltage)。

$$U_{ab} = U_a - U_b = \int_a^\infty \boldsymbol{E} \cdot \mathrm{d}\boldsymbol{l} - \int_b^\infty \boldsymbol{E} \cdot \mathrm{d}\boldsymbol{l} = \int_a^b \boldsymbol{E} \cdot \mathrm{d}\boldsymbol{l} = \frac{A_{ab}}{q_0} \tag{6-17}$$

式(6-17)表明 a、b 两点间的电势差就是场强由 a 点到 b 点的线积分，在量值上等于将单位正电荷由 a 移到 b 时电场力所做的功。

静电场力的功与电势差之间的关系为

$$A_{ab} = q_0(U_a - U_b) \tag{6-18}$$

由此可见，在静电场力的推动下，正电荷将从电势高处向电势低处运动。应注意，电势差与电势不同，它是与参考点位置无关的绝对量。

三、电势叠加原理

根据场强叠加原理和电势的定义，可以得到对于任意带电体系，其静电场在空间某点 a 的电势：

$$U_a = \int_a^\infty \boldsymbol{E} \cdot \mathrm{d}\boldsymbol{l} = \sum_{i=1}^n \int_a^\infty \boldsymbol{E}_i \cdot \mathrm{d}\boldsymbol{l} = \sum_{i=1}^n U_{ai} \tag{6-19}$$

即任意带电体系的静电场中某点的电势等于各个电荷元单独存在时的电场在该点电势的代数和。这就是电势叠加原理(superposition principle of electric potential)。

式(6-19)从原则上给出了求任意带电体系电场中电势的方法。

四、电势的计算

1. 点电荷电场中的电势 真空中一个孤立点电荷 q 的电场在距其 r_a 远处一点 a 的电势，可根据电势的定义，利用式(6-16)计算。由于积分路线可以任意选择，今选沿电场线方向积分以使 $\theta = 0$ ，则 $\cos\theta dl = dr$ ，同时注意到点电荷的场强 $E = \dfrac{q}{4\pi\varepsilon_0 r^2}$ ，故有

$$U_a = \int_a^\infty E\cos\theta dl = \int_{r_a}^\infty \frac{q dr}{4\pi\varepsilon_0 r^2} = \frac{q}{4\pi\varepsilon_0}\int_{r_a}^\infty \frac{dr}{r^2}$$
$$= \frac{q}{4\pi\varepsilon_0 r_a} \tag{6-20}$$

显然，当场源电荷 q 为正时，其周围电场的电势为正；当 q 为负时，其周围电场的电势为负。式(6-20)表明，点电荷电场中的电势是以点电荷为中心而呈球形对称分布的。

2. 点电荷系电场中的电势 对于任意一个点电荷系在空间某点的电势，可从式(6-20)及电势叠加原理得到

$$U = \sum_{i=1}^n \frac{q_i}{4\pi\varepsilon_0 r_i} \tag{6-21}$$

式(6-21)中，r_i 是点电荷系中 q_i 到该点的距离。

3. 连续分布电荷电场中的电势 对于电荷连续分布的带电体，其周围电场中任意点的电势可由式(6-21)得到类似式(6-5)的公式

$$U = \int dU = \int \frac{dq}{4\pi\varepsilon_0 r} \tag{6-22}$$

式(6-22)中，r 是可视为点电荷的电荷元 dq 到场点的距离。

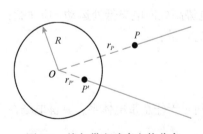

图 6-8 均匀带电球壳电势分布

例题 6-2 求均匀带电球壳内外电场中电势的分布。如图 6-8 所示，设带电球壳半径为 R ，总带电量为 q 。

解： 前面我们已用高斯定理求得均匀带电球壳内外场强的分布为

$$E = \begin{cases} \dfrac{1}{4\pi\varepsilon_0} \cdot \dfrac{q}{r^2}, & r > R \\ 0, & r < R \end{cases}$$

球壳外场强方向沿球半径延长线向外辐射。应用式(6-16)，选择球半径及其延长线为积分路径。设 P 为球壳外任一点，它至球心的距离为 r_P。

$$U_P = \int_{r_P}^{\infty} \frac{1}{4\pi\varepsilon_0} \cdot \frac{q}{r^2} dr = \frac{1}{4\pi\varepsilon_0} \cdot \frac{q}{r_P}$$

若 P' 点在球壳内，由于球壳内外场强函数不相同，积分需分段进行

$$U_{P'} = \int_{r_{P'}}^{\infty} E\cos\theta dr = \int_{r_{P'}}^{R} 0 \cdot dr + \int_{R}^{\infty} \frac{1}{4\pi\varepsilon_0} \cdot \frac{q}{r^2} dr = \frac{1}{4\pi\varepsilon_0} \cdot \frac{q}{R}$$

五、电场强度与电势的关系

1. 等势面 静电场中由电势相等的点所连成的曲面，且规定任何两个相邻曲面间的电势差值都相等，则这些曲面称为等势面(equipotential surface)。等势面形象地描绘了静电场中电势的分布状况，其疏密程度则表示电场的强弱。

静电场的等势面有以下两个特点：

(1) 在静电场中沿等势面移动电荷，电场力不做功。今在等势面上任选两点 a、b，则两点间的电势差 $U_a - U_b = 0$，故有电场力的功 $A_{ab} = q_0(U_a - U_b) = 0$。

(2) 等势面与电场线处处正交。设一试探电荷 q_0，沿等势面作一任意元位移 $\mathrm{d}\boldsymbol{l}$，于是电场力做功 $\mathrm{d}A = q_0 E\cos\theta \mathrm{d}l = 0$，但 q_0、E、$\mathrm{d}l$ 都不等于零，所以必然有 $\theta = \pi/2$，即等势面必与电场线垂直。

等势面对于研究电场是极为有用的。许多实际电场都是先用实验方法测出其等势面分布，然后根据上述特点画出电场线。当然，电场线与等势面都不是静电场中的真实存在，而是对电场的一种形象直观的描述。

2. 场强与电势的关系 既然场强和电势都是用来描述电场的物理量，它们之间必然存在着一定的联系。电势的定义式(6-16)已给出了场强与电势之间的积分关系。现在我们来研究场强与电势之间的微分关系。

在静电场中取两个靠得很近的等势面 1 和

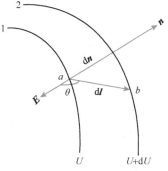

图 6-9 电势梯度与场强的关系

2，如图 6-9 所示，它们的电势分别为 U 和 $U + \mathrm{d}U$，且 $\mathrm{d}U > 0$。在 a 处作等势面 1 的法线，且规定沿电势增高的方向为其正方向，$\boldsymbol{n}_0$ 为单位矢量。显然，在 a 处沿 $\boldsymbol{n}_0$ 方向有最大的电势增加率 $\mathrm{d}U/\mathrm{d}n$，我们定义 $\dfrac{\mathrm{d}U}{\mathrm{d}n}\boldsymbol{n}_0$ 为 a 处的电势梯度(electric potential gradient)矢量，通常记作 $\mathrm{grad}U$，则有

$$\text{grad}U = \frac{\mathrm{d}U}{\mathrm{d}n}\boldsymbol{n}_0 \tag{6-23}$$

即电场中某点的电势梯度，在方向上与该点处电势增加率最大的方向相同，在量值上等于沿该方向上的电势增加率。

设有一试探电荷 q_0，从等势面 1 的 a 点沿 $\mathrm{d}l$ 移到等势面 2 的 b 点。考虑到 1、2 两面相距很近，在这很小的范围内可以认为场强 E 是均匀的，则电场力做功为

$$\mathrm{d}A = q_0 E \cos\theta \mathrm{d}l$$

θ 为位移 $\mathrm{d}l$ 与场强 $\boldsymbol{E}$ 之间的夹角。由电势差的定义知

$$\mathrm{d}A = q_0(U - U - \mathrm{d}U) = -q_0\mathrm{d}U$$

比较以上两式，可有

$$E_l = E\cos\theta = -\frac{\mathrm{d}U}{\mathrm{d}l}$$

式中，E_l 为场强 $\boldsymbol{E}$ 在位移 $\mathrm{d}l$ 方向上的分量。上式表明：静电场中某一点的场强在任意方向上的分量等于电势在该点沿该方向变化率的负值。由于电场线的方向与等势面的法线都垂直于等势面，故场强 $\boldsymbol{E}$ 在等势面法线方向的分量即是该点的场强，且应有

$$\boldsymbol{E} = -\frac{\mathrm{d}U}{\mathrm{d}n}\boldsymbol{n}_0 = -\text{grad}U \tag{6-24}$$

即静电场中某点的场强在数值上等于该处电势梯度的负值。可见场强是与电势的空间变化率相联系的。场强越强的地方，电势在该处改变得越快，式中的负号表示场强是沿等势面法线指向电势降落的方向。场强的单位 $\mathrm{V}\cdot\mathrm{m}^{-1}$ 正是由式(6-24)而来的。由场强与电势之间的微分关系计算场强，可避免复杂的矢量运算，而只需解决好求电势分布函数对哪一个变量的导数问题。例如，将点电荷的电势 $U = \dfrac{q}{4\pi\varepsilon_0 r}$ 代入式(6-24)便可得到场强的大小：$E = -\dfrac{\mathrm{d}U}{\mathrm{d}r} = -\dfrac{\mathrm{d}}{\mathrm{d}r}\left(\dfrac{q}{4\pi\varepsilon_0 r}\right) = \dfrac{q}{4\pi\varepsilon_0 r^2}$。此结果与我们用库仑定律求得的结果相同。

第四节　电偶极子电偶层

一、电偶极子的电场

1. 电偶极子电场中的电势　两个等量异号点电荷 $+q$ 和 $-q$ 相距很近时所组

成的电荷系统称为电偶极子(electric dipole)。所谓"相距很近"是指这两个点电荷之间的距离比起要研究的场点到它们的距离是足够小的。从电偶极子的负电荷作一矢径 l 到正电荷，称为电偶极子的轴线(axis)。轴线的长度 l（即正负电荷间的距离)和电偶极子中一个电荷所带电量 q 的乘积定义为电偶极子的电偶极矩(electric dipole moment)，简称电矩，写作

$$p = ql \tag{6-25}$$

电偶极矩 p 是矢量，它的方向与矢径 l 的方向相同，它的大小只取决于电偶极子本身，是用来表征电偶极子整体电性质的重要物理量。

为了讨论电偶极子电场的电势分布，设电场中任一点 a 到 $+q$ 和 $-q$ 的距离分别是 r_1 和 r_2，如图 6-10 所示。应用点电荷电场的电势公式，可写出两点电荷在 a 点产生的电势分别是

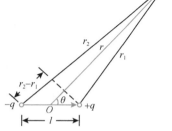

$$U_+ = \frac{1}{4\pi\varepsilon_0} \cdot \frac{q}{r_1}, \quad U_- = -\frac{1}{4\pi\varepsilon_0} \cdot \frac{q}{r_2}$$

根据电势叠加原理，a 点电势应是

$$U_a = U_+ + U_- = \frac{q}{4\pi\varepsilon_0}\left(\frac{1}{r_1} - \frac{1}{r_2}\right) = \frac{q}{4\pi\varepsilon_0} \cdot \frac{r_2 - r_1}{r_1 r_2}$$

图 6-10　电偶极子电场中的电势

设 r 为电偶极子轴线中心到 a 点的距离，θ 是电偶极子中心至 a 点的矢径与轴线所夹的角，根据电偶极子的定义知 $r \gg l$，故可近似地认为 $r_1 r_2 \approx r^2$，$r_2 - r_1 \approx l\cos\theta$，则

$$U_a = \frac{q}{4\pi\varepsilon_0} \cdot \frac{l\cos\theta}{r^2} = \frac{1}{4\pi\varepsilon_0} \cdot \frac{p\cos\theta}{r^2} \tag{6-26}$$

由于 a 点是任意选取的，因此上式就是电偶极子电场的电势表达式。可见在电偶极子电场中任一点的电势与电矩 p 成正比，与该点到电偶极子轴线中心的距离 r 的平方成反比，还与该点所处的方位有关。当 $\theta = 90°$ 或 $270°$ 时，它的余弦函数为 0，可见在电偶极子的中垂面上各点的电势均为零，又因余弦函数在一、四两象限为正值，在二、三两象限为负值，所以在包含 $+q$ 的中垂面一侧电势为正，在包含 $-q$ 的中垂面一侧电势为负。了解电偶极子的电场的电势分布对理解心电图是很有帮助的。

2. 电偶极子电场中的场强　电偶极子电场中场强的一般分布是比较复杂的，现应用电势梯度的概念来求得电偶极子电场中沿轴线延长线上一点的场强。

在轴线延长线上，$\theta = 0$，故 $U = \dfrac{1}{4\pi\varepsilon_0} \cdot \dfrac{p}{r^2}$，由式(6-24)得

$$E = -\frac{dU}{dr} = -\frac{p}{4\pi\varepsilon_0}\frac{d}{dr}\left(\frac{1}{r^2}\right) = \frac{p}{2\pi\varepsilon_0 r^3}$$

场强 E 的方向与电矩 p 的方向一致。显然，无论从电偶极子电场的电势，还是从场强的分布来看，都反映一个共同的特点，即电偶极子的电场比点电荷的电场衰减得快，两者是完全不同的电场。

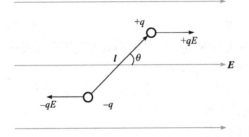

图 6-11　外电场中的电偶极子

3. 电偶极子在外电场中所受的作用　现在我们讨论将电偶极子放在强度为 E 的匀强电场中的情况，如图 6-11 所示。当电偶极子轴线 l 与 E 成 θ 角时，作用于电偶极子正电荷的力为 $+qE$，作用于负电荷的力为 $-qE$，这两个力大小相等、方向相反，但不在同一直线上，所以合力为零，而合力矩为

$$M = qEl\sin\theta = pE\sin\theta$$

考虑到力矩、电矩都为矢量，上式写成

$$\boldsymbol{M} = \boldsymbol{p} \times \boldsymbol{E} \tag{6-27}$$

上式表明电偶极子在匀强电场中受到的力矩的大小与电矩 p、场强 E 以及 p、E 间的夹角 θ 有关。力矩的方向可用右手定则来表示，即将右手拇指竖直，其余四指呈半握拳状，若令右手四指由 p 旋转至 E (沿小于180°的角旋转)，则拇指的指向就表示力矩的方向。在图 6-11 的情况下，力矩的方向垂直纸面向下，力矩要使电偶极子的取向与电场的方向一致。

二、电偶层

电偶层(electric double layer)是指相距很近、互相平行且具有等值异号面电荷密度的两个带电表面，这是生物体中经常遇到的一种电荷分布。如图 6-12 所示，电偶层的两面相距为 δ，各层上电荷面密度分别为 $+\sigma$ 和 $-\sigma$。现在我们来求出电偶层的电场中任意一点 P 处的电势。

电偶层在空间所产生的电势可以用电势叠加原理来计算。在电偶层上取一面元 dS，则该面元上所带电量为 σdS。由于 dS 极小，所以该偶层元可看成是一

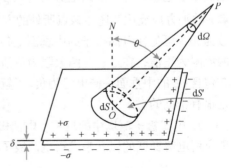

图 6-12　电偶层电势

个电偶极子,相应的电偶极矩为$\sigma \mathrm{d}S \cdot \delta$,电矩的方向为负电荷指向正电荷的方向,与该面元的法线方向一致。应用电偶极子的电势表达式,可写出面元$\mathrm{d}S$在电偶层的电场中任一点P处的电势为

$$\mathrm{d}U = \frac{1}{4\pi\varepsilon_0} \frac{\sigma \mathrm{d}S \cdot \delta}{r^2} \cos\theta$$

式中,r为面元$\mathrm{d}S$至P点的距离,即$r = OP$;θ为面元的法线ON与r之间夹角。把电荷面密度σ与电偶层层距δ的乘积用p_S表示,它表示单位面积电偶层的电偶极矩。将$p_S = \sigma\delta$代入上式,得

$$\mathrm{d}U = \frac{1}{4\pi\varepsilon_0} \frac{p_S \mathrm{d}S}{r^2} \cos\theta \tag{6-28}$$

由图6-12可以看出,ON和OP分别是$\mathrm{d}S$和$\mathrm{d}S'$的法线,两者的夹角为θ,所以面元$\mathrm{d}S$与面元$\mathrm{d}S'$的关系是$\mathrm{d}S' = \mathrm{d}S \cos\theta$,根据立体角定义,式(6-28)中$\mathrm{d}S \cos\theta / r^2$恰是面元$\mathrm{d}S$对$P$点所张立体角$\mathrm{d}\Omega$,故式(6-28)又可写为

$$\mathrm{d}U = \frac{1}{4\pi\varepsilon_0} p_S \mathrm{d}\Omega$$

整个表面积为S的电偶层在P点的电势为

$$U = \int_S \mathrm{d}U = \frac{p_S}{4\pi\varepsilon_0} \int_S \mathrm{d}\Omega = \frac{1}{4\pi\varepsilon_0} p_S \Omega \tag{6-29}$$

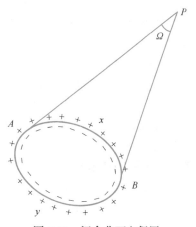

式中,Ω是电偶层整个表面积S对P点所张的立体角。由式(6-29)可知,当单位面积的电偶极矩$p_S = \sigma\delta$不变时,电偶层在其周围任一点的电势只决定于电偶层至该点所张的立体角,与电偶层的形状无关。

由上述结论可以推知:具有同样电荷分布的闭合曲面的电偶层,在其周围远处所形成的电势为零。例如,心肌细胞在静息状态下细胞膜内为负电荷,膜外为正电荷,就是这样的电偶层。这一推论的证明从图6-13即可求得。因

图6-13 闭合曲面电偶层

为不管闭合曲面的形状怎样,整个闭合曲面可以分为AxB和AyB两部分,这两部分电偶层的电矩方向相反,它们对P点所张的立体角相等。因此,P点处的总电势为$U_P = \frac{1}{4\pi\varepsilon_0} p_S \Omega - \frac{1}{4\pi\varepsilon_0} p_S \Omega = 0$,即膜外空间各点电势为零,而膜内空间各点的电势显然应为$-p_S/\varepsilon_0$。若闭合曲面电偶层不均匀,或其同一面的不同部分带有

异号电荷，则其闭合电偶层外部空间各点的电势一般不为零。心肌细胞的除极过程和复极过程就属于这种情况，此时膜内外电势差的值与静息时不同。

第五节 静电场中的电介质

一、电介质的极化

电介质(dielectric)就是绝缘体。电介质的分子在电结构上的特点是电子与原子核之间的相互作用力很大，以至彼此束缚着，即使在外电场的作用下，这些电荷也只能作微观的相对位移，其内部几乎没有可以自由移动的电荷，因此不能导电。

从电介质的分子结构而言，可以将电介质分为两类：一类是电介质的分子的正电荷的"重心"与负电荷的"重心"不相重合，我们可以把这类分子看成是一对等值异号电荷组成的电偶极子，它们具有一定的电偶极矩，叫做分子的固有电矩，这类分子称为有极分子(polar molecule)，如 H_2O、HCl、NH_3、CO 等；另一类是电介质的分子的正、负电荷的"重心"恰好重合，相应的电偶极矩为零，这类分子称为无极分子(nonpolar molecule)，如 H_2、N_2、CH_4 等。

有极分子组成的电介质在无外电场作用时，由于分子的热运动，各分子电矩的方向是杂乱无章的，因而从宏观上看来，整个介质的分子电矩的矢量和为零，对外界呈电中性，如图 6-14(a)所示。当电介质处在外电场中时，每个分子电矩都受到力矩作用，如图 6-14(b)所示，使分子电矩方向转向外电场方向，但由于分子热运动的缘故，这种转向并不完全，各分子电矩的方向与外电场的方向只能大体一致。当然，外电场越强，分子电矩的方向越接近于外场的方向。从宏观上看，电介质两端面分别出现了正、负电荷，如图 6-14(c)所示。这种电荷与导体在电场中的感应电荷不同，这类电荷始终与介质的分子联系在一起，不能脱离介质分子而自由移动，因此称为束缚电荷(bound charge)。外电场越强，出现的束缚电荷也越多，这种现象称为电介质极化(dielectric polarization)。由于这种极化是分子电矩转向的结果，因此称为取向极化(orientation polarization)。

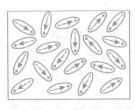

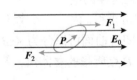

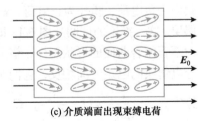

(a) 无外电场时，介质分子电矩矢量和为零　(b) 在外电场中，每个分子电矩都受力矩作用　(c) 介质端面出现束缚电荷

图 6-14　有极分子取向极化示意图

对于无极分子构成的电介质，由于每个分子电矩均为零，在无外电场存在时，正、负电荷的"重心"重合，电介质不显电性，如图 6-15(a)所示。当电介质处在外电场中时，在场力作用下每一分子的正、负电荷 "重心"错开了，形成一个电偶极子，如图 6-15(b)所示，分子电矩不再为零，其电矩的方向与外电场的方向一致。这样在垂直于外电场方向的介质端面上也出现了束缚电荷，如图 6-15(c)所示，电介质为电场所极化。由于这种极化是正、负电荷的"重心"发生位移而引起的，称为位移极化(displacement polarization)。外电场越强，极化的程度也越高。无论是取向极化还是位移极化，当外电场撤消后，这种极化现象也就随之消失。

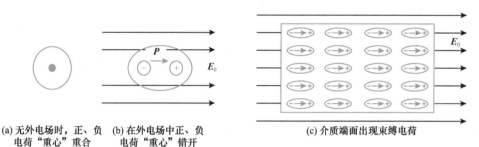

(a) 无外电场时，正、负   (b) 在外电场中正、负
电荷"重心"重合   电荷"重心"错开   (c) 介质端面出现束缚电荷

图 6-15 无极分子位移极化示意图

可见，电介质极化就是使分子电矩沿外电场方向取向并增大的过程。这两类电介质电极化的微观过程虽有不同，但宏观结果，即在电介质中出现束缚电荷，却是一样的。因此，在对电介质的极化作宏观描述时，就没有区别两种极化的必要。为描述电介质的极化程度，取单位体积内分子电矩的矢量和 $P = \sum P_i / \Delta V$，定义为电极化强度(electric polarization)矢量，在 SI 制中 P 的单位是 $C \cdot m^{-2}$。若电介质中各处的 P 都相同，则称其为均匀极化。P 的取值由该处场强与电介质性质决定，在各向同性均匀介质中有

$$P = \chi_e \varepsilon_0 E \qquad (6\text{-}30)$$

式中，χ_e 是与电介质性质有关的比例系数，称为电极化率(electric susceptibility)。它是一个没有单位的纯数，不同的电介质，有不同的 χ_e 值。

二、电介质对外电场的影响

电场可以使电介质极化而产生束缚电荷，束缚电荷在电介质内部也产生一个电场，叫极化场(polarization electric field)，记作 E_P。因此，电介质内部的场强应等于外场强和极化场强的矢量和。图 6-16 表示匀强电场中均匀电介质内部的

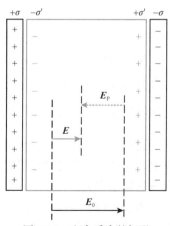

图 6-16 电介质中的场强

电场，E_0 表示没有电介质时的场强，E_P 表示极化场强，E 则表示有电介质存在时的场强。显然，电介质中的电场强度为

$$E = E_0 + E_P \tag{6-31}$$

在均匀外电场中，这三个矢量互相平行，可写成 $E = E_0 - E_P$。若图中两平行带电板间距为 d，其间的两层束缚电荷可视为一系列均匀排列的电偶极子，其电矩总和为 $\sigma'Sd$，由电极化强度定义可知

$$P = \frac{\sum p_i}{\Delta V} = \frac{\sigma'Sd}{Sd} = \sigma' \tag{6-32}$$

代入上式

$$E = E_0 - E_P = E_0 - \frac{\sigma'}{\varepsilon_0} = E_0 - \frac{P}{\varepsilon_0} = E_0 - \frac{\chi_e \varepsilon_0 E}{\varepsilon_0} = E_0 - \chi_e E$$

因此有

$$E = \frac{1}{1 + \chi_e} E_0$$

令 $1 + \chi_e = \varepsilon_r$，代入上式并注意到矢量的方向得

$$E = \frac{1}{\varepsilon_r} E_0 \tag{6-33}$$

式中，比例系数 ε_r 称为电介质的相对介电常数(relative dielectric constant)，它也是一个没有量纲的纯数，其值由电介质的性质决定。真空中 ε_r 为 1，其他所有电介质的 ε_r 都大于 1。

式(6-33)表明:同样的场源电荷在各向同性均匀电介质中产生的场强减弱是在真空中产生的场强的 $1/\varepsilon_r$。这一结果正是电介质极化后对原电场产生影响所造成的。需要指出的是，上式虽然仅适用于各向同性的均匀电介质充满整个静电场的情形，但"减弱"的影响对于各种电介质却是普遍存在的。

为了简化公式，令 $\varepsilon = \varepsilon_0 \varepsilon_r$，将其称为电介质的介电常数(dielectric constant)，具有与 ε_0 相同的单位。引入它可使充有电介质的静电场公式得到简化。例如，充有均匀电介质的平行板电容器中的场强 $E = \frac{1}{\varepsilon_r} \frac{\sigma}{\varepsilon_0} = \frac{\sigma}{\varepsilon}$ 等。

这里还应指出，电介质的介电常数除与电介质本身的性质有关外，还与温度有关。此外，若电介质不是在静电场中而是在交变电场中时，它的介电常数还与电场的频率有关。

由于有极分子的极化过程是取向极化，温度越高，热运动的干扰越厉害，妨碍了分子电矩沿外电场方向的有序排列，因此温度升高，有极分子的介电常数则

变小。对于无极分子，热运动的干扰对它的极化影响甚微，因此无极分子组成的电介质的介电常数几乎与温度无关。

有极分子的取向极化过程是需要一定时间的，当将由这类分子组成的电介质置于高频交变电场中时，取向极化就跟不上外电场的变化，这时它的介电常数就会下降，因而在高频交变电场中由有极分子构成的电介质的介电常数的数值是和电场频率有关的。对于无极分子组成的电介质而言，在位移极化过程中，由于电子质量小，惯性也小，即使电场频率很高，甚至达到光的频率，极化也能跟上，在这种条件下测得的介电常数称为光电介电常数。

外电场使电介质极化需要消耗能量，这些能量是以热能的形式出现的，结果是介质的温度升高。这种现象称为介质损耗(dielectric loss)。介质的介电常数越大，它被极化的程度也越高，介质损耗也越大。电场频率越高，介质的分子电矩在电场中转动越频繁，所产生的热量越多，介质的损耗就越大。人体组织主要由蛋白质、脂肪和糖组成，它们都属于电介质，因此在高频电场作用下可使深部组织发热。这就是高频电疗的物理基础。高频电流的振动率很高，一方面会产生热力而且会产生紫外线，另一方面则不会令肌肉收缩。

三、介质中的高斯定理

高斯定理是建立在库仑定律和场强叠加原理的基础上，在有电介质存在时它也成立，只不过在计算总电场的电通量时，应涉及高斯面内所包含的自由电荷 q_0 和束缚电荷 q'。对任一闭合曲面 S，利用高斯定理有

$$\oint_S \boldsymbol{E} \cdot \mathrm{d}\boldsymbol{S} = \frac{1}{\varepsilon_0} \sum q_i = \frac{1}{\varepsilon_0}(\sum q_{0i} + \sum q_i')$$

(6-34)

然而在解决具体问题时，束缚电荷难以确定，为此对式(6-34)作如下变换处理。

以两平行带等量异号电荷的金属板间充以电介质为例。如图 6-17 作虚线所示的封闭柱形高斯面 S，其底面与带电平板平行，面积为 ΔS。由式(6-34)得

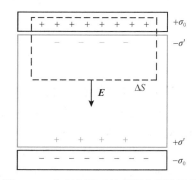

图 6-17 有电介质时的高斯定理的推导

$$\oint_S \boldsymbol{E} \cdot \mathrm{d}\boldsymbol{S} = \frac{1}{\varepsilon_0}(\sigma_0 \Delta S - \sigma' \Delta S) = \frac{1}{\varepsilon_0}(\sigma_0 - \sigma')\Delta S \qquad (6-35)$$

由于 $E = E_0 - \dfrac{P}{\varepsilon_0}$，所以 $P = \varepsilon_0(E_0 - E) = (\varepsilon - \varepsilon_0)E$。写成矢量形式，并令电位移 (electric displacement)矢量

$$D = \varepsilon_0 E + P = \varepsilon E \tag{6-36}$$

则式(6-35)左边可写为

$$\oint_S E \cdot \mathrm{d}S = \frac{1}{\varepsilon} \oint_S D \cdot \mathrm{d}S$$

又由

$$E = \frac{\sigma_0 - \sigma'}{\varepsilon_0} = \frac{E_0}{\varepsilon_r} = \frac{\sigma_0}{\varepsilon_r \varepsilon_0} = \frac{\sigma_0}{\varepsilon}$$

即

$$\frac{\sigma_0 - \sigma'}{\varepsilon_0} = \frac{\sigma_0}{\varepsilon}$$

则式(6-35)右边可写成

$$\frac{1}{\varepsilon_0}(\sigma_0 - \sigma')\Delta S = \frac{1}{\varepsilon}\sigma_0 \Delta S$$

故引入 D 后式(6-35)可写为

$$\oint_S D \cdot \mathrm{d}S = \sigma_0 \Delta S$$

式中，$\Phi_D = \oint_S D \cdot \mathrm{d}S$ 称为通过高斯面 S 的电位移通量(electric displacement flux)，$\sigma_0 \Delta S$ 则正是高斯面 S 所包围的自由电荷的代数和，一般情况下以 $\sum q_{0i}$ 表示，则上式可写成

$$\Phi_D = \oint_S D \cdot \mathrm{d}S = \sum_{i=1}^{n} q_{0i} \tag{6-37}$$

式(6-37)说明通过任意闭合曲面的电位移通量等于该闭合曲面所包围的自由电荷的代数和。这一关系式称为介质中的高斯定理。它虽然是从特例中导出的，但是普遍成立的，是电磁学的基本规律之一。由于通过闭合曲面的电位移通量只与面内的自由电荷 q_0 有关，与束缚电荷 q' 无关，通常自由电荷 q_0 的分布比较容易得到。因此，在计算有介质时的电场强度，常常是通过自由电荷 q_0 的分布先求解电介质中的 D，再利用式(6-36)求解 E。

四、静电场的能量

1. 电容器及其电容　能储存电量，彼此绝缘而又靠近的导体系统称为电容器(condenser)。电容器通常由两个彼此接近而又隔离的导体构成，它们分别叫做电

容器的两个极板。电容器经过充电后使两极板分别带有等量异号的电量 $+Q$ 与 $-Q$，它们之间形成电势差 U_{AB}，其大小与电量 Q 成正比，其比值定义为电容器的电容(capacitance)，写作 C，则有

$$C = \frac{Q}{U_{AB}} \tag{6-38}$$

在 SI 制中，电容的单位是法拉(F)。当 $Q = 1C$，$U_{AB} = 1V$ 时，电容器的电容为 $1F$。由于法拉的单位太大，实际应用时多采用微法(μF)和皮法(pF)。

电容器是储存电量的装置，也是储存电能的装置，而电容则是表征电容器储存电量或电能能力的物理量。

平行板电容器是最常见的，它的两板之间可以是空气，也可以是电介质。两板之间的电场强度 $E = \frac{\sigma}{\varepsilon} = \frac{Q}{\varepsilon S}$，由式(6-24)知两板之间的电势差 $U_{AB} = Ed = \frac{Qd}{\varepsilon S}$，将此式代入式(6-38)有

$$C = \frac{\varepsilon S}{d} \tag{6-39}$$

上式表明电容器的电容 C 与两极板的相对面积 S 成正比，而与两极板之间的距离 d 成反比。因此，电容器的电容值仅决定于电容器本身的结构(如形状、大小)与两极板之间的电介质，而与电容器极板所带电量及两板间的电压无关。一个电容器，在其两极板间放入电介质之后的电容 $C = \varepsilon S/d$ 和放入之前的电容 $C_0 = \varepsilon_0 S/d$ 的比值为 ε_r。这正是在实践中测量 ε_r 值所依据的原理，也表明在两极板间加入电介质后，电容将增大 ε_r 倍。

2. 静电场的能量　任何带电系统在带电的过程中，总要通过外力做功，把其他形式的能量转换为电能储存在电场中。最能说明这一问题的就是电容器，它的充电过程就是储存能量的过程。把已充好电的电容器放电，则可把储存的能量转换成其他形式的能量。现在以电容器充电为例来讨论电场的能量。

电容器充电过程可以认为是电源把一个极板的正电荷不断移到另一极板做功的过程。设以 $+q$ 和 $-q$ 表示充电过程中某一时刻两极板上所带电量，u 表示此时刻两极板间的电势差。充电结束时，两极板带的电量分别为 $+Q$ 和 $-Q$，两极板间的电势差为 U，若电容为 C，则有 $Q = CU$。

充电时电源把电荷 dq 从负极板转移到正极板，反抗电场力所做的功为

$$dA = u dq = \frac{q}{C} dq$$

在整个充电过程中外力所做的总功为

$$A = \int_0^Q dA = \int_0^Q \frac{1}{C} q dq = \frac{1}{2} \frac{Q^2}{C}$$

这个功就是储存在电容器中的能量。故带电电容器具有的能量 W 为

$$W = \frac{1}{2}\frac{Q^2}{C} = \frac{1}{2}QU = \frac{1}{2}CU^2 \tag{6-40}$$

对于平行板电容器,设极板面积为 S,极间距离为 d,由于 $C = \frac{\varepsilon S}{d}$ 及 $U = Ed$,故式(6-40)可写成

$$W = \frac{1}{2}CU^2 = \frac{1}{2}\frac{\varepsilon S}{d}E^2d^2 = \frac{1}{2}\varepsilon E^2 Sd$$

$$= \frac{1}{2}\varepsilon E^2 V \tag{6-41}$$

式中,$V = Sd$ 为平行板电容器电场的体积。上式表明:电容器储存的能量与场强的平方及电场的体积成正比。这说明电能是电场所具有的,并储存在电场中。所谓带电体系的能量或电容器的能量,实质上是这一体系所建立的电场的能量。

单位体积电场的能量称为电场的能量密度(energy density),以 w_e 表示为

$$w_e = \frac{W}{V} = \frac{1}{2}\varepsilon E^2 \tag{6-42}$$

上述结果虽然是从平行板电容器这一特例中导出的,但它普遍适用任意电场。式(6-42)表明,电场的能量密度仅仅与电场中的场强及电介质有关,而且是点点对应的关系。这进一步说明电场是电能的携带者。

对于非均匀电场,其能量密度是随空间各点而变化的。若欲计算某一区域中的电场能量,则需用积分的方法

$$W = \int_V w_e dV = \int_V \frac{1}{2}\varepsilon E^2 dV \tag{6-43}$$

例题 6-3 一平行板空气电容器的极板面积为 S,间距为 d,用电源充电后,两极板上带电分别为 $\pm Q$。断开电源后再将两极板的距离匀速地拉开到 $2d$。求:(1)外力克服两极板相互吸引力所做的功;(2)两极板之间的相互吸引力。

解:(1) 两极板的间距为 d 和 $2d$ 时,平行板电容器的电容分别为

$$C_1 = \varepsilon_0 \frac{S}{d}, \quad C_2 = \varepsilon_0 \frac{S}{2d}$$

带电 $\pm Q$ 时所储的电能分别为

$$W_1 = \frac{1}{2}\frac{Q^2}{C_1} = \frac{1}{2}\frac{Q^2 d}{\varepsilon_0 S}, \quad W_2 = \frac{1}{2}\frac{Q^2}{C_2} = \frac{1}{2}\frac{Q^2 2d}{\varepsilon_0 S}$$

在拉开极板后,电容器中电场能量的增量为

$$\Delta W = W_2 - W_1 = \frac{1}{2}\frac{Q^2 d}{\varepsilon_0 S}$$

按功能原理，这一增量应等于外力所做功 $A_\text{外}$，即

$$A_\text{外} = \Delta W = \frac{1}{2}\frac{Q^2 d}{\varepsilon_0 S}$$

(2) 由于电容器两极板间是均匀电场，故两极板间的相互吸引力 $F_\text{电}$ 是常力，且大小应与外力相等。今有 $A_\text{外} = F_\text{外} d$，所以

$$F_\text{电} = F_\text{外} = \frac{A_\text{外}}{d} = \frac{1}{2}\frac{Q^2}{\varepsilon_0 S}$$

例题 6-4 一个半径为 R 的金属球，带有电荷 Q，处于真空中，计算储存在球周围空间的总能量。

解： 在距球心为 $r\,(r > R)$ 处的场强为

$$E = \frac{1}{4\pi\varepsilon_0} \cdot \frac{Q}{r^2}$$

在半径为 r 处的能量密度为

$$w_e = \frac{1}{2}\varepsilon_0 E^2 = \frac{Q^2}{32\pi^2\varepsilon_0 r^4}$$

因为处于半径为 $r \sim r + \mathrm{d}r$ 球壳的体积为 $4\pi r^2 \mathrm{d}r$，故其能量 $\mathrm{d}W$ 为

$$\mathrm{d}W = 4\pi r^2 \cdot \mathrm{d}r \cdot w_e = \frac{Q^2}{8\pi\varepsilon_0} \cdot \frac{\mathrm{d}r}{r^2}$$

总能量为

$$W = \int \mathrm{d}W = \int_R^\infty \frac{Q^2}{8\pi\varepsilon_0} \cdot \frac{\mathrm{d}r}{r^2} = \frac{Q^2}{8\pi\varepsilon_0 R}$$

第六节　心电原理及描记

一、心肌细胞的除极与复极

心肌细胞具有细长的形状，每个细胞都被一层厚度为 8～10nm 的细胞膜所包围，膜内有导电的细胞内液，膜外为导电的细胞间液。心肌细胞与其他可激细胞一样，当处于静息状态时，在其膜的内、外两侧分别均匀聚集着等量的负离子和正离子，形成一均匀的闭合曲面电偶层。此电偶层外部空间各点电势为零。就整个细胞而言，在无刺激时心肌细胞是一个电中性的带电体系，对外不显示电性。细胞所处的这种状态称为极化(polarization)，如图 6-18(a)所示。当心肌细胞受到刺激(不论是电的、热的、化学的或机械的)处于兴奋状态时，细胞膜对离子的通透性发生极大改变，致使膜两侧局部电荷的电性改变了符号，膜外带负电，膜内带正电。于是细胞

整体的电荷分布不再均匀而对外显示出电性。此时正、负离子的电性可等效为两个位置不重合的点电荷，而整个心肌细胞等效于一个电偶极子，形成方向向右的电偶极矩。刺激在细胞中传播时这个电矩是变化的，这个过程称为除极(depolarization)，如图 6-18(b)所示。除极由兴奋处开始，沿着细胞向周围传播。当除极结束时，整个细胞的电荷分布又是均匀的，对外不显电性，如图 6-18(c)所示。在除极出现后，细胞膜对离子的通透性几乎立即恢复原状，即紧随着除极将出现一个使细胞恢复到极化状态的过程，这一过程称为复极(repolarization)。复极的顺序与除极相同，先除极的部位先复极。显然，这一过程中形成一个与除极时方向相反的变化电矩，如图 6-18(d)所示，心肌细胞对外也显示出电性。当复极结束时，整个细胞恢复到原来的内负外正的极化状态，又可以接受另一次刺激，如图 6-18(e)所示。

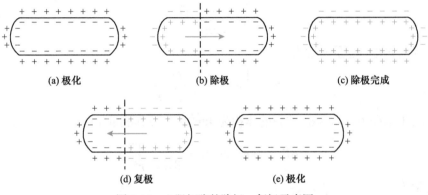

图 6-18　心肌细胞的除极、复极示意图

综上所述，心肌细胞在除极与复极过程中，细胞膜内、外正负电荷的分布是不匀称的，其所形成的电偶极矩对外显示电场，并引起空间电势的变化。这时的电偶极矩可以用向量(即矢量)表示，这个向量称为心肌细胞的极化向量，它的方向与心肌细胞除极、复极的方位有关。

二、心电向量和心电向量环

1. 瞬时心电向量　由于心脏是由几块心肌组成的，而心肌又是由大量的心肌细胞所组成，因此，一块心肌的除极与复极过程实质是大量心肌细胞的同时除极与复极过程。大量心肌细胞除极与未除极部分的交界面叫做除极面。心肌除极是以除极面向前扩展的形式进行的，每个心肌细胞极化向量的方向总是与除极面相垂直的。所谓瞬时心电向量(twinkling electrocardiovector)是指当除极波面在某一瞬时传播到某一处时，除极波面上所有正在除极的心肌细胞极化向量的矢量和。如果用 P_S 表示心肌细胞的极化向量，M 表示瞬时心电向量，则 $M = \sum P_S$。瞬时心电向量代表的大电偶称为心电偶(cardio-electric dipole)，心电偶在空间产生的电场称为心电场(cardio-electric field)。

2. 空间心电向量环　心肌分为两类，一类是具有收缩功能的普通心肌，另一类是具有产生和传递兴奋刺激功能的特殊心肌，它们构成心脏的传导系统。心脏按兴奋传导系统的程序以及一般心肌细胞传递兴奋的纵向、横向扩展，以除极波面的形式向前传播,各瞬间除极波面的方位以及波面上极化向量的数目都不相同。因此，瞬时心电向量的方向和大小都是随时间和空间变化的。为了描述瞬时心电向量随时间和空间的变化规律，我们将瞬时心电向量相继平移，使向量尾集中在一点上，对向量头的坐标按时间、空间的顺序加以描记形成空间心电向量环(spatial electrocardiovector loop)，如图 6-19 所示，环上的箭头表示向量变化的顺序。空间心电向量环可分为心房除极心电向量环(P 环)、心室除极心电向量环(QRS 环)、心室复极心电向量环(T 环)。

3. 平面心电向量环　空间心电向量环在 xy 、 yz 、 zx 三个平面上的投影所形成的平面曲线叫做平面心电向量环，又叫向量心电图，如图 6-20 所示。它可分为平面 P 环、平面 QRS 环和平面 T 环三种。这三种环每一种又都包括横面 P 、 QRS 、 T 环，额面 P 、 QRS 、 T 环，以及侧面 P 、 QRS 、 T 环。

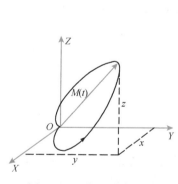

图 6-19　空间心电向量环

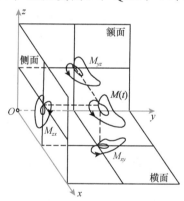

图 6-20　平面心电向量环

三、心电导联

人体的组织液均含有电解质，是一个容积导体，心脏就处在这一导体内部。当兴奋在心肌中传播时，人体内的心电偶便会形成一个心电场。心电场使人体表面各点均具有一定的电势，叫做体表电势。由于心电偶的大小和方向都在不断地变化，因此体表各点电势也在不断变化。将两电极放在体表指定位置，并与心电图机相连接，就可以将体表两点间的电势差或一点的电势变化导入心电图机。导入体表电势差或体表电势的线路连接方式称为心电导联，所记录下的心电变化曲线叫做心电图(electrocardiogram)。下面我们先介绍导联轴的概念，然后再介绍常用的心电导联方式。

1. 导联轴 由心电图机的负极(无关电极)所连接部位到心电图机的正极(探测电极)所连接部位画一条由负极指向正极的矢线，称其为导联轴。一般情况下，心电图机的负极接在零电势点上，以零电势为界由心电图机负极到正极所接部位画的矢线称为导联轴正侧，相反方向称为导联轴的负侧(即导联轴的反向延长线)。

2. 标量心电图导联 标量心电图导联主要有：标准导联(standard leads)或称为双极肢体导联；单极加压肢体导联(augmented unipolar limb lead)，简称加压导联；单极心前区导联(precordial unipolar lead)，简称胸导联。

如果以 R 代表右上肢，L 代表左上肢，F 代表左下肢，那么 RL 是标准导联 I 的导联轴，RF 与 LF 则是标准导联 II、III 的导联轴。由于标准导联是个双极导联，它所测得的电势差须由两个电极上的电势决定。这样，心电图机描绘出来的电势差变化，不能单独地反映出某特定部位的电势变化，而在临床上有时需研究每个肢体电极部位在心脏激动时电势的变化，就要采用所谓的单极导联。实际上，只要把一电极置于体表要探测的部位，另一电极连到零电势处，就可以测量到一点的电势变化了。单极导联测出的心电图波幅较小，不易观察。为此人们把单极导联加以改进，创造出既能保持单极导联的特点又能使心电图波幅增加 50% 的单极加压肢体导联，用 aV_R、aV_L、aV_F 表示，简称加压导联。加压导联的三个导联轴分别是 aV_R、aV_L、aV_F，相交于 O 点(零电势点)。O 点称为中心电端(central terminal)，它在体内相当于心电偶的中心，在体外是将 R、L、F 三肢各通过一个 $5\sim300k\Omega$ 的高电阻用导线连接于一点，使其稳定在零电势上。如将探测电极置于胸前，即为单极胸导联，简称 V 导联，在临床上常用于六个部位。胸导联的导联轴 V_1、V_2、V_3、V_4、V_5、V_6 分别表示心电图机的正极接在心前胸的位置，负极接在中心电端上。上述三种导联形式如图 6-21 所示。

3. 额面六轴系统和横面六轴系统 额面六轴系统是由标准导联和加压导联的六个导联轴组成，将三个标准导联的导联轴保持原方向平移到加压导联的零电势点上就组成了额面六轴系统，如图 6-22 所示。胸导联组成横面六轴系统。

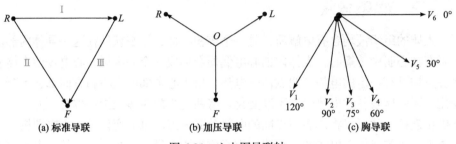

|(a) 标准导联|(b) 加压导联|(c) 胸导联|

图 6-21 心电图导联轴

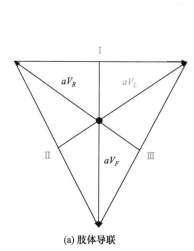

(a) 肢体导联

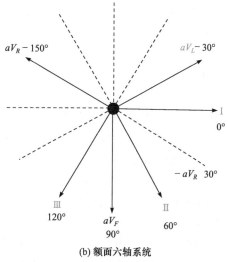

(b) 额面六轴系统

图 6-22 六轴系统

四、心电图的形成原理及描记

心脏是人体血液循环的动力器官，它始终保持着有节律的周期性搏动，并能产生周期性变化的电信号，叫做心电。心脏本身的生物电变化通过心脏周围的导电组织和体液，反映到身体表面上来，使身体各部位在每一心动周期中也都发生有规律的电变化活动。将测量电极放置在人体表面的一定部位，记录出来的心电变化曲线就是目前临床上常规记录的心电图。正常心电图上的每个心动周期中出现的波形曲线改变是有规律的，国际上把这些波形分别称为 P 波、QRS 波、T 波。此外，一个正常的心电图还包括 PR 间期、QT 间期、PR 段和 ST 段，如图 6-23 所示。

由空间心电向量环经过第一次投影在额面、横面、侧面上成为平面心电向量环，即向量心电图，第二次投影是把向量心电图投影到各导联轴上形成标量心电图。P 波是心房除极时产生的 P 环在导联轴上的

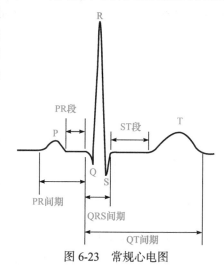

图 6-23 常规心电图

投影所形成的心房的除极波，QRS 波群是左、右心室除极时产生的 QRS 环在导联轴上的投影所形成的心室除极波的总称，T 波是 T 环在导联轴上的投影形成的心室的复极波。PR 间期代表心房开始除极至心室开始除极的时间，即由窦房结产生的兴奋经由心房、房室交界和房室束到达心室，并引起心室开始兴奋所需的时间；

PR 段代表心房激动通过房室交界区下传至心室的时间；QT 间期是从 QRS 波群起点到 T 波终点的时间，反映心室除极和复极的总时间；ST 段是从 QRS 波群终点到 T 波起点的线段，反映心室早期复极过程电势和时间的变化。ST 段代表心室各部分已全部进入去极化状态，心室各部分之间没有电势差存在，曲线又恢复到基线水平。

这里我们主要介绍环体分割投影法，即平面心电向量环在导联轴上的投影形成标量心电图的方法。设有平面心电向量环，如图 6-24(a) 所示。现在求与环同平面内某一探查点 a 的电势波形，方法如下：首先从心电偶中心(零电势点)做导联轴 Oa，然后再经 O 点做导联轴 Oa 的垂线，叫做分割线。分割线把环体分为左右两部分。环体在分割线右侧的部分，其所有向量都投影在导联轴 Oa 的正侧，故 a 点的电势都是正值，且投影值越大，电势越高；环体在分割线左侧的部分，其向量都投影在导联轴 Oa 的负侧，这时 a 点的电势均为负值，且投影越长，电势越低。当心电向量自 O 点开始沿心电向量环上箭头所示的方向变动时，描绘出 a 点的电势变化波形，如图 6-24(b) 所示：由于 OK 段部分的向量投影在导联轴 Oa 的负侧，电势为负值，得到一个从零开始的小负向波 I；KMN 段部分的向量均投影在导联轴 Oa 的正侧，故电势都是正值，与之对应的就是一个较大的正向波 II；NO 段部分的向量都是投影在导联轴 Oa 的负侧，所以电势也是负值，得到的是一个较小的负向波 III。若将探查点改在 b 点，用同样的方法可得到如图 6-24(c) 所示的电势随时间变化的波形图。可见，同样的平面向量环在不同的观察点波形不同。

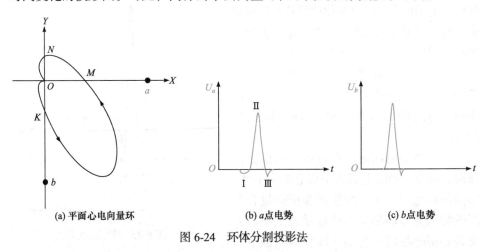

(a) 平面心电向量环　　　　　(b) a 点电势　　　　　(c) b 点电势

图 6-24　环体分割投影法

标准导联和加压导联，其心电图形成的原理是额面向量环在六轴系统各导联轴上的投影，如图 6-25 所示。胸导联心电图形成的原理是横面向量环在心前各导联轴上的投影，如图 6-26 所示。心电图的波形反映心肌传导功能是否正常，广泛用于心脏疾病的诊断。

根据距离电偶极子中心等距离对称三点之电势的代数和为零设计的中心电端 T，因 R、L、F 离心脏较远，由体表引导出的电势较低，单极导联所描绘出的电势曲线变化幅度较小，这在临床上不便于观察分析。为此，人们把单极导联加以改进，创造出既能保持单极导联的特点又能使心电图波幅增加 50%的加压导联。

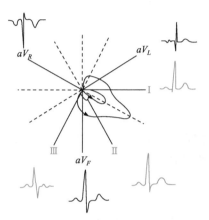 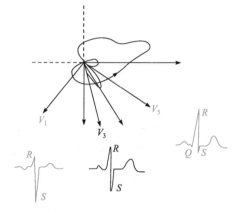

图 6-25　额面肢体导联心电图形成　　　图 6-26　横面心前导联心电图形成原理

五、关于心电导联中的两个电学问题

1. 中心电端　临床上有时需研究每个肢体电极部位在心脏激动时电势的变化，就要采用所谓的单极导联。实际上，只要把一电极置于体表要探测的部位，另一电极连到零电势(电势不变或变化很小)处，就可以测量到一点的电势变化了。显然，在体内寻找零电势点是行不通的，那么能否在体外寻找到比较稳定的零电势点呢？实践和理论作出了肯定的回答。其方法是在体外将 R、L、F 三肢各通过一个高电阻用导线连接于中心电端 T，于是中心电端 T 的电势就接近于零，在临床上即作为体外零电势点，如图 6-27 所示。将心电图机的一个电极与此中心电端 T 相接，而探测电极即可测得该电极探测处体表的电势变化。

在一个均匀导电体中，如果以电偶中心为圆心画圆，在圆周上选三个点 R、L、F，并使这三个点对电偶中心均呈 120°角，如图 6-28 所示。根据电偶极子电场中的电势公式可知，L 点的电势为

$$V_L = \frac{1}{4\pi\varepsilon_0} \cdot \frac{p\cos\theta}{r^2}$$

因为 R、L、F 三点分别相差 120°，所以 R 点及 F 点的电势分别为

$$V_R = \frac{1}{4\pi\varepsilon_0} \cdot \frac{p\cos(\theta+120°)}{r^2} \quad V_F = \frac{1}{4\pi\varepsilon_0} \cdot \frac{p\cos(\theta+240°)}{r^2}$$

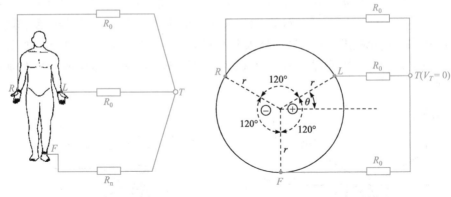

图 6-27　体外零电势点　　　　　　　　　图 6-28　中心电端

把 R、L、F 三点通过三个相等的高电阻 R_0 相连接,连接点 T 叫做中心电端(central terminal), T 点的电势必然是这三点电势的平均值,即

$$V_T = \frac{1}{3}(V_L + V_R + V_F)$$

$$= \frac{1}{3} \cdot \frac{1}{4\pi\varepsilon_0}\left[\frac{p\cos\theta}{r^2} + \frac{p\cos(\theta+120°)}{r^2} + \frac{p\cos(\theta+240°)}{r^2}\right]$$

$$= \frac{1}{4\pi\varepsilon_0} \cdot \frac{p}{3r^2}[\cos\theta + \cos(\theta+120°) + \cos(\theta+240°)]$$

$$= 0$$

但是人体躯干并非均匀导体,从心脏到肢体(R、L、F)之间的电阻并不相等,通过高电阻连接到中心电端就可以消除这种差别。此外,R (右臂)、L (左臂)、F (左腿)对心电偶(心脏)并不满足120° 匀称性条件,因此 R、L、F 相连接的 T 点(中心电端)的电势 V_T 不正好等于零,但它实际上接近于零,而且在心脏激动过程中始终保持恒定不变。这个中心电端就是所谓的体外零电势点。

2. **加压导联**　单极导联测出的心电图波幅较小,不易观察。为此,戈氏(Goldberger)提出,在描记某一肢体的单极导联心电图时,只要将该肢体与中心电端相连接的高电阻断开,如图 6-29 所示,就能使心电图波幅增加 50%,同时心电图波形保持原样不变,这种导联方式称为单极加压肢体导联,用 aV_R、aV_L、aV_F 表示,简称加压导联。

单极加压肢体导联的方法是在单极导联的基础上,把要观测的肢体上的电路断开。在图 6-29 中,我们若要测右臂 R 处的心电变化,只要把 K_R 断开,K_L、K_F 闭合,探测电极与右臂相连,就可以测量右臂相对于 T 点的电势差。

下面以右上肢单极加压导联 aV_R 为例证明加压原理。

根据定义知:$aV_R = V_R - V_T$,这时中心电端 T 只连接于两个肢体 L 和 F,因

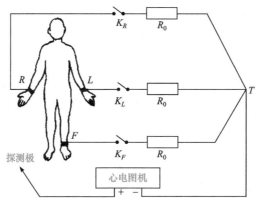

图 6-29 单极加压肢体导联

此它的电势 V_T 等于这两个肢体电势 V_L 与 V_F 的平均值, 即 $V_T = (V_L + V_F)/2$, 又因为 $V_R + V_L + V_F = 0$, 所以

$$(V_L + V_F)/2 = -V_R/2$$

因此,

$$aV_R = V_R - \frac{V_L + V_F}{2} = V_R - \left(-\frac{V_R}{2}\right) = \frac{3}{2}V_R$$

由此可见, 加压导联使心电图波幅(电势)增加了 50%。

习 题 六

6-1 点电荷 q 和 $4q$, 相距 L。试问在何处放置一个什么样的电荷方能使这三个电荷处于受力平衡态。

$$[\text{距}q\text{电荷}\frac{L}{3}\text{处; 带负电, 电量为}\frac{4}{9}q]$$

6-2 在一个边长为 a 的正三角形的三个顶点各放置电量为 $+Q$ 的点电荷, 求三角形重心处的场强和电势。

$$[\boldsymbol{E} = 0, \quad U = 3\sqrt{3}Q/(4\pi\varepsilon_0 a)]$$

6-3 两个同心金属球壳, 大球半径为 R_1, 小球半径为 R_2, 大球带电量为 $+Q$, 小球带电量为 $-Q$, 求: (1)大球外场强; (2)小球内场强; (3)大球与小球间场强。

$$[E_{\text{外}} = 0; \quad E_{\text{内}} = 0; \quad E = -Q/(4\pi\varepsilon_0 r^2)]$$

6-4 电荷 q 均匀地分布在半径为 R 的非导体球内, 求球内任意一点的电势。

$$\left[\frac{q}{8\pi\varepsilon_0 R^3}(3R^3 - r^3)\right]$$

6-5 一半径为 R 的均匀带电圆盘，圆盘的面电荷密度为 σ，求过圆盘中心，垂直于圆盘面的轴线上，距盘面 x 远处一点的场强。

$$\left[\frac{\sigma}{2\varepsilon_0}\left[1-\frac{x}{(x^2+R^2)^{1/2}}\right]\right]$$

6-6 试求无限长均匀带电圆柱面内、外的场强。圆柱直径为 D，电荷的面密度为 σ。

$$[0;\ D\sigma/(2\varepsilon_0 r)]$$

6-7 匀强电场 E 中，有一个截面与场强方向垂直的半球壳，若球壳半径为 R，试求通过半球壳的总的电通量。

$$[E\pi R^2]$$

6-8 有一均匀带电的球壳，其内、外半径分别是 a 与 b，电荷的体密度为 ρ。试求从中心到球壳外各区域的场强。

$$\left[E=0(r<a);E=\frac{\rho}{3\varepsilon_0 r^2}(r^3-a^3)\,(a<r<b);E=\frac{\rho}{3\varepsilon_0 r^2}(b^3-a^3)\,(r>b)\right]$$

6-9 求均匀带正电的无限长细棒的场强，设棒上线电荷密度为 λ。

$$[\lambda/(2\pi\varepsilon_0 r)]$$

6-10 一长为 L 的均匀带电直线，电荷线密度为 λ。求在直线延长线上与直线近端相距 R 处 P 点的电势与场强。

$$\left[U=k\lambda\ln\frac{L+R}{R};E=k\lambda\left(\frac{1}{R}-\frac{1}{L+R}\right)\right]$$

6-11 神经细胞膜内、外侧的液体都是导电的电解液，细胞膜本身是很好的绝缘体，相对介电常数约等于7。在静息状态下膜内、外侧各分布着一层负、正离子。今测得膜内、外两侧的电势差为 –70mV，膜的厚度为 6nm。求：(1)细胞膜中的场强；(2)膜两侧的电荷密度。

$$[1.2\times10^7\,\mathrm{V\cdot m^{-1}};\ 7.5\times10^{-4}\,\mathrm{C\cdot m^{-2}}]$$

6-12 在半径为 R 的金属球外，包有一半径为 R' 的均匀电介质层，设电介质的相对介电常数为 ε_r，金属球带电量 Q。求：(1)电介质内、外的场强分布与电势分布；(2)金属球的电势；(3)电介质内电场的能量。

$$\Bigg[(1)\ \ E_内=0\ (r<R)\,,\ E_中=\frac{1}{4\pi\varepsilon}\frac{Q}{r^2}\ (R<r<R')\,,\ E_外=\frac{1}{4\pi\varepsilon_0}\frac{Q}{r^2}(r>R')\,,$$

$$U=\frac{Q}{4\pi\varepsilon}\left(\frac{1}{R}+\frac{\varepsilon_\mathrm{r}-1}{R'}\right)(r<R),U=\frac{Q}{4\pi\varepsilon}\left(\frac{1}{r}+\frac{\varepsilon_\mathrm{r}-1}{R'}\right)(R<r<R'),\ U=\frac{1}{4\pi\varepsilon_0}\frac{Q}{r}\ (r>R');$$

$$(2)\ \frac{Q}{4\pi\varepsilon}\left(\frac{1}{R}+\frac{\varepsilon_\mathrm{r}-1}{R'}\right);\ (3)\ \frac{Q^2}{8\pi\varepsilon}\frac{R'-R}{RR'}\Bigg]$$

6-13 球形电容器两极板分别充电至±Q，内、外半径为R_1、R_2，两极板间充满介电常数为ε的电介质。试计算此球形电容器内电场所储存的能量。

$$\left[\frac{1}{2}Q^2\bigg/\left(4\pi\varepsilon\frac{R_1R_2}{R_2-R_1}\right)\right]$$

6-14 标准导联、加压导联和胸导联所记录的电势有什么不同？试画出额面六轴系统及横面六轴系统？

6-15 标准导联的 Ⅰ、Ⅱ、Ⅲ 及加压导联的 aV_R、aV_L、aV_F 是如何与肢体连接的？中心电端是如何确定的？

第七章 直 流 电

教学要求：
1. 掌握一段含源电路的欧姆定律，基尔霍夫定律，电容器充放电规律特性。
2. 熟悉电流密度概念，欧姆定律微分形式。
3. 了解直流电医学应用。

直流电不仅与人们的日常生活密切相关，而且在生命活动的过程中也起着很重要的作用，本章将讲述电流和电流密度的概念，以及微分形式的欧姆定律和基尔霍夫定律等基本定律，分析电容器的充电和放电过程，并简要介绍直流电在医学中的应用。

第一节　电流密度和欧姆定律

一、电流与电流密度

电荷的定向移动形成电流。习惯上规定正电荷定向移动的方向为电流的方向。电流的大小用电流强度表示。通过导体横截面的电量跟通过这些电量所用时间的比值，叫做电流强度(current intensity)，简称电流。电流用 I 表示，用字母 Q 表示在时间 t 内通过导体横截面的电量，则电流为

$$I = Q/t \tag{7-1}$$

国际单位制中，电流单位是安培(A)，简称安。常用的单位还有毫安(mA)和微安(μA)。

$$1A = 10^3 mA = 10^6 μA$$

如果在 1 秒(s)内通过导体横截面的电路是 1 库(C)，那么通过导体电流就是 1 安(A)。

电流方向不随时间改变的电流，叫做直流电流(direct current)，电流方向和大小都不随时间而改变的电流，叫做稳恒电流(steady current)。一般所说的直流电，常常指的就是稳恒电流。

当电流在导体中流动时，一般情况下，只要知道通过导体的电流强度就可以了。至于电流在某一横截面内的分布是否均匀，电荷运动的方向是否一致，是不

需要考虑的。但是在大块容积导体中，如图 7-1 所示，如人体躯干、大块金属、容器中电解质等，电流的分布往往比较复杂，有时必须加以考虑。

为了精确地描述各种导体内空间各点电流的分布，我们引入一个新的物理量——电流密度(electrical current density)，用字母 J 表示。导体中某点电流密度的大小，等于通过该点垂直于电流方向的单位面积的电流强度，即

$$J = \frac{\Delta I}{\Delta S} \tag{7-2}$$

电流密度是矢量，它在导体中各点的方向是该点电流的方向，也就是该点的电场方向，单位是 $A \cdot m^{-2}$(安·米$^{-2}$)。

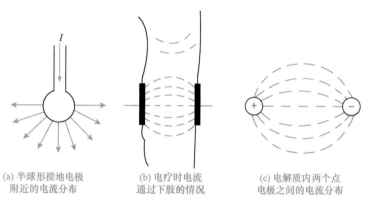

(a) 半球形接地电极　　　(b) 电疗时电流　　　(c) 电解质内两个点
　　附近的电流分布　　　　通过下肢的情况　　　电极之间的电流分布

图 7-1　容积导体中的电流分布

二、欧姆定律的微分形式

德国物理学家欧姆(G.S.Ohm)通过实验于 1826 年得到下述的结论：导体中的电流跟它两端的电压成正比，跟它的电阻成反比。这就是欧姆定律(Ohm's law)，欧姆定律一般形式为 $I = U/R$，表明一段电路两端的电压等于通过这段电路的电流强度和这段电路的电阻的乘积。

利用电流密度的概念，可以给出一种新形式的欧姆定律。如图 7-2 所示，设在导体中取一个圆柱体，使其轴线方向与电流方向一致，两端的电

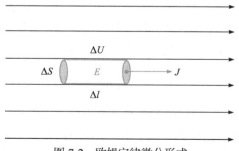

图 7-2　欧姆定律微分形式

势差为 $U_1 - U_2$，其长度 Δl 和横截面 ΔS 极小，则通过横截面 ΔS 的电流强度 ΔI 可应用欧姆定律及电阻公式 $R = \rho \dfrac{\Delta l}{\Delta S}$ 求得

$$\Delta I = \frac{U_1 - U_2}{R} = \frac{1}{\rho} \frac{U_1 - U_2}{\Delta l} \cdot \Delta S$$

根据场强与电势间的关系得

$$\Delta I = \frac{1}{\rho} \frac{\Delta U}{\Delta l} \cdot \Delta S = \frac{1}{\rho} E \cdot \Delta S$$

或

$$\frac{\Delta I}{\Delta S} = \sigma E$$

已知 $\frac{\Delta I}{\Delta S}$ 为电流密度，它的方向和场强 E 方向相同，所以可以把上式写成矢量式

$$J = \sigma E \tag{7-3}$$

该式称为欧姆定律微分形式。其物理意义是：通过导体中任一点的电流密度 J 等于该点场强与导体的电导率的乘积。式中 σ 是电导率(electrical conductivity)，它是表征导体中该点导电性质的物理量。这说明在导体中任一点电荷运动的情况只与该导体的性质及给定点的场强有关，而与导体的形状和大小无关。欧姆定律的微分形式表述了大导体中的电场和电流分布之间的函数关系，比欧姆定律具有更深刻的意义。

第二节　含源电路的欧姆定律

能使电路两端产生电压，并向电路供给电能的装置叫做电源。例如干电池、蓄电池和发电机等都是电源。电源有两个电极，即正极和负极。正极的电势比负极的高，因而两极间有一定的电势差(电压)。这样当导体两端分别连接电源的正、负极时，导体中就有持续的电流流过。用电压表测量电源时，干电池两极间的电极为 1.5V，铅蓄电池为 2V，说明不同种类的电源，两极间的电压一般不相同。物理学上用电动势这个物理量来表征电源的这种特性。电源电动势在数值上等于电源没有接入电路时两极间的电压。用 ε 表征电动势，单位是伏特(V)。

一、一段含源电路的欧姆定律

一个复杂的电路通常由多个电源和多个电阻连接而成。在复杂电路中任意一段非闭合的含源电路，电流方向如图 7-3 所示。求从 A 点到 B 点这段电路的电势差 U_{AB}，$U_{AB} = U_A - U_B$，如果 $U_{AB} > 0$，则意味着 A 点电势高于 B 点，即电势降低的方向为由 A 点指向 B 点。沿电流 I_1 方向经过电阻 R_1 和电源内阻 r_1 后，使电势降落 $I_1R_1 + I_1r_1$，与规定方向相同；经过电源 E_1 时电势降落方向也与规定方向相同，从左向右有 ε_1 的电势降落；经过 C 点电源 E_2 电动势方向反向提升，与规定降

低方向相反，从左向右使电势变化$-\varepsilon_2$，而沿 I_2 方向经过电源内阻 r_2 与规定方向相反，使电势变化$-I_2r_2$，即

$$U_{AB} = U_A - U_B = I_1R_1 + \varepsilon_1 + I_1r_1 - \varepsilon_2 - I_2r_2 = (I_1R_1 + I_1r_1 - I_2r_2) + (\varepsilon_1 - \varepsilon_2) \quad (7\text{-}4)$$

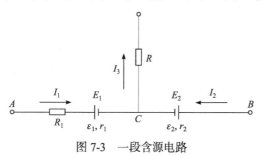

图 7-3 一段含源电路

上式表明，该电路两端的电势差 U_{AB} 等于从 A 点到 B 点各电阻上电势降落的代数和加上各电源电动势所产生的电势降的代数和，写成通用式为

$$U_{AB} = \sum_i I_iR_i + \sum_i \varepsilon_i \quad (7\text{-}5)$$

这就是一段含源电路的欧姆定律。式中正负号按照下面规则确定：

(1) 任意设定电路中电势降的方向；

(2) 确定支路中电流流动的方向；

(3) 如果设定的电势降方向与电流方向一致，电阻的电势降落为$+IR$；相反时，电阻的电势降落为$-IR$；

(4) 当设定的电势降方向与电源电动势方向(电源内部从负极指向正极)相同时，ε 取负值；反之，ε 取正值。

二、闭合电路的欧姆定律

如图 7-4 为一单回路闭合电路，用 r 和 R 分别表示内外电路电阻，用 I 表示通过电路电流，电流沿顺时针方向环绕电路一周。当电流流过电源时，由负极到正极，电势增量为ε，当电流流过 r 和 R 时，会产生电压降，电势降分别为 IR 和 Ir，把闭合电路各分段的电势变化相加得

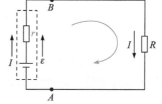

图 7-4 单回路闭合电路

$$Ir + IR - \varepsilon = 0$$

$$I = \frac{\varepsilon}{R + r} \quad (7\text{-}6)$$

上式表明，闭合电路中的电流，跟电源电动势成正比，跟该电路的总电阻成反比，

这就是闭合电路的欧姆定律。

计算时，电流的方向和绕行方向是任意选定的，并规定，电势升高者为正，电势降低为负。

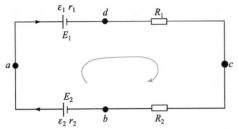

图 7-5 含有两个电源的闭合电路

例如，如图 7-5 所示，在含两个电源的闭合电路中，如果选择顺时针方向为绕行方向，电路中的箭头为假定的电流方向，把各段的电势降落相加，可得

$$+\varepsilon_1 + Ir_1 + IR_1 + IR_2 + Ir_2 - \varepsilon_2 = 0$$

$$I = \frac{\varepsilon_2 - \varepsilon_1}{R_1 + R_2 + r_1 + r_2} \tag{7-7}$$

当 $\varepsilon_2 > \varepsilon_1$ 时，I 为正，与假定的方向一致；反之，I 为负，与假定方向相反。

例题 7-1 在图 7-5 所示电路中，已知电源 E_1、E_2 电动势分别为 2.0V 和 4.0V，它们的内阻 r_1、r_2 分别为 1.0Ω、2.0Ω，R_1、R_2 分别为 3.0Ω、2.0Ω。求：(1)电路中电流强度；(2)电源 E_1 两端电势差 U_{ad}；(3)电源 E_2 两端电势差 U_{ab}。

解：(1)由于 $\varepsilon_2 > \varepsilon_1$，此回路中电流方向按顺时针绕行，由式(7-7)可得回路电流为

$$I = \frac{\varepsilon_2 - \varepsilon_1}{R_1 + R_2 + r_1 + r_2} = \frac{4.0 - 2.0}{3.0 + 2.0 + 1.0 + 2.0} = 0.25(A)$$

(2) 选定逆时针绕行方向，由 d 点出发，经 E_1 至 a 点，即

$$U_{ad} = U_a - U_d = \varepsilon_1 + Ir_1 = 2.0 + 0.25 \times 1.0 = 2.25(V)$$

(3) 选定顺时针方向，由 b 点出发，经 E_2 至 a 点，即

$$U_{ab} = U_a - U_b = \varepsilon_2 - Ir_2 = 4 - 0.25 \times 2 = 3.5(V)$$

第三节 基尔霍夫定律

在实际应用中，有些电路比较复杂，无法简化为单回路电路，不能应用欧姆定律进行计算，对这类问题可以应用基尔霍夫定律(Kirchhoff's law)。

一、节点电流方程

对于一个复杂电路，电路中的每一分支称为支路。支路可以由一个元件组成，也可由若干个元件串联组成。支路的特点是：同一支路上各处的电流大小都一样。

电路中三条或三条以上的支路汇合的点叫做节点(nodal point)。

如图 7-6 所示电路就是由 ACB、ADB、AB 三条支路组成的，图中 A 点、B 点都是节点。电路越复杂，所包含的支路、节点就越多。电路中任一闭合路径称为回路(loop)。图中 $ABCA$、$ABDA$、$ADBCA$ 都称为回路。

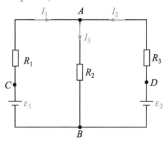

图 7-6　支路和节点

基尔霍夫第一定律(Kirchhoff 's first law)也称为节点电流定律(node current law)。它是用来确定电路中任一节点处各电流之间关系的定律，是根据电荷守恒定律得到的。根据电荷守恒定律，在稳恒电流流过电路的情况下，电路的任何一点(也包含节点)均不能有电荷积累。因此，在任一时刻，流入节点的电流总和必定等于流出该节点的电流总和。对于图 7-6 所示电路中的节点 A 可以得出

$$I_1 + I_2 = I_3$$

上式又可以写成

$$I_1 + I_2 - I_3 = 0$$

若规定流入节点的电流为正，流出节点的电流为负，则电路中任一点处电流的代数和应为零。用数学表示为

$$\sum I = 0 \tag{7-8}$$

这就是基尔霍夫第一定律。在实际应用中，由于电路中各支路电流方向往往难以判定，因此在列方程时可以先任意假设电流的方向，然后看计算结果，若结果为正，则表明电流的方向与假设的方向一致；若电流的计算结果为负，则表明电流的方向与假设的方向相反。

二、回路电压方程

基尔霍夫第二定律(Kirchhoff 's second law)又称为回路电压定律(loop voltage law)。我们知道，从电路中任一点出发，绕任一回路一周，回到该点时电势的变化为零。其数学表达式为

$$\sum \varepsilon_i + \sum I_i R_i = 0 \tag{7-9}$$

这就是基尔霍夫第二定律。应用该定律时，首先要假设一个绕行方向，然后再确定各段的电势降落。式中，ε、IR 符号选取与含源电路欧姆定律的规定相同，即对于任意取定的绕行方向，电流方向与其相同时，电势降落为 $+IR$，相反时，电势降落为 $-IR$；ε 的指向与绕行方向相反，电势降落为 $+\varepsilon$，相同时，电势降落为 $-\varepsilon$。

应用基尔霍夫定律解决复杂的电路问题时，应首先选定节点和回路，确定绕行方向，然后根据基尔霍夫定律，列出方程，求出未知量。下面举例说明其应用方法。

例题 7-2 在如图 7-7 所示电路中，已知 $\varepsilon_1 = 4V$，$\varepsilon_2 = 2V$，$\varepsilon_3 = 3V$，$R_1 = 1\Omega$，$R_2 = 0.5\Omega$，$R_3 = 3\Omega$，$R_4 = 1\Omega$，电池的内电阻忽略不计，求 I_1、I_2、I_3。

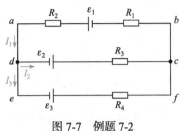

图 7-7 例题 7-2

解：根据基尔霍夫第一定律，对 c 点列出节点方程

$$I_1 = I_2 + I_3 \tag{1}$$

根据基尔霍夫第二定律，按照图中所选择的绕行方向，对 $abcda$ 回路和 $dcfed$ 回路分别列出回路方程

$$\varepsilon_1 - I_1 R_2 - I_2 R_3 + \varepsilon_2 - I_1 R_1 = 0$$

$$1.5 I_1 + 3 I_2 = 0 \tag{2}$$

$$-\varepsilon_2 + I_2 R_3 - I_3 R_4 + \varepsilon_3 = 0$$

$$I_3 - 3 I_2 = 0 \tag{3}$$

联立求解(1)、(2)、(3)三式得

$$I_1 = 3A, \quad I_2 = 0.5A, \quad I_3 = 2.5A$$

第四节 电容器的充电和放电

当电容器两极板不带电荷时，电容器两端的电压为零，当电容器上带有一定电量时，电容器两端就有相应的电压，就必须向两极板输送一定的电荷。所以，充电实际上就是电容器上电荷积累的过程，这相当于在电容器两端建立电压；而放电是电容器上电荷释放的过程，这相当于电容器两端的电压衰减。

一、充电过程

电容器具有储存电荷的能力，直流电不能够通过电容器。一个描述电容器充放电过程的实验电路如图 7-8 所示。设电容器上原来没有电荷，所以在开关 K 与 1 端相接时，电源向电容器充电。接通的瞬间，因电容器上尚未积累电荷，故电容器两端的电压仍为零，此时电路中电流最大，随着电容器上电荷的积累，它两端的电压逐渐上升，而充电电流 i_c 将随电容电压上升逐渐减小，直至电容电压上升到和电源电动势相等时，充电电流降至零。

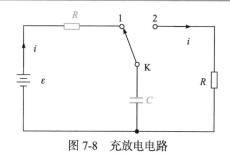

图 7-8　充放电电路

对回路 $R1KCR$ 应用基尔霍夫第二定律，并选择沿顺时针方向为绕行方向，可得

$$+i_cR + U_c - \varepsilon = 0 \qquad (7\text{-}10)$$

由于 $U_c = q/C$，且单位时间内通过电路任一横截面的电量应等于充到电容器极板上的电量，所以

$$i_c = \frac{\mathrm{d}q}{\mathrm{d}t} = C\frac{\mathrm{d}U_c}{\mathrm{d}t} \qquad (7\text{-}11)$$

将式(7-11)代入式(7-10)可得

$$RC\frac{\mathrm{d}U_c}{\mathrm{d}t} + U_c = \varepsilon \qquad (7\text{-}12)$$

这是电容器充电时满足的一阶微分方程。

根据 $t = 0$ 时，$U_c = 0$ 的初始条件，解方程得电容器充电时两端电压为

$$U_c = \varepsilon(1 - \mathrm{e}^{-\frac{t}{RC}}) \qquad (7\text{-}13)$$

充电电流表达式为

$$i_c = \frac{\mathrm{d}q}{\mathrm{d}t} = \frac{\varepsilon}{R}\mathrm{e}^{-\frac{t}{RC}} \qquad (7\text{-}14)$$

当 $t = 0$ 时，$U_c = 0$，而 $i_c = \varepsilon/R$，这表明充电开始时由于电容器两板间没有电压，充电电流最大。

当 $t = RC$ 时，由式(7-13)和式(7-14)可知，此时 $U_c = 0.63\varepsilon$，$i_c = 0.37\varepsilon/R$，由此可见，RC 是直接影响到充电快慢的物理量。我们称 RC 为电路的时间常数(time constant)，用 τ 表示，τ 越大，表示充电过程越长。通常电容器充电到电源电动势的 0.95 倍，即 $U_c = 0.95\varepsilon$ 时，就认为充电结束了，所对应的充电时间为 $t = 3RC$。

电阻 R 的单位为欧(Ω)，电容器 C 的单位为法(F)时，时间常数 τ 单位为秒(s)。

根据式(7-13)、式(7-14)可以画出电容器充电过程中，两端电压和充电电流随时间变化的曲线，在充电过程中电容器两端的电压随时间按指数规律上升，如图 7-9 所示。对同一电容器来说，电路中时间常数不同，充电曲线也不同，如图 7-10 所示。

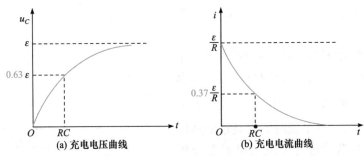

图 7-9　电容充电曲线

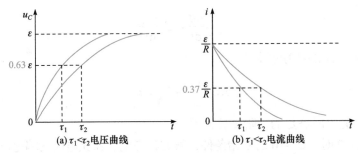

图 7-10　时间常数比较

二、放电过程

如果在电容器充电结束后，将开关 K 从 1 端转向 2 端，此时电容器将通过电阻 R 放电，放电电流设为 i，此时满足

$$iR = U_c$$

随着放电过程的进行，电容器上的电量 q 逐渐减少，则 $i = -\mathrm{d}q/\mathrm{d}t$。由于 $q = CU_c$，所以 $\mathrm{d}q = C \cdot \mathrm{d}U_c$，整理可得

$$\frac{\mathrm{d}U_c}{\mathrm{d}t} + \frac{U_c}{RC} = 0 \tag{7-15}$$

这是电容器放电时满足的微分方程。根据 $t = 0$，$U_c = \varepsilon$ 的初始条件，解方程可得电容器放电时两端的电压 U_c 和放电电流 i 分别为

$$U_c = \varepsilon \mathrm{e}^{-\frac{t}{RC}} \tag{7-16}$$

$$i = \frac{\mathrm{d}q}{\mathrm{d}t} = \frac{\varepsilon}{R} \mathrm{e}^{\frac{t}{RC}} \tag{7-17}$$

从上面两式可知，在电容器放电过程中，电容器两端的电压和放电电流都从它们各自的最大值按指数规律衰减，最后到零，放电过程结束。放电的快慢也取决于时间常数 $\tau = RC$，τ 越大，放电越慢；反之，τ 越小，放电越快。

必须指出，在电容器充放电刚开始的一瞬间，电容器两端的电压仍是原来的数值，随后才逐渐变化。这表明电容器两端的电压不能产生突变。电容器这一特性很重要，在分析电路时常常用到。

第五节 直流电在医学中的应用

一、直流电对机体的作用

人体是由各种组织构成的。从电学性质上来看，人体是电的导体。那么当人体成为电路的一部分时，就有电流通过人体，从而对机体产生作用。人体在直流电的作用下，组织内的正、负离子将分别向异性电极移动，而引起一些化学变化，进而产生生理作用。

(一) 电极化

人体通入直流电后，体内的正、负离子移动时受细胞膜的阻力比组织液的阻力大得多，因此离子在细胞膜处堆积，细胞膜的一侧堆积阳离子，另一侧堆积阴离子，这种离子在细胞膜上堆积的现象叫做电极化(electric polarization)。电极化的结果是，产生了与外加直流电反向的电势差，使直流电的通过受到极大阻力。所以，直流电疗时通电不到 1ms，电流便快速下降到最初的十分之一到百分之一。

电极化需要一定时间，如果在电极化未形成的时间内改变电流的方向，则可避免电极化现象的出现，细胞膜对高频交流电的电阻很小就是这个缘故。各类组织中最容易发生极化的是皮肤和末梢神经纤维。

(二) 离子浓度变化

当直流电通过机体时，将产生离子浓度的变化，这是引起生理作用的基础。细胞的电极化，实质上就是细胞膜上离子浓度的变化。除此之外，在直流电的作用下，各种离子的迁移率不同，也会改变离子的浓度分布。

离子浓度的改变实际上有两种相反的过程存在：一是在外电场的作用下，离子在细胞膜处堆积，从而使离子浓度增大；二是高浓度处的离子在组织间扩散，从而使离子浓度减小。电流强度增加得越快，细胞膜处离子浓度变得越大。离子扩散现象则进行得很缓慢,因而没有足够的时间来抵消细胞膜处离子浓度的增加，这就使得神经刺激容易发生。做直流电疗时，一定要逐渐增加治疗电流，否则患者会有电击感，就是这个道理。

H^+ 和 OH^- 浓度的变化将直接影响机体内的 pH 值，而 pH 值的微小变化将影响蛋白质胶体的结构，因而细胞的机能也相应地随之改变。另外，H^+和OH^-浓度的变化也会影响细胞膜孔壁的电性变化，从而改变膜的电渗效应。

K^+、Na^+浓度的变化以及Ca^{2+}、Mg^{2+}浓度的变化所引起的生理效应极为明显。当通直流电于人体时，由于K^+、Na^+的迁移速度比Ca^{2+}、Mg^{2+}的大，所以在阴极，K^+、Na^+浓度相对比原先变大，在阳极则相反。由于K^+、Na^+浓度增加，该处胶体的溶解度增加，因而细胞膜变得疏松，通透性变大，平时无法通过细胞膜的物质也能进入细胞内，影响了细胞的机能，在生理上表现为兴奋性升高。在阳极，由于Ca^{2+}、Mg^{2+}增加，细胞膜胶体凝缩，膜变得致密，通透性下降，甚至终止细胞内的新陈代谢，结果使兴奋性大大降低。

(三) 热效应

任何形式的电流通过人体组织都能产生热量，使组织温度升高，其微观机制是：人体组织中的离子在电场作用下不断加速得到动能，而获得动能的离子又不断与其他分子碰撞，把动能转化为热运动的内能。这样产生的热量称为焦耳热，而这种产热形式称为电阻损耗。

(四) 刺激效应

一个是足够大的外加电流通过人体在人体组织中形成局部电势，这个电流能刺激神经和激发动作电位，动作电位在神经中传播，进而引起组织反应，这种现象为刺激效应。例如，当以通电形式刺激感觉神经时，一定条件下能引起痛觉。如果刺激运动神经或肌肉，则能使受影响的肌肉或肌肉群的纤维发生收缩。

二、直流电在医学中的应用

在临床上，利用直流电可以达到治疗某些疾病的作用，这种方法被称为电疗。

(一) 直流电疗法

使较低电压的直流电通过机体用以治疗疾病的方法称作直流电疗法。其治疗作用主要有：镇静或兴奋作用，对自主神经或内脏功能的调节作用，消炎镇痛作用，对血压或肌张力的调节作用，电解拔毛和除去皮肤赘生物等。

(二) 离子透入疗法

利用直流电场的作用将药物从皮肤外引入机体的方法叫做直流电离子透入疗法，其特点是兼有直流电疗和药物两种作用，因而它的疗效比单纯的直流电疗好。离子透入疗法可以直接将所需的离子药物作用于浅部病灶上。其具体做法是：用欲引入机体的药物溶液润湿一个衬垫，把它放到机体待治疗的部位上；另一个衬垫用不含药物的温水润湿,再将电极放置在衬垫上,并注意电极电性应和药物电性相同,即正离子的药物衬垫放在阳极上,负离子的药物衬垫放在阴极上。当电极间通以电流时,药物离子在同电极的排斥作用下进入机体,然后被血液或淋巴液带往全身。例如,阳极电极可把带正电的链霉素离子、小檗碱(黄连素)离子等透入人体内,而阴极电极可把带负电的溴离子、碘离子、青霉素等离子透入体内。

离子透入和一般口服药物以及针剂注射相比具有两个优点:一是对浅部病灶可直接起作用;二是由于药物离子在皮内堆积,因此延缓了药物从体内排出的时间,从而可提高疗效。

(三) 心脏除颤器

在正常情况下,心脏有节律地运动,保证人体进行正常的血液循环,但是由于心肌冲动起源异常,或存在多源性兴奋灶等,会引起心房扑动和颤动,心室扑动和颤动及心动过速等间歇性或持续性心律失常。尤其是心室颤动时,心室无整体收缩力,会导致血液循环终止。

心脏除颤器是用电能治疗严重心律失常,特别是消除心室颤动的仪器。心脏除颤器的电路原理为电容充放电电路。除颤时,将充电后的电容器通过电极接至人体,用放电电流对心脏进行电击。瞬间的强电流电击心脏后,使心肌纤维处于除极化状态,造成暂时性心脏停搏,消除杂乱兴奋,使自律性最强的窦房结重新成为起搏点并控制整个心搏,从而恢复窦性心律的正常状态。

纯 RC 电路放电时能量过分集中,易对心肌组织造成损伤,除颤效果也不好。一般采用电容直流电阻尼放电法,即在放电回路中用电感线圈 L 代替电阻 R,与电容器串联组成 LC 放电回路。LC 电路放电电流比 RC 电路放电电流的脉冲宽,能量相对分散,所以对组织的损伤小,还可以通过选择 L 值来控制放电时间,除颤效果好。

习 题 七

7-1 一根导线载有 10A 直流电,在 20s 内有多少个电子流过它的横截面?已知每个电子所带负电荷量为 1.6×19^{-19}C。

$$[1.25 \times 10^{21} \text{ 个}]$$

7-2 两根横截面积不同的铜杆串联在一起,两端加有电压 U。通过两杆的电流是否相同?两杆的电流密度是否相同?如果两杆长度相同,它们的电压是否相同?

7-3 判断下列说法是否正确,并说明理由。

(1) 沿着电流线方向,电势必降低。

(2) 不含源支路中电流必从高电势到低电势。

(3) 含源支路中电流必从低电势到高电势。

(4) 支路两端电压为零时，支路电流必为零。

(5) 支路电流为零时，支路两端电压必为零。

7-4　在直流电疗时,通过人体的电流为 2.0mA,如果电疗电极的面积为 8cm^2,求通过电极的电流密度的大小。

[0.25mA · cm^{-2}]

7-5　如图 7-11 所示, 已知 $\varepsilon_1 = 4.0$V, $R_1 = 4.0\Omega$, $\varepsilon_2 = 2.0$V, $R_2 = 6.0\Omega$, $\varepsilon_3 = 6.0$V, $R_3 = 2.0\Omega$, 电源内阻不计, 求各支路的电流及 $U_E - U_B$。

[0A；−0.1A；−1.0A；−4.0V]

7-6　在图 7-12 所示的电路中, 已知电池 A 电动势 $\varepsilon_A = 24$V, 内电阻 $R_{iA} = 2\Omega$；电池 B 电动势 $\varepsilon_B = 12$V, 内电阻 $R_{iB} = 1\Omega$, 外电阻 $R = 3\Omega$。试计算：(1)电路中的电流；(2)电池 A 的端电压 U_{12}；(3)电池 B 的端电压 U_{34}。

[2A；20V；14V]

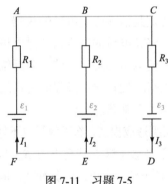

图 7-11　习题 7-5

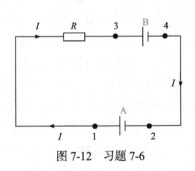

图 7-12　习题 7-6

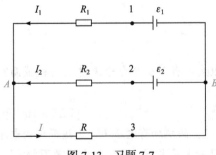

图 7-13　习题 7-7

7-7　如图 7-13 所示,把两个直流电源并联起来给一个负载供电, 电源内阻可忽略。设已知 $\varepsilon_1 = \varepsilon_2 = 220$V, $R_1 = R_2 = 10\Omega$, $R = 145\Omega$。试求每一电源所供给的电流 I_1、I_2 以及通过负载的电流 I。

[0.73A；0.73A；1.46A]

7-8　如图 7-14 所示电路中, $R_1 = 5\Omega$, $R_2 = 1\Omega$, $R_3 = 10\Omega$, $R_4 = 4\Omega$, $R_5 = 3\Omega$, $\varepsilon_1 = 10$V, $\varepsilon_2 = 2$V, $r_1 = r_2 = 1\Omega$。求通过每一支路的电流。

[13/20A；−3/10A；−7/20A]

7-9 如图 7-15 所示的电路中，若 $\varepsilon_2 = 12V$，$\varepsilon_3 = 4V$，$R_1 = 2\Omega$，$R_2 = 4\Omega$，$R_3 = 6\Omega$，安培计的读数为 0.5A，电流方向如图中箭头方向所示，如果忽略电池与安培计的内阻，求电池 1 的电动势 ε_1。

[6.6V]

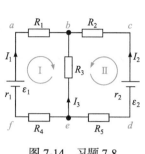

图 7-14 习题 7-8

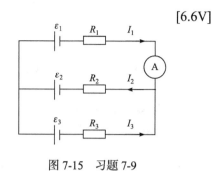

图 7-15 习题 7-9

7-10 如图 7-16 所示部分含源电路，已知 $\varepsilon_1 = 2V$，$\varepsilon_2 = 4V$，$\varepsilon_3 = 1V$，求 U_{ab}、U_{ac}、U_{bc}，并指出哪端电压势高。

[−1.7V; −1.3V; 0.4V]

7-11 如图 7-17 所示电路，$\varepsilon_1 = 24V$，$\varepsilon_2 = 6V$，$R_1 = 3.0\Omega$，$R_2 = 6.0\Omega$，$R_3 = 10.0\Omega$，$R_4 = 8.0\Omega$，求 I_3。

[−1.1A]

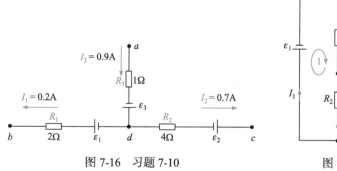

图 7-16 习题 7-10

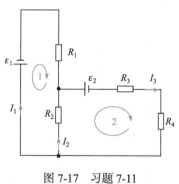

图 7-17 习题 7-11

7-12 1000Ω 的电阻器和 1μF 的电容器串接到 100V 的电源上，问：(1)电容器上最后的电荷是多少？(2)电路接通后，2.3ms 时电容器上的电荷又是多少？

[10^{-4}C; 9×10^{-5}C]

第八章 稳恒磁场

教学要求：

1. 掌握磁场中的高斯定理、毕奥-萨伐尔定律、安培环路定理、磁场对电流的作用。

2. 熟悉磁感应强度、霍尔效应。

3. 了解生物医学电磁传感器、磁场的生物效应。

我们知道，磁铁和电流周围存在着磁场，磁场也是一种特殊物质，它具有能量，在空间也有一定的分布，磁现象的本质就是电荷的运动。本章首先介绍有关磁场的基本概念，然后介绍磁场对运动电荷和电流的作用。另外，本章我们还将讨论霍尔效应以及生物磁学在医学上的应用等有关知识。

第一节 磁场 磁感应强度

一、磁感应强度

在磁铁和电流周围空间存在着磁场(magnetic field)。为了描述磁场中各点的强弱和方向，我们引入磁感应强度(magnetic induction)B 这个物理量，它是一个矢量。

由于磁场对运动电荷有力的作用，在磁场中放入正的运动电荷 q_0，根据该电荷的受力情况来定义磁场中各点磁感应强度 B 的大小和方向。这一电荷称为运动试探电荷，简称运动电荷。运动电荷本身的磁场应该足够弱，以便使它不影响我们所研究的磁场分布。

当具有一定速度的运动电荷 q_0 通过磁场某点时，我们发现该电荷的受力情况与它的速度方向和磁感应强度方向的夹角有关。当运动电荷的速度方向与磁感应强度方向一致或相反时，运动电荷所受的力为零；当这两个方向相互垂直时，运动电荷所受的力最大，设为 F_m。F_m 的大小还与运动电荷的电量 q_0 和速度 v 成正比，但 F_m 与乘积 q_0v 的比值是确定的，与 q_0v 的值无关。由此可见，比值 F_m/q_0v 是位置函数，它反映了磁场的性质，于是，我们用比值 F_m/q_0v 定义该点的磁感应强度，即

$$B = \frac{F_m}{q_0 v} \tag{8-1}$$

可见，比值 B 是一个与运动电荷的性质无关、仅与该点处磁场的性质有关的常量。

对于磁场中不同的点，该比值一般是不同的。

在 SI 制中，磁感应强度 **B** 的单位是特斯拉(T)，$1T = 1N \cdot s \cdot C^{-1} \cdot m^{-1} = 1N \cdot A^{-1} \cdot m^{-1}$。T 是一个比较大的单位，在实际工作中，经常使用较小的单位高斯(G)，$1G = 10^{-4}T$。

运动电荷在磁场中所受的力，总是与运动电荷速度 v 的方向和磁感应强度 **B** 的方向所组成的平面相垂直，当 v 和 **B** 互相垂直时，F_m、v 和 **B** 三者两两垂直，如图 8-1(a)所示。这时，磁感应强度 **B** 的方向可用右手螺旋定则来确定，即将右手拇指与其余四指垂直，先将四指的指向与 F_m 方向相同，再使其向 v 的方向弯曲，这时拇指的指向就是磁感应强度 **B** 的方向，如图 8-1(b)所示。

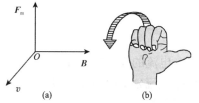

图 8-1 确定磁感应强度 **B** 的方向

二、磁通量 磁场中的高斯定理

为形象地描绘磁场的分布情况，我们在磁场中画一系列的曲线，使曲线上每一点的切线方向与该点磁感应强度 **B** 的方向一致，这样的曲线叫做磁感应线(line of magnetic induction)。为了使磁感应线也能描述磁场的强弱，规定通过垂直磁场方向单位面积的磁感应线的数目等于该处的磁感应强度 **B** 的大小。这样，磁感应线密集的地方磁场就强，磁感应线稀疏的地方磁场就弱。另外，磁感应线是一些闭合的曲线，不像电场线那样起于正电荷，终止于负电荷。

1. 磁通量 通过一给定曲面的磁感应线的总数称为通过该曲面的磁通量(magnetic flux)，是标量，用 φ 表示。设 S 是磁场中的一任意曲面，如图 8-2 所示，

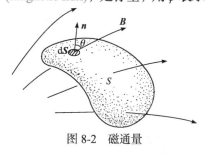

图 8-2 磁通量

在曲面上取面元 dS。dS 的法线方向与该点处磁感应强度 **B** 的方向之间的夹角为 θ，于是，通过面元 dS 的磁通量为

$$d\varphi = B_n dS = B\cos\theta dS \quad (8-2)$$

式中，B_n 为磁感应强度 **B** 在面元 dS 法线方向上的分量，那么，通过有限曲面 S 的磁通量为

$$\varphi = \int d\varphi = \int_S B_n dS = \int_S B\cos\theta \, dS \quad (8-3)$$

在 SI 制中，磁通量的单位为韦伯(Wb)，$1Wb = 1T \cdot m^2$。

2. 磁场中的高斯定理 由于磁感应线是一些闭合曲线，因此，穿入任一闭合曲面的磁感应线数(规定它为负的磁通量)必等于穿出该闭合曲面的磁感应线数(规

定它为正的磁通量)。所以，通过任一闭合曲面的总磁通量为零，即

$$\oint_S \boldsymbol{B} \cdot \mathrm{d}\boldsymbol{S} = \oint_S B\cos\theta \mathrm{d}S = 0 \tag{8-4}$$

式(8-4)称为磁场中的高斯定理，它反映了磁场是涡旋场的这一重要特性。

第二节　电流的磁场

一、毕奥-萨伐尔定律

电流的周围空间存在着磁场，为了求任意形状的电流分布所产生的磁场，可以把电流分割成许多小段 $\mathrm{d}l$，每一小段中的电流强度为 I，我们称 $I\mathrm{d}l$ 为电流元。它是矢量，其方向为 $\mathrm{d}l$ 中的电流强度方向。毕奥-萨伐尔定律(Biot-Savart's law)给出了电流元在空间某点产生的磁感应强度 $\mathrm{d}\boldsymbol{B}$。它指出，电流元 $I\mathrm{d}l$ 在空间某点 P 处产生的磁感应强度 $\mathrm{d}\boldsymbol{B}$ 的大小与电流元 $I\mathrm{d}l$ 的大小成正比，与电流元到 P 点的距离 r 的平方成反比，与 $I\mathrm{d}l$ 和 r 之间小于 π 的夹角 θ 的正弦成正比，即

$$\mathrm{d}B = k\frac{I\mathrm{d}l\sin\theta}{r^2}$$

式中，k 为比例系数，其值与介质的种类和选用的单位有关。在 SI 制中，$k = \mu_0/4\pi$，$\mu_0 = \pi \times 10^{-7}\mathrm{T\cdot m\cdot A^{-1}}$，称为真空中的磁导率(permeability of vacuum)。将 k 值代入上式得

$$\mathrm{d}B = \frac{\mu_0}{4\pi}\frac{I\mathrm{d}l\sin\theta}{r^2} \tag{8-5}$$

$\mathrm{d}\boldsymbol{B}$ 的方向垂直于 $I\mathrm{d}l$ 和 r 所在的平面，由右手螺旋定则确定，即右手弯曲的四指由 $I\mathrm{d}l$ 的方向沿小于 π 的 θ 角转向 r 的方向，则拇指的指向就是 $\mathrm{d}\boldsymbol{B}$ 方向，如图 8-3 所示。

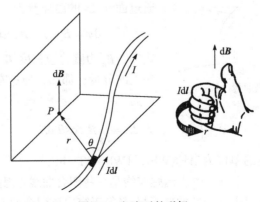

图 8-3　电流元的磁场

二、毕奥–萨伐尔定律的应用

1. 长直电流的磁场 在图 8-4 所示的长直导线中，电流 I 由下向上流动，求这个电流周围磁场中 P 点的磁感应强度。在长直导线上任取一电流元 Idl，由式(8-5)得，该电流元在 P 点所产生的磁感应强度的大小为

$$dB = \frac{\mu_0}{4\pi} \frac{Idl \sin\theta}{r^2}$$

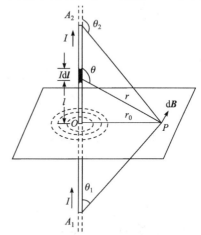

dB 的方向垂直于 Idl 和 r 所确定的平面，向纸面里。并且长直导线上各电流元在 P 点所产生的磁感应强度的方向都相同，所以，P 点的磁感应强度就等于各电流元在该点所产生的磁感应强度的代数和。对上式积分得

$$B = \int_L dB = \frac{\mu_0}{4\pi} \int_L \frac{Idl \sin\theta}{r^2} \tag{8-6a}$$

图 8-4 长直电流的磁场

上式在积分过程中有三个变量 r、Idl 和 θ，为了使变量统一，从点 P 向直导线作垂线 PO，设它的长度为 r_0。若以 O 为原点，则电流元 Idl 到原点 O 的距离为 l，由图可知

$$l = r_0 \cot(\pi - \theta) = -r_0 \cot\theta \tag{8-6b}$$

取 l 的微分，得

$$dl = \frac{r_0 d\theta}{\sin^2\theta} \tag{8-6c}$$

$$r = \frac{r_0}{\sin(\pi - \theta)} = \frac{r_0}{\sin\theta} \tag{8-6d}$$

将式(8-6c)和式(8-6d)代入式(8-6a)，得

$$B = \frac{\mu_0}{4\pi} \int_{\theta_1}^{\theta_2} \frac{I \sin\theta d\theta}{r_0} = \frac{\mu_0 I}{4\pi r_0} (\cos\theta_1 - \cos\theta_2) \tag{8-6e}$$

式中，θ_1、θ_2 分别是 A_1、A_2 端对 P 点的张角。

若导线为无限长，则 $\theta_1 = 0$，$\theta_2 = \pi$，由上式可以得到

$$B = \frac{\mu_0 I}{2\pi r_0} \tag{8-7}$$

可见，长直电流周围的磁感应强度 B 与导线中的电流成正比，与距离成反比。磁

感应线是一组围绕导线的同心圆。用右手握住直导线，使拇指的方向与电流方向一致，则四指的环绕方向就是磁感应强度的方向。

对于有限长的直导线，在 $r_0 \ll l$ 的范围内，式(8-7)仍然成立。

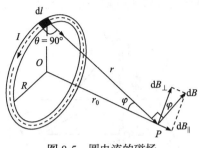

图 8-5　圆电流的磁场

2. 圆电流的磁场　在图 8-5 中，圆线圈的半径为 R，其中的电流强度为 I，它的周围也存在着磁场。现在求线圈轴线上任一点 P 处的磁感应强度。设圆电流的中心为 O，P 点距 O 点的距离为 r_0。圆电流上任一点 A 处的电流元 $I\mathrm{d}l$ 在 P 点产生的磁感应强度为 $\mathrm{d}\boldsymbol{B}$，由于 $I\mathrm{d}l$ 与 $\boldsymbol{r}$ 互相垂直，根据毕奥-萨伐尔定律得

$$\mathrm{d}B = \frac{\mu_0}{4\pi} \frac{I\mathrm{d}l}{r^2}$$

由于轴对称性，P 点的磁感应强度在垂直于轴线方向的分量 $\mathrm{d}B_\perp$ 互相抵消，因此，总磁感应强度将沿轴线方向，其大小等于 $\mathrm{d}B_\parallel = \mathrm{d}B\sin\varphi$ 的代数和，即

$$B = \oint \mathrm{d}B_\parallel = \oint \mathrm{d}B \sin\varphi = \oint \frac{\mu_0}{4\pi} \cdot \frac{I\mathrm{d}l}{r^2} \sin\varphi = \frac{\mu_0 I}{4\pi r^2} \sin\varphi \oint \mathrm{d}l$$

因为 $\sin\varphi = \dfrac{R}{r}$，$\oint \mathrm{d}l = 2\pi R$，所以

$$B = \frac{\mu_0 R^2 I}{2r^3} \tag{8-8}$$

考虑到 $r^2 = (r_0^2 + R^2)$ 和圆线圈的面积 $S = \pi R^2$，上式可写成

$$B = \frac{\mu_0 R^2 I}{2r^3} = \frac{\mu_0}{2\pi} \frac{IS}{(r_0^2 + R^2)^{3/2}} \tag{8-9}$$

可见，r_0 越大，B 越小，即距圆电流中心处磁场越弱。

圆电流轴线上的磁感应强度方向也可以用右手螺旋定则来判断，即用右手弯曲的四指代表圆线圈中的电流方向，则伸直的拇指的指向就是轴线上 $\boldsymbol{B}$ 的方向，如图 8-6 所示。

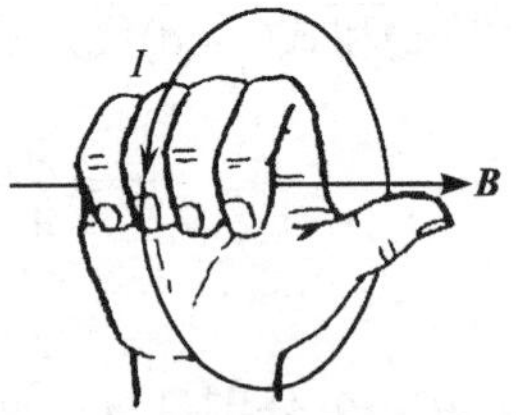

图 8-6　圆电流轴线上的磁场方向

在圆心处，$r_0 = 0$，磁感应强度为

$$B = \frac{\mu_0 I}{2R} \tag{8-10}$$

当 $r \gg R$，$r_0 \approx r$ 时，磁感应强度近似为

$$B = \frac{\mu_0 IS}{2\pi r^3} \tag{8-11}$$

3. 直螺线管电流的磁场 绕成螺线管形的线圈叫做螺线管。密绕的载流直螺线管如图 8-7(a)所示，下面计算其轴线上任一点 P 处磁感应强度。

图 8-7(b)是半径为 R、载有电流 I 的密绕直螺线管的截面图。设 $\mathrm{d}l$ 段在 P 点产生的磁感应强度为 $\mathrm{d}\boldsymbol{B}$，螺线管单位长度上的匝数为 n，则 $\mathrm{d}l$ 段相当于一个电流强度为 $nI\mathrm{d}l$ 的圆电流。根据式(8-8)，它在 P 点产生的磁感应强度为

$$\mathrm{d}B = \frac{\mu_0 R^2}{2r^3} nI\mathrm{d}l \tag{8-12a}$$

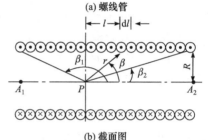

从图 8-7(b)中可以看出，$l = R\cot\beta$，对 l 微分得

$$\mathrm{d}l = -\frac{R}{\sin^2\beta}\mathrm{d}\beta \tag{8-12b}$$

又因为

$$r = \frac{R}{\sin\beta} \tag{8-12c}$$

将式(8-12b)和式(8-12c)代入式(8-12a)得

$$\mathrm{d}B = -\frac{\mu_0}{2} nI\sin\beta\mathrm{d}\beta \tag{8-12d}$$

(a) 螺线管

(b) 截面图

图 8-7 直螺线管电流的磁场

对式(8-12d)从 A_1 端到 A_2 端积分，得

$$B = \int_{\beta_1}^{\beta_2} -\frac{\mu_0}{2} nI\sin\beta\mathrm{d}\beta = \frac{\mu_0}{2} nI(\cos\beta_2 - \cos\beta_1) \tag{8-12e}$$

P 点磁感应强度的方向沿着轴线向右。

若螺线管为无限长，$\beta_1 = \pi$，$\beta_2 = 0$，这时有

$$B = \mu_0 nI \tag{8-13}$$

可见，$\boldsymbol{B}$ 的大小与考察点的位置无关，这表明密绕无限长螺线管轴线上磁场是均匀的。理论分析指出，密绕螺线管中磁感应线泄漏管外很少，其内部空间的磁场都是均匀的。

在长直螺线管任一端的轴线上，如图 8-7(b)中的 A_1 点，$\beta_1 = \dfrac{\pi}{2}$，$\beta_2 = 0$ 将其代入式(8-12e)得

$$B = \frac{1}{2}\mu_0 nI \tag{8-14}$$

说明在长直螺线管端点轴线上的磁感应强度为管内的一半。对于有限长螺线管，当 $R \ll l$ 时，式(8-13)、式(8-14)也近似适用。

第三节　安培环路定理

图 8-8(a)是垂直于长直导线的平面 S，电流 I 与该平面相交于点 O。在此平面内任取一包围电流的闭合曲线 L，设 L 的绕行方向和电流方向成右手螺旋关系。L 上任一点 A 的磁感应强度 $B = \mu_0 I / 2\pi r$，式中 r 为 A 点到电流 I 的距离，$\boldsymbol{B}$ 的方向为通过 A 点的磁感应线(图中的虚线)的切线方向，$\boldsymbol{B}$ 与过 A 点所取的线元 $\mathrm{d}l$ 的夹角为 θ。

由图可见，$\mathrm{d}l\cos\theta = r\mathrm{d}\varphi$，所以 $\boldsymbol{B}$ 沿闭合曲线 L 的线积分为

$$\oint_L \boldsymbol{B} \cdot \mathrm{d}l = \oint_L B\mathrm{d}l\cos\theta = \oint \frac{\mu_0 I}{2\pi r} r\mathrm{d}\varphi = \frac{\mu_0 I}{2\pi} \int_0^{2\pi} \mathrm{d}\varphi = \mu_0 I \tag{8-15}$$

积分的结果仅和包围在闭合曲线内的电流有关，而和所选的闭合曲线的形状无关。上式是从无限长直电流的磁场推导出来的，但它对任意形状电流所产生的磁场都是成立的，即使所取的闭合曲线不在一个平面内，上式也同样适用。如果所取的闭合曲线包含有多个电流，式(8-15)可写为

$$\oint_L B\cos\theta\mathrm{d}l = \mu_0 \sum I \tag{8-16}$$

上式表明，在电流周围的磁场中，磁感应强度 $\boldsymbol{B}$ 沿任何闭合曲线的线积分与通过该闭合曲线内电流强度的代数和成正比。这一结论叫做真空中的安培环路定理(Ampère's circuital theorem)。

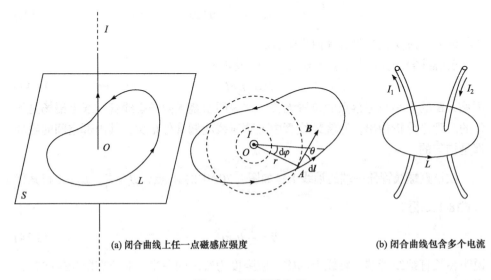

(a) 闭合曲线上任一点磁感应强度　　　　　　(b) 闭合曲线包含多个电流

图 8-8　安培环路定理

电流的正、负可按下列方法确定，如果电流的方向与积分回路的绕行方向符合右手螺旋关系，电流为正，如图 8-8(b)中 I_1；反之为负，如图 8-8(b)中 I_2；如果闭合曲线中不包含电流或包含等值反向电流，则式(8-16)右边为零。

下面求长直螺线管内的磁场。图 8-9 是一紧密缠绕的长直螺线管，通过的电流是 I，由于螺线管很长，它内部中间部分的磁场是均匀的，其方向和管的轴线平行。管外的磁场很弱，可忽略。在螺线管内选一点 P，过 P 点做一矩形封闭回路 $abcd$，对该回路应用安培环路定理得

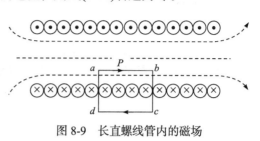

图 8-9　长直螺线管内的磁场

$$\oint B\cos\theta \mathrm{d}l = \int_a^b B\cos\theta \mathrm{d}l + \int_b^c B\cos\theta \mathrm{d}l + \int_c^d B\cos\theta \mathrm{d}l + \int_d^a B\cos\theta \mathrm{d}l = \mu_0 \sum I$$

由于 cd 段在螺线管外，$B=0$，所以 $\int_c^d B\cos\theta \mathrm{d}l = 0$；在 bc 和 da 段，由于 $\boldsymbol{B}$ 与 $\mathrm{d}\boldsymbol{l}$ 的方向垂直，所以 $\int_b^c B\cos\theta \mathrm{d}l = \int_d^a B\cos\theta \mathrm{d}l = 0$；$ab$ 段在螺线管内，管内为均匀磁场，且 $\boldsymbol{B}$ 的方向自 a 到 b，故

$$\oint B\cos\theta \mathrm{d}l = \int_a^b B\mathrm{d}l = B\overline{ab} = \mu_0 \sum I = \mu_0 \overline{ab}nI$$

$$B = \mu_0 nI \tag{8-17}$$

式(8-17)是从安培环路定理得出的，它和用毕奥-萨伐尔定律得出的结论完全相同，但方法较简便，所以在有些情况下常用安培环路定理来求电流的磁场。

第四节　磁场对运动电荷的作用

一、洛伦兹力

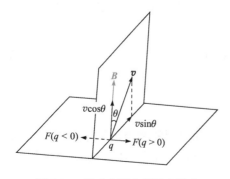

图 8-10　运动电荷在磁场中受力

电荷在磁场中运动会受到磁场力的作用，这个力称为洛伦兹力(Lorentz force)。电荷的运动速度与磁场方向垂直时洛伦兹力最大，与磁场方向平行时洛伦兹力为零。在一般情况下，电荷的运动速度 $\boldsymbol{v}$ 与磁感应强度 $\boldsymbol{B}$ 之间可以成任意角度，如图 8-10 所示。这时可以将 $\boldsymbol{v}$ 分解成平行

于 B 的分量 $v_\parallel = v\cos\theta$ 和垂直于 B 的分量 $v_\perp = v\sin\theta$ 两部分。由于与 $v_\parallel$ 方向的电荷不受力的作用，因此运动电荷在磁场中所受的力只由分量 $v_\perp$ 决定。由式(8-1)可以得出运动电荷在磁场中所受洛伦兹力的大小为

$$F = qv_\perp B = qvB\sin\theta \tag{8-18}$$

洛伦兹力的方向可以由右手螺旋定则来判定，即将右手四指的指向由 v 的方向沿着小于 π 的一侧向 B 的方向弯曲，则竖直的拇指的指向就是 F 的方向。如果是负电荷，洛伦兹力的方向和上述方向相反。

二、磁场对载流导线的作用

导线中的电流是由大量电子做定向运动形成的，这样的导线称为载流导线。当载流导线处于磁场中时，它所受的磁场力就是导线中所有电子所受的洛伦兹力的总和。在载流导线上任取一电流元 $I\mathrm{d}l$，电流元所在处的磁感应强度为 B，B 与 $I\mathrm{d}l$ 的夹角为 θ。设导线的横截面积为 S，单位体积内的电荷数为 n，则电流元中电荷的总数为 $nS\mathrm{d}l$。因为每个电荷所受的洛伦兹力 $f = qvB\sin\theta$，所以电流元受到的合力大小为 $\mathrm{d}F = nS\mathrm{d}l \cdot qvB\sin\theta$，但通过导线的电流强度 $I = nqvS$，故上式可以写成

$$\mathrm{d}F = IB\sin\theta\,\mathrm{d}l \tag{8-19}$$

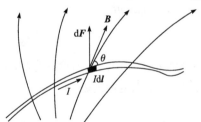

图 8-11　磁场对载流导线的作用

$\mathrm{d}F$ 就是电流元 $I\mathrm{d}l$ 在磁场中所受的力，称为安培力，上式也叫安培公式。安培力的方向也可用右手螺旋定则确定，即右手的四指由电流强度 I 的方向沿着小于 π 的一侧向磁感应强度 B 的方向弯曲，这时拇指的指向就是安培力 $\mathrm{d}F$ 的方向。图 8-11 中，$\mathrm{d}F$ 的方向垂直纸面向外。

长度为 l 的载流导线在磁场中所受的力，等于各个电流元所受安培力的矢量和，即

$$F = \int_l \mathrm{d}F = \int_l IB\sin\theta\,\mathrm{d}l \tag{8-20}$$

三、载流线圈所受磁力矩

将一矩形线圈 $abcd$ 放在匀强磁场 B 中，已知线圈的两个边长分别为 l_1 和 l_2，其中电流强度为 I，线圈平面与 B 之间的夹角为 θ，如图 8-12(a)所示。边长 ab 和 cd 两边所受的安培力分别为

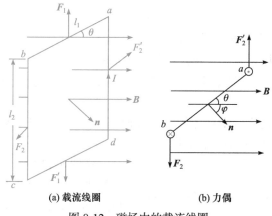

(a) 载流线圈   (b) 力偶

图 8-12 磁场中的载流线圈

$$F_1 = Il_1 B \sin(\pi - \theta) = Il_1 B \sin\theta$$

$$F_1' = Il_1 B \sin\theta$$

即 $F_1 = F_1'$，但它们的方向相反，且作用在一条直线上，所以这两个力互相抵消。边长 bc 和 da 两边所受的安培力大小分别为

$$F_2 = IBl_2$$

$$F_2' = IBl_2$$

可见 $F_2 = F_2'$，它们的方向相反，但不作用在一条直线上，形成一对力偶，如图 8-12(b)所示。由于力臂为 $l_1 \cos\theta$，因此磁场作用在线圈上的力矩大小为

$$M = IBl_1 l_2 \cos\theta$$

或

$$M = IBS \cos\theta \qquad (8\text{-}21)$$

式(8-21)中，$S = l_1 l_2$ 表示线圈平面的面积，$\boldsymbol{M}$ 为载流线圈的磁力矩。

我们用线圈的法线方向 $\boldsymbol{n}$ 来描述线圈的取向，它的方向与线圈的环绕方向有关。让右手弯曲的四指与线圈中电流的环绕方向一致，这时其拇指的指向就定义为线圈法线的正方向。$\boldsymbol{n}$ 与 $\boldsymbol{B}$ 的夹角用 φ 表示，显然，$\varphi + \theta = \pi/2$，式(8-21)可以改写成

$$M = IBS \sin\varphi$$

如果线圈有 N 匝，则

$$M = NIBS \sin\varphi$$

或

$$M = P_m B \sin\varphi \qquad (8\text{-}22)$$

式中，$P_m = NIS$，称为载流线圈的磁矩(magnetic moment)。由于磁矩 P_m 仅由载流线圈本身的条件 N、I 和 S 决定，与外磁场的情况无关，因此它是描述载流线圈本身特性的物理量。磁矩 P_m 是矢量，它的方向就是载流线圈法线的方向。单位是安·米²(A·m²)。

式(8-22)虽然是由矩形载流线圈推导出来的，但可以证明它也适用于处在均匀磁场中的任何形状的平面载流线圈。

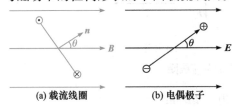

(a) 载流线圈　　　　(b) 电偶极子

图 8-13　载流线圈和电偶极子的对比

在图 8-13 中，(a)表示一处在均匀磁场中且与 B 的夹角为 θ 的载流线圈，(b)表示一处在匀强电场中且与 E 的夹角为 θ 的电偶极子。如果没有其他外力的作用，它们在磁场或电场力矩的作用下，最终都转到与磁场或电场的方向一致。

可见载流线圈在磁场中的表现与电偶子在电场中的表现非常类似，所以也称它为磁偶极子(magnetic dipole)。

四、霍尔效应

1. 霍尔效应　在均匀磁场 B 中放入通有电流 I 的导体或半导体薄片，使薄片平面垂直于磁场方向，这时在薄片的两侧产生一个电势差，这种现象叫霍尔效应(Hall effect)，产生的电势差叫做霍尔电势差。

下面我们来讨论霍尔电势差的大小。在图 8-14 中，设薄片中载流子的电量为 $+q$，漂移速度为 v，方向与电流方向一致，磁场方向与薄片垂直由下至上。这时，电荷 $+q$ 受到 $F_m = qvB$ 的洛伦兹力，因此正电荷向前表面 a 聚集，负电荷向后表面 b 聚集，形成一个

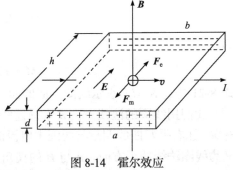

图 8-14　霍尔效应

方向由前至后的电场 E，并阻止载流子继续移动。随着两侧电荷的积累，电场逐渐加强，当电场力与洛伦兹力相等达到平衡时，则有

$$Eq = qvB$$

即薄片中形成稳定电场的场强为

$$E = vB \qquad (8\text{-}23)$$

设薄片的宽度为 h，薄片内的电场可视为均匀电场，由电势梯度与电场强度的关系可得

$$E = \frac{U_a - U_b}{h} = vB$$

或

$$U_{ab} = U_a - U_b = vBh$$

由于电流强度为 $I = JS = nqvhd$，式中 J 为电流密度，n 为单位体积内的载流子数，d 表示薄片的厚度，所以 $v = I/nqhd$，则

$$U_{ab} = \frac{1}{nq} \cdot \frac{IB}{d}$$

令 $K = \frac{1}{nq}$，上式变为

$$U_{ab} = K \cdot \frac{IB}{d} \tag{8-24}$$

式(8-24)为霍尔电势差的计算公式，式中 K 称为霍尔系数，它与薄片的材料有关，材料的载流子密度 n 越大，K 就越小。为得到较大的霍尔系数，常采用载流子浓度较低的半导体材料。

霍尔效应广泛应用于半导体材料的测试和研究上，还可利用霍尔效应做成霍尔元件来测量磁场，测量直流和交流电路的电流和功率等。

2. 量子霍尔效应　根据式(8-24)可知，对于给定的薄片，通以一定的电流 I，霍尔电势差 U_{ab} 将随磁场 **B** 线性增加。但是，在低温和强磁场的情况下，对于半导体材料的霍尔效应而言，U_{ab} 和 **B** 的对比曲线中有一系列的稳定状态，它不是一条直线，而是台阶式曲线，如图 8-15 所示。出现台阶处的电阻与材料的性质无关，而是由一个常数 (h/e^2) 除以不同的整数，于是，霍尔电阻被定义为

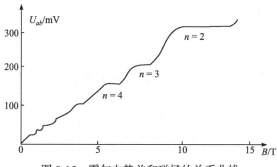

图 8-15　霍尔电势差和磁场的关系曲线

$$R_{\mathrm{H}} = \frac{U_{ab}}{I} = \frac{h/e^2}{n}, \quad n = 1, 2, 3, \cdots \tag{8-25}$$

式中 n 是整数，令 $R_{\mathrm{K}} = \dfrac{h}{e^2}$，称为冯·克利青常数(Klaus von Klitzing constant)，该常数只与普朗克常数 h 和基本电荷 e 有关。

上述现象是德国物理学家冯·克利青(Klaus von Klitzing)于 1980 年发现，称为量子霍尔效应(quantum Hall effect)，他也因此获得 1985 年诺贝尔物理学奖。

由于冯·克利青常数在测量中其测定值可以精确到 10^{-10}，所以量子霍尔效应被用来定义电阻的标准。从 1990 年开始，"欧姆"就根据霍尔电阻精确地等于 25812.807Ω 来定义了。

美国贝尔实验室的霍斯特·施特默(Horst L. Stormer)、普林斯顿大学的美籍华人崔琦，在量子霍尔效应的研究中采用更低的温度、更强的磁场，发现由式(8-25)给出的霍尔电阻 R_{H} 中，n 可以被一些连续的分数取代，这种现象称为分数量子霍尔效应(fractional quantum Hall effect)。美国斯坦福大学的罗伯特·劳克林(Robert B. Laughlin)对分数量子霍尔效应提出了理论解释。他认为，在量子霍尔效应的情况下，电子体系凝聚成具有分数电荷激发状态的新型量子流体。他还证明，在基态和激发态之间有一能隙，激发态内存在分数电荷的"准粒子"。以上三人因此共同获得 1998 年诺贝尔物理学奖。

量子霍尔效应是一个对基本物理常数有重大意义的固体量子效应，是 20 世纪以来凝聚态物理学和有关低温、超导、真空、半导体工艺、强磁场等综合发展的成果。由于 U_{ab}、I、B 等都是宏观可测的物理量，因此量子霍尔效应是一种宏观可测的量子效应。

五、质谱仪、回旋加速器及同步辐射

1. 质谱仪(mass spectrometer)　利用质谱仪可以分离质量相差只有 1 个原子质量单位(u)的轻离子，用它来测量质量的准确度可以达到千万分之一，因此被广泛地应用于实验室及医学研究上。质谱仪的基本结构如图 8-16 所示。待分析的离子经过电场加速后进入速度选择器，速度选择器由磁场 B_1 和与它互相垂直的电场 E 所组成。带电粒子在通过时受到的洛伦兹力为 $B_1 qv$，受到的电场力为 qE。当两力相等而方向相反时，即

$$B_1 qv = qE \quad \text{或} \quad v = \frac{E}{B_1}$$

离子所受合力为零，直线通过狭缝。如果离子的速度大于或小于 E/B_1，则它会

受到力的作用向旁偏转,不能通过狭缝。所有通过狭缝的离子都带同一种电荷并且具有相同的速度。当这些离子垂直进入另一个磁场,在洛伦兹力作用下做圆周运动。圆周运动的半径为

$$r = \frac{m}{q} \cdot \frac{v}{B_2} = \frac{mE}{qB_1B_2}$$

式中的 E、B_1 和 B_2 都是不变的量,因此 r 和粒子的质量电荷比 m/q 成比例。当离子的电荷相同时,r 与 m 成正比。

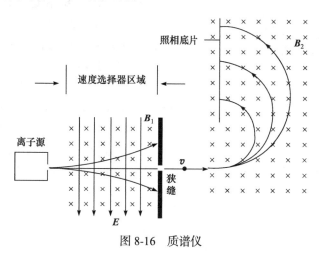

图 8-16　质谱仪

根据圆半径 r 的不同,可识别同类离子的各种同位素,由 $m = \dfrac{rqB_1B_2}{E}$ 可知,半径越大,同位素的质量越大。这些离子在磁场中运动半周后落在照相底版上,这样可将电荷相同而质量不同的离子分开,根据离子在底版上曝光的位置和浓淡程度,就可以测定和比较不同离子的质量数和丰富度。

2. 回旋加速器(cyclotron) 回旋加速器的应用也非常广泛,它利用电场和磁场诱导粒子并使之加速,从而形成一高速的带电粒子束。回旋加速器的基本结构如图 8-17 所示。回旋加速器的主要部分是一对金属制成的空盒,两盒相对应的直径边缘是相互平行的,但隔开一小窄缝,离子源位于小窄缝的中心附近。两盒接至一高频的交流电源上,所以两盒缝隙之间的电场不断地交替变化。整个容器垂直放置在一个强大的均匀磁场中。设有一电荷+q、质量为 m 的离子从离子源 S 射出。此时 D_1 为正电势的瞬间,这一离子被盒间的电场加速,并以 v_1 的速度进入 D_2 内部的无电场区域。因为这一离子的运动方向与磁场垂直,所以这一离子将做圆周运动,其半径为 $r_1 = \dfrac{mv_1}{Bq}$。如果离子走完一个半圆所需的时间内,电场反向,即它的

方向指向 D_1，当这一离子再次经过 D 盒间小窄缝时又将被加速，进入 D_1 时就具

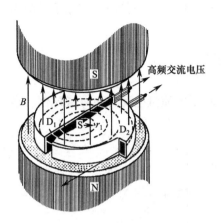

有一较大速度 v_2，并以较大的半径 $r_2 = \dfrac{mv_2}{Bq}$ 走一半圆，然后再进入缝隙中。由于离子的角速 $\omega = B\left(\dfrac{q}{m}\right)$，所以离子回旋的角速度与离子的速度和它运行圆的半径无关，而只依赖于磁感应强度 **B** 和这一离子的荷质比 (q/m)，所以离子的运动只要与交变电场保持同步，运动若干周后，被加速的离子的速度就可以达到很高。

图 8-17 回旋加速器

3. 同步辐射　在电子回旋加速器中，电子做高速 $(v \approx c)$ 圆周运动，由于电子有向心加速度，根据电磁辐射理论，电子在运动中将辐射电磁波，由这种方法产生的电磁波叫同步辐射(synchrotron radiation)。发射这种辐射的专用回旋加速器就叫同步辐射光源，其工作过程是：电子首先由电子枪发射，经直线加速器加速到接近光速，再通过运输线进入储存环，储存环由环形磁铁和直线段组成，电子受磁铁作用发生偏转，在储存环中做回旋运动，同时不断发出同步光。

同步辐射光源特点如下。①光谱连续且范围宽。由于同步辐射是非束缚态电子的辐射，所以它的光谱是连续的，从远红外、可见光、紫外直到硬 X 射线($10^3 \sim 10^{-2}$nm)。利用光栅、反射镜等各种单色器，同步辐射光可以成为单色性极强、波长可调的光源。②辐射强度高。在紫外和 X 射线波段，能提供比常规 X 射线管强度高 $10^3 \sim 10^6$ 倍的光源。③高度偏振。同步辐射在电子轨道平面内进行观察时，同步辐射光中的电场的方向就只在此平面内，磁场的方向与此平面垂直。④具有脉冲时间结构。同步辐射是一种脉冲光，脉冲宽度为 0.1～1ns，脉冲周期为μs 量级(单束团工作)或几 ns 到几百 ns 范围内可调(多束团工作)。在加速器储存环中电子以束团形式运动，电子束团长度决定了脉冲的宽度，如果电子束团的长度为 s，则脉冲宽度为 $\tau = s/c$。环形加速器的周长则决定了脉冲的周期，对于一个周长为 l 的加速器，脉冲周期为 $T = l/c$。假定只有一个束团运行，束团长 s = 3cm，在周长为 300m 的储存环中循环运行，则脉冲宽度为 0.1ns，脉冲周期为 1μs。如果用这种光来照相，可在 1ms 内拍摄 1000 张照片，这就好像用快速照相机拍摄物体的动态过程，可用来研究活的生物细胞的变化过程、化学反应过程等。⑤高度准直。对于能量为 GeV 量级的电子储存环，辐射光锥张角小于 1mrad，接近平行光束，小于普通激光束的发射角。⑥高洁净度。在洁净的高真空环境，由于同步辐射是在超高真空(储存环中的真空度为 $10^{-7} \sim 10^{-9}$Pa)的条件下产生

的，不存在普通光源中的电极溅射等干扰，是非常洁净的光源。⑦可精确预知。波谱可准确计算，其强度、角分布和能量分布都可以精确计算。

同步辐射在物理学、化学、生命科学、材料科学、医学等领域都得到了重要应用，而它在光刻方面的应用已大大提高了集成块的集成度。

六、电磁泵和电磁船

1. 电磁泵　电磁泵是一种利用作用在导电液体上的磁力来输送导电液体的装置。它的结构原理如图 8-18 所示。在液体中通以电流，使电流的方向垂直于磁感应强度 B，则液体受到一个沿管子方向的推力 $F(F=jBabl)$，使它向前流动。这种泵在医学上常用于泵运血液或其他电解溶液。它的特点是没有任何运动的部件，不会使血液中的细胞受到损害。另外，它是全部密封的，减少了污染的机会。在人工心肺机和人工肾装置中常采用电磁泵来输送液体。

2. 电磁船　电磁船的左右船舷装有电极，电流沿船体外的海水从正极流回负极，船内装有超导电磁体，产生一个强大的、垂直于海平面的磁场。接通电流后，通有电流的海水受到安培力的作用，其大小为 $F = IBL$。与此同时船体受到海水的反作用，被推向相反方向，使船前进。其原理如图 8-19 所示。电磁船的船速可达到 $180\mathrm{km} \cdot \mathrm{h}^{-1}$。另外，它节省燃料，不用螺旋桨，维修方便，是一种理想的船。

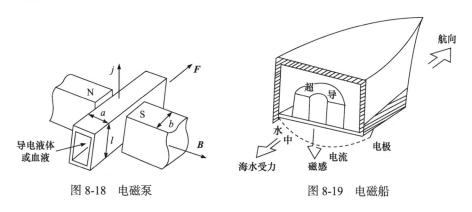

图 8-18　电磁泵　　　　　　　　图 8-19　电磁船

七、磁流体发电

磁流体是由强磁性粒子、基液及界面活性剂三者混合而成的一种稳定的胶状溶液。磁流体在静态时无磁性吸引力，只有在外加磁场作用时才表现出磁性。

传统的发电方法是利用火力、水力来带动发电机，发电机是利用线圈对磁场转动，不断地切割磁力线，在线圈中产生感生电流来发电。磁流体发电则是将带有磁流体的等离子体(主要由电子和正离子组成)在高温下以极高的速度横切喷射到具有强磁场的管道中去，等离子体中高速运动的正、负电荷在磁场中受到洛伦兹力的作用分别向两极偏移，于是在两极间产生电压。在磁流体流经的管道上，安装电极并用导线将电压接入电路中就可使用了。磁流体发电的原理如图8-20所示。

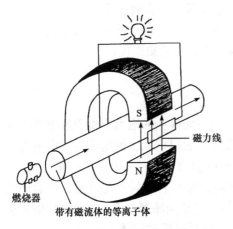

图 8-20　磁流体发电的原理

利用磁流体发电的好处主要有两点。第一，磁流体发电产生的环境污染少。这是因为它使用的一些添加材料可以和硫化合，生成硫酸钾而被回收，避免了把硫排放到空气中。第二，可以大大提高发电效率。普通火力发电燃烧燃料释放的能量中只有 20%变成电能，而磁流体发电的效率可达 50%。另外，在磁流体发电中，发电机的功率提高取决于带电流体的喷射速度和磁场强度，只要速度足够大，磁场足够强，就可使发电机功率达到 10^7kW，以满足大用电量的需求。

八、生物医学电磁传感器

用电磁感应原理制成的传感器种类很多，这里主要介绍电磁流量计(electromagnetic flowmeter，EMF)，它是一种测量血液流动速度的仪器，其原理如图8-21所示。

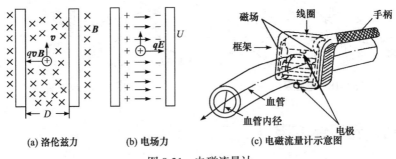

(a) 洛伦兹力　　(b) 电场力　　(c) 电磁流量计示意图

图 8-21　电磁流量计

设血液中的带电粒子以速度 v 在直径为 D 的血管中运动，它的流向与外加磁场 B 互相垂直。血流中带正电 q 的粒子受到一个大小为 qvB 的洛伦兹力，方向向左，带负电的粒子，则受到向右的洛伦兹力。这样正负粒子分别积聚在两侧

的管壁上，其间形成电势差 U 和电场 E，q 所受电场力为 Eq，两力平衡时则有

$$qvB = Eq$$

假设正负电荷均匀分布在管壁内的两侧，其间的电场可以看成是均匀电场，则

$$E = \frac{U}{D}$$

将上述两式合并得

$$v = \frac{U}{DB} \tag{8-26}$$

式(8-26)说明，血管中的血流速度 v 和血管内两壁间的电势 U 成正比。这种电磁流量计主要供心脏和动脉手术时测量血流速度使用。

第五节　磁场的生物效应

人类和动物能够感受到各种物理刺激，例如声、光、电、热等。但能否感知到磁的存在呢？生命活动中伴随有生物电的出现，因此必然也有生物磁场出现。磁场的生物效应对生物体有哪些影响？生物磁场如何测定？这些问题就是本节所要讨论的内容。

一、生物磁现象

地球是一个大磁体，在地球上的各种生物无不受其影响。研究表明，某些鸟类、海豚、鱼、蜗牛和某些细菌就是依据地磁场来定向的。

人体的许多功能和活动都是电荷的运动再通过神经系统的活动来传导的。所以，伴随着生物电现象必然有生物磁现象产生。生物磁信号非常微弱，如心磁场约为 10^{-11}T，脑磁场约为 10^{-12}T 等。产生生物磁场的另一个原因是，某些铁磁性物质被吸入肺脏或随食物进入胃肠并沉积在里面，当这些磁性物质被地磁场或外界磁场磁化后，它们就成为小磁石残留在体内，从而也在体外产生一定的生物磁场。此外，在外界因素的刺激下，生物机体的某些部位可产生一定的诱发电势，同时产生一定的诱发磁场，如 10μV 的诱发脑电势可引起 10^{-13}T 的诱发脑磁场，这种诱发的磁信号也是生物磁场。

1963 年鲍莱(Baule)、麦克菲(Mcfee)首先在人体的体表记录到心脏电流所产生的磁场，称其为心磁图(magnetocardiacgram，MCG)。心磁图在某些方面优于心电图，如对左心室肥厚和高血压的正确诊断率心磁图可达 40%～55%，而心电图只有 14%～20%。此外，心磁图的优点还在于它能测出肌肉、神经等组织损伤时所产生的直流电磁场，故早期心肌梗死所产生的损伤电势的直流电磁场在心磁图中有反映，所以对早期和小范围的心肌梗死可及早做出诊断。MCG 可诊断胎儿先天

性心脏病，将超导量子干涉仪(superconducting quantum interference device，SQUID)探头放在孕妇腹部,可将胎儿的心磁信号与母体强大的心磁信号分开，而胎儿的心电图(ECG)常常被母亲的 ECG 所遮盖，特别在 28~35 周龄的胎儿胞体产生一绝缘膜，无法测量胎儿 ECG，心磁图则不受限制。图 8-22 表示正常人同一时间同一部位的心电图和心磁图的对照，由于心磁图和心电图是由相同的心电信号产生的，因而它们的特点类似。

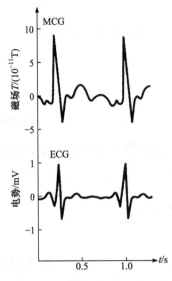

图 8-22　心电图和心磁图的对照

1968 年科恩(Cohen)首次在头颅的枕部测到自发性的α波引起的脑磁场信号，称其为脑磁图(magnetoencephalogram，MEG)。目前利用脑磁图来确定癫痫患者的病灶部位明显优于脑电图。

记录肺部各点磁场大小的图像称为肺磁图(magnetopneumogram，MPG)，它可比 X 射线更早发现肺受到磁污染的职业患者。利用灵敏的磁强计可探测到肺部强磁物质剩磁产生的肺磁场，并据此来估计肺受到的磁粉尘污染。近年来，肺磁学的研究又开拓出一个新的领域，即对细胞微结构中细胞内运动的磁性进行测量，用以了解细胞游动的力学情况。

目前对生物磁信号的测量除上述几方面外，对眼磁场、神经磁场和肌磁场等的研究也十分活跃，可望在不久的将来，上述诸方面都能获得广泛的临床应用。

二、磁场的生物效应

大量实验和临床实践表明，磁场对生命机体的活动及其生理、生化过程有一定影响。这些影响主要体现在如下几方面。

1. 磁场对生物体的作用与磁场强度、磁场类型有关　小鼠在磁场完全被屏蔽的环境中体内酶活性发生强烈的变化，寿命显著缩短；而 0.5T 的磁场则对小鼠有致死作用。恒定磁场对组织的再生和愈合有抑制作用，而脉冲磁场却对骨质愈合有良好的效果。交变磁场的频率也影响其对生物机体的作用，例如在研究磁场对血液的作用时，发现频率为 50~20000Hz 的脉冲磁场中，只有频率为 1~2kHz 的磁场会促进血液的纤溶性质，其他频率的磁场对纤溶性有抑制作用。

2. 磁场对生物体的作用与磁场方向有关　通常是当磁场方向和生物体轴线保持某一角度时其作用最大。例如，当磁场的方向是从大鼠背部指向腹部时会减少白细胞的数目。如果磁场方向是任意的，则磁场的强度要增大两倍才能明显地看到白细胞的减少。

3. 磁场的生物效应与磁场的作用时间有关 磁场的物理作用有累积效应，必须达到一定的程度后，才能触发生物效应。显然，磁场越强达到阈值的时间越短。

4. 磁疗的作用 目前磁场疗法已广泛地应用于临床，对某些疾病(如肌肉劳损、关节炎及气管炎等)均有较好的疗效。至于治疗的机制、病种、各种类型磁场的强度、作用部位、治疗时间等均在不断实践和探索中。

三、生物磁场的测定

地球磁场的强度约为 10^{-5}T，城市中的各种磁噪声也十分严重，强度可达 $10^{-8} \sim 10^{-6}$T，在这样强的磁噪声中要测量十分微弱的生物磁信号，必须有高灵敏度的磁强计和良好的磁屏蔽室，以防止周围环境的磁噪干扰。由于这些条件的限制，对生物磁信号的研究进展缓慢。直到 20 世纪 60 年代后期，随着测量技术的不断发展，陆续研制出了一系列的测量手段，如感应线圈磁强计灵敏度可达 10^{-8}T，磁通门磁强计灵敏度可达 10^{-10}T，超导量子干涉仪(SQUID)灵敏度可达 10^{-15}T。下面仅对 SQUID 磁强计作些介绍。

简单地说，SQUID 就是一个磁电变换器，由磁通量变化转变成电量的变化，由于灵敏度极高，故可以测量记录人体磁场。SQUID 的核心部件是约瑟夫森器件构成的超导环，它对环内磁通的变化非常灵敏，是一种灵敏度极高的磁场传感器。SQUID 磁强计结构示意图如 8-23(a)所示，它有三部分，第一部分即 SQUID 本身，被密封在一个超导屏蔽的小盒内，可对干扰磁场进行部分屏蔽；第二部分是检测线匝，用来探测磁场；第三部分是杜瓦瓶，内盛液氦。SQUID 及探测线圈均置于瓶中液氦内，保证其需要的温度，可达 4.2K。为了提高抗干扰能力，通常将检测

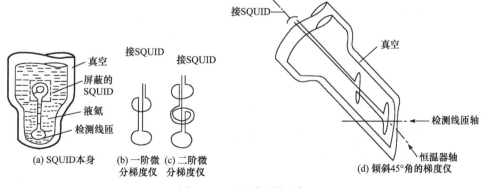

图 8-23 磁强计和梯度仪

线圈改为梯度仪，图 8-23(b)、(c)分别为一阶微分梯度仪和二阶微分梯度仪。梯度仪是由两个相隔很近、同样的线圈沿同轴反向串接而成。当两线圈所处磁场不均匀时，才有磁通变化，从而引起超导环内的磁通发生相应的变化；而在均匀磁场中时，超导环内总磁通维持恒定，即它对均匀磁场是不灵敏的，因而抵抗来自远处的磁干扰。当把每一瞬时的干扰磁场视为均匀场时，梯度仪将无信号输出给 SQUID。人体磁场在梯度仪这个小范围内是不均匀的，靠近人体的线匝处的磁场变化产生的信号必然大于另一线匝处的磁场变化产生的信号，梯度仪将两个线匝的信号差输出给 SQUID，这就提高了信噪比。当把每一瞬时干扰磁场视为均匀梯度场时，采用二阶微分梯度仪，它是由两个梯度仪同轴反向串接而成，两个梯度仪所测得的干扰磁场信号互相抵消。人体磁场不是均匀梯度场，取其信号差输出。这种二阶微分梯度仪具有更高的抗干扰能力，可使信噪比提高 3～4 个数量级。图 8-23(d)是一个倾斜 45°的梯度仪，当其沿长轴转动时，可连续测出磁场在坐标上的两个分量的值。使用磁强计时，检测线圈不与皮肤接触，可相隔 3～5cm。据报道，由于超导体研究的进展，国外有用 Y-Ba-Cu-O 超导材料制成的各种氧化物超导容器，它对外磁噪声有着优越的屏蔽效应，可使外界干扰磁场减弱至约 $1/10^7$。它比高磁导率的常规合金制成的超导屏蔽容器的屏蔽作用高 2～3 个数量级。它的另一个优点是可以用价格较低的液氮冷却。用这种超导容器制成的超导量子干涉仪，不仅进一步提高了信噪比，而且成本大大降低，对生物磁学的发展具有重要意义。

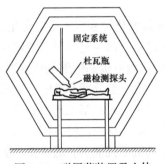

图 8-24　磁屏蔽装置及人体
接受测试时的示意图

　　如图 8-24 所示，若将人体处于磁屏蔽室中进行各种生物磁信号的测量，可得到更精确的测量结果。为了屏蔽地磁噪声，可用三层坡莫合金包围，为了屏蔽交变磁场可用铝包围，磁屏蔽室可使信噪比提高一万倍以上。我国已建有磁屏蔽室，而且正在研究高水平的超导量子干涉仪。

习　题　八

8-1　电流元在周围任意一点都产生磁场吗？

8-2　一个半径为 0.2m，阻值为 200Ω 的圆形电流回路连着 12V 的电压，回路中心的磁感应强度是多少？

$[1.9 \times 10^{-7}\text{T}]$

8-3 一无限长直导线通有 $I = 15A$ 的电流,把它放在 $B = 0.05T$ 的外磁场中,并使导线与外磁场正交,试求合磁场为零的点至导线的距离。

$$[6.0 \times 10^{-5}\text{m}]$$

8-4 如图 8-25 所示,求:(1)(a)中半圆 C 处的磁感应强度是多少?(2)(b)当总电流分成两个相等的分电流时,圆心 C 处的磁感应强度是多少?

$$\left[\left(\frac{\mu_0 I}{4a} \right); 0 \right]$$

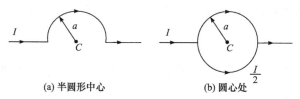

(a) 半圆形中心   (b) 圆心处

图 8-25 习题 8-4

8-5 如图 8-26 所示,一根载有电流 I 的导线由三部分组成,AB 部分为四分之一圆周,圆心为 O,半径为 a,导线其余部分伸向无限远,求 O 点的磁感应强度。

$$\left[\frac{\mu_0 I}{2\pi a} \left(1 + \frac{\pi}{4} \right) \right]$$

8-6 如图 8-27 所示,环绕两根通过电流为 I 的导线有四种环路,问每种情况下 $\oint B\cos\theta \mathrm{d}l$ 等于多少?

$$[0;\ 2\mu_0 I;\ \mu_0 I;\ -\mu_0 I]$$

8-7 一铜片厚度 $d = 2.0$mm,放在 $B = 3.0T$ 的匀强磁场中,已知磁场方向与铜片表面垂直,铜的载流子密度 $n = 8.4 \times 10^{22}\text{cm}^{-3}$,当铜片中通有与磁场方向垂直的电流 $I = 200A$ 时,问铜片两端的霍尔电势为多少?

$$[2.2 \times 10^{-5}\text{V}]$$

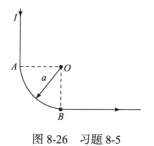

图 8-26 习题 8-5

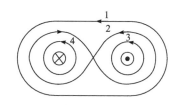

图 8-27 习题 8-6

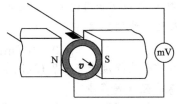

图 8-28　习题 8-8

8-8　霍尔效应可用来测量血液的速度。其原理如图 8-28 所示，在动脉血管两侧分别安装电极并加以磁场。设血管直径是 2.0mm，磁场为 0.080T，毫伏表测出的电压为 0.10mV，血流的速度多大？

[$0.63\text{m} \cdot \text{s}^{-1}$]

8-9　北京正负电子对撞机的储存环是周长为 240m 的近似圆形轨道，当环中电子流强度为 8mA 时，在整个环中有多少电子在运行？已知电子的速率接近光速。

[4×10^{10}]

8-10　心磁图、脑磁图、肺磁图记录的都是什么信号？它们在医学诊断上有哪些应用，具有什么优点？

第九章 波动光学

教学要求：

1. 掌握杨氏双缝干涉、薄膜干涉、单缝衍射、衍射光栅、马吕斯定律的基本原理。

2. 熟悉光程与光程差、圆孔衍射、自然光与偏振光的概念。

3. 了解等厚干涉、布儒斯特定律、双折射、旋光性及偏振光的干涉。

光是电磁波的一部分，可见光的波长范围为 400～760nm。19 世纪初期发现了光的干涉、衍射和偏振现象，这些现象表明光具有波动性质。以光的波动性质为基础，研究光的传播规律的学科称为波动光学(wave optics)。本章主要讨论光的干涉、衍射和偏振等现象，阐述光的波动性质和基本规律。

第一节 光 的 干 涉

干涉现象是波动过程的基本特征之一，满足一定条件的两列光相遇时，在叠加区域呈现稳定的明暗光强分布，这种现象称为光的干涉(interference of light)。

一、相干光源

由波的干涉条件知道，为使两列光波在相遇区域产生相干叠加，必须满足如下条件：①频率相同；②振动方向相同；③相差恒定。满足以上三个条件的光称为相干光(coherent light)。

两束光波相遇是经常发生的，但是光的干涉现象并不常见，其原因是太阳、白炽灯和蜡烛等常见光源发出的光是由大量原子或分子的运动状态发生变化时，分别独立发出的不连续间歇波列所组成的，每次原子或分子的独立发射只能持续 10^{-8}s 左右，发射波列的长度约为 3m；而且原子或分子发光是一个随机过程，每一个原子或分子先后发射的不同波列以及不同原子或分子同时发射的各个波列的频率、相位和振动方向都是彼此独立的。因此，两个独立光源所产生的光不可能是相干光，并且来自同一光源不同部分的光也没有相干关系。

由普通光源获得相干光，基本思路是：从同一光源的同一点发出的光波中分出两束光，当这两束光经过不同的路径再次相遇时，就能实现光的干涉。实验室中获得相干光一般采用分波阵面法，如杨氏双缝实验等；另一种是分振幅法，如薄膜干涉等。

二、杨氏双缝实验

1801 年，英国物理学家、医生托马斯·杨(Thomas Young)首先用实验的方法观察到了光的干涉现象，这就是杨氏双缝干涉实验。

杨氏双缝干涉实验的装置如图 9-1 所示，在普通单色光源后放一狭缝 S，S 后放有与 S 平行且等距离的两平行狭缝 S_1 和 S_2，两狭缝之间的距离很小，S_1 和 S_2 位于同一波阵面上，这时 S_1 与 S_2 构成一对相干光源，从 S_1 和 S_2 发出的光波在空间叠加，产生干涉现象。如果在双缝后放一屏幕，将出现一系列稳定的明暗相间的条纹，称为干涉条纹，如图 9-2 所示。这些条纹都与狭缝平行，条纹间的距离相等。

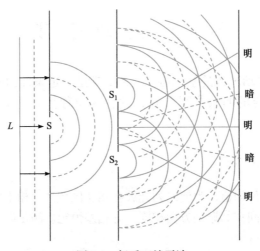

图 9-1　杨氏双缝干涉

下面根据波动理论，定量分析讨论屏幕上出现明暗条纹应满足的条件。如图 9-3 所示，设两狭缝间的距离为 d，其中点为 M，从 M 到屏的距离为 D，且 $d \ll D$。在屏上任取一点 P，P 到屏的中心点 O 的距离为 x，P 点与 S_1 和 S_2 的距离分别为 r_1 和 r_2，则由 S_1、S_2 所发出的光波到 P 点的光程差为

$$\delta = r_2 - r_1 \approx d \sin \theta \approx d \tan \theta = d \frac{x}{D}$$

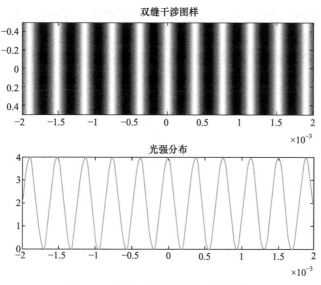

图 9-2 杨氏双缝干涉实验干涉图样

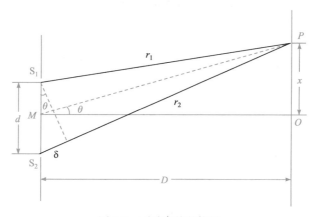

图 9-3 干涉条纹的推导

若入射光的波长为λ，则两光波在P点干涉加强，P点处出现亮条纹的条件为

$$\delta = \frac{d \cdot x}{D} = \pm k\lambda \text{ 或 } x = \pm k\frac{D}{d}\lambda, \quad k = 0, 1, 2, \cdots \tag{9-1}$$

式中，k为明条纹的级数，当$k=0$时，$x=0$，即在O点出现明条纹，称为中央明条纹或0级明条纹；与$k=1, 2, 3, \cdots$对应的明条纹分别称为第一级，第二级，第三级……明条纹。式中正、负号表示条纹在中央明条纹两侧对称分布。

两光波在P点干涉减弱，P点出现暗条纹的条件为

$$\delta = \frac{d \cdot x}{D} = \pm(2k-1)\frac{\lambda}{2} \text{ 或 } x = \pm(2k-1)\frac{D}{d}\frac{\lambda}{2}, \quad k = 1, 2, 3, \cdots \tag{9-2}$$

式中，k 为暗条纹的级数，与 $k = 1, 2, 3, \cdots$ 对应的暗条纹分别称为第一级，第二级，第三级……暗条纹。

由式(9-1)和式(9-2)，可以计算出两相邻明条纹或暗条纹中心的距离，即条纹间距为

$$\Delta x = \frac{D}{d} \lambda \tag{9-3}$$

因此干涉条纹是等间距分布的。

根据以上的讨论可知屏幕上出现的明暗条纹对称地分布在中央明条纹两侧；不同波长的单色光所产生的干涉条纹间距不同，波长越短的光波，干涉条纹越密；若用白光作光源，则只有中央明条纹是白色的，其他各级亮条纹都是由紫到红的彩色条纹，且紫色条纹靠近中央条纹一边。

三、光程

相位差的计算在分析光的叠加现象时十分重要，为了方便地计算光经过不同介质时引起的相位差，引入光程(optical path)及光程差(optical path difference)的概念。

光在介质中传播时，光振动的相位沿传播方向逐点落后。用 λ' 表示光在介质中的波长，则通过几何路程 r 时，光振动相位落后的值为

$$\Delta \varphi = \frac{2\pi}{\lambda'} r \tag{9-4}$$

同一束光在不同介质中传播时，频率相同而波长不同。用 λ 表示光在真空中的波长，用 n 表示介质的折射率，则有

$$\lambda' = \frac{\lambda}{n} \tag{9-5}$$

将式(9-5)代入式(9-4)，可得

$$\Delta \varphi = \frac{2\pi}{\lambda} nr$$

该式表示光在真空中传播路程 nr 时所引起的相位落后。由此可知，同一频率的光在折射率为 n 的介质中用过 r 的距离时引起的相位落后和在真空中通过 nr 的距离时引起的相位落后相同。为此，我们把介质的折射率与几何路程的乘积 nr 定义为光程。如果一束光在传播过程中经过几种不同的介质，则其总光程等于各段光程之和。这样折算的好处是可以统一地用光在真空中的波长 λ 来计算光的相位变化。相位差 $\Delta \varphi$ 与光程差 δ 的关系是

$$\Delta\varphi = \frac{2\pi}{\lambda}\delta \tag{9-6}$$

例如，在图 9-4 中有两种介质，折射率分别为 n_1 和 n_2。由两光源发出的光到达 P 点所经过的光程分别为 n_1r_1 和 n_2r_2，它们的光程差为 $n_2r_2 - n_1r_1$，因此光程差引起的相位差为

$$\Delta\varphi = \frac{2\pi}{\lambda}(n_2r_2 - n_1r_1)$$

式中，λ 是光在真空中的波长。

例题 9-1 在杨氏双缝实验中，双缝间距为 0.30mm，光源的波长为 600nm。

(1) 要使屏幕上干涉条纹间距为 3.0mm，屏幕应该距双缝多远？

(2) 若用折射率为 1.5、厚度为 4.0μm 的薄玻璃片遮盖狭缝 S_2，如图 9-5 所示，屏幕上的干涉条纹向下平移了多远？

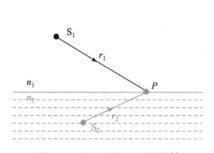

图 9-4 光程及光程差的计算

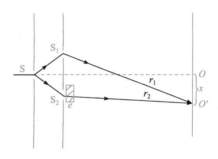

图 9-5 例题 9-1 用图

解：(1) 屏与双缝的距离为

$$D = \frac{d}{\lambda}\Delta x = \frac{0.3\times10^{-3}\times3.0\times10^{-3}}{600\times10^{-9}} = 1.5(\text{m})$$

(2) 在 S_2 未放玻璃片遮盖时，中央亮条纹的中心应处于 $x=0$ 的位置。S_2 被放玻璃片遮盖后，中央亮条纹下移至 O' 处。若设玻璃片的厚度为 e，这时中央亮条纹的光程差应表示为

$$\delta = (ne + r_2 - e) - r_1 = e(n-1) + r_2 - r_1 = e(n-1) + \frac{d}{D}x = 0$$

$$x = -\frac{e(n-1)D}{d} = -\frac{4.0\times10^{-6}\times(1.5-1)\times1.5}{0.3\times10^{-3}} = -1.0\times10^{-2}(\text{m})$$

这表示干涉条纹整体向下平移了 10mm。

在光学实验中，薄透镜是常用的光子元件。它可以改变光的传播方向，对光进行会聚、发散或产生平行光。薄透镜的引入不会产生附加光程，这是因为从物

点发出的光经透镜后会聚成一个明亮的像点；平行光通过透镜后，各光线会聚在焦点处，形成一亮点。这证明同相位的光经过透镜后到达会聚点时仍然是同相位的。薄透镜只改变光的传播方向，对近轴光线不会产生附加的光程差，这称为薄透镜的等光程性。

四、薄膜干涉

在日常生活中，我们常见到在阳光的照射下，肥皂膜、水面上的油膜以及许多昆虫(如蜻蜓、蝉、甲虫等)的翅膀上呈现彩色的花纹，这是一种光波经薄膜两表面反射后相互叠加所形成的干涉现象，称为薄膜干涉(film interference)。在高温下金属表面被氧化而形成氧化层，例如从车床上切削下来的钢铁碎屑上，也能看到由薄膜干涉而呈现美丽的蓝色。由于反射波和透射波的能量是由入射波的能量分出来的，因此形象地说，入射波的振幅被"分割"成若干部分，这种获得相干光的方法称为分振幅法。薄膜干涉一般分为等倾干涉和等厚干涉。

1. 等倾干涉　　如图 9-6 所示，折射率为 n_2 厚度均匀的薄膜处于折射率为 n_1 的均匀介质中，并设 $n_2 > n_1$。单色面光源 S 上发出的光线射到薄膜上表面 A 点，在 A 点被分成反射光线 b 与折射光线进入薄膜，折射光线在下表面 B 处反射至上表面 C 点，再折射为光线 c。根据反射和折射定律可知，光线 b 和光线 c 是两条平行光线。由于光线 b 和光线 c 是从同一入射光线分出来的两部分，故它们是利用分割振幅的方法得到相干光。所以光线 b 和光线 c 经透镜会聚到焦平面的 P 点时，会产生干涉现象。

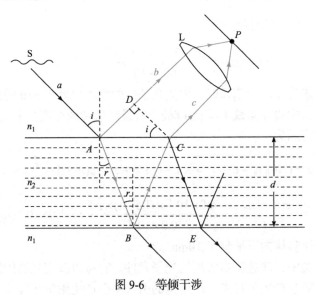

图 9-6　等倾干涉

当光波从光疏介质射向光密介质时,在两种介质的分界面处发生反射和折射,反射光相对于入射光将产生π相位突变(相当于半个波长的光程),称为半波损失(half-wave length loss)。在图 9-6 中，由于薄膜折射率 n_2 大于周围介质的折射率 n_1，反射光 b 存在半波损失，而由下表面发射的 c 光不存在半波损失。因此，b 光和 c 光的光程差可表示为

$$\delta = n_2(AB + BC) - \left(n_1 AD - \frac{\lambda}{2}\right)$$

设光在薄膜上表面 A 点的入射角为 i，折射角为 r，根据图 9-6 表示的几何关系，可求得

$$AB = BC = \frac{d}{\cos r}$$

$$AD = AC \sin i = 2d \tan r \sin i$$

由折射定律 $n_1 \sin i = n_2 \sin r$，可得

$$\delta = \frac{2n_2 d}{\cos r} - \frac{2n_2 d \sin^2 r}{\cos r} + \frac{\lambda}{2} = 2n_2 d \cos r + \frac{\lambda}{2}$$

若用入射角表示，则有

$$\delta = 2d\sqrt{n_2^2 - n_1^2 \sin^2 i} + \frac{\lambda}{2} \tag{9-7}$$

若入射角 $i = 0$(垂直入射)，则有

$$\delta = 2n_2 d + \frac{\lambda}{2} \tag{9-8}$$

在两光束的相遇处，当光程差 δ 满足

$$\delta = k\lambda, \quad k = 1, 2, 3, \cdots$$

则干涉加强，呈现亮条纹；当光程差 δ 满足

$$\delta = (2k+1)\frac{\lambda}{2}, \quad k = 0, 1, 2, \cdots$$

则干涉减弱，呈现暗条纹。

由式(9-7)可知，对于厚度均匀的薄膜，光程差只决定于光在薄膜表面的入射角 i。具有相同倾角的入射光，由薄膜两个表面发射与折射到达相遇点的光程差相同，因而它们必定处于同一条干涉条纹上。所以，把这种干涉称为等倾干涉(equal inclination interference)。

例题 9-2　照相机的透镜常镀一层透明薄膜，目的是利用干涉原理来减少表

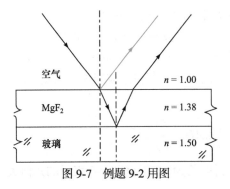

图 9-7 例题 9-2 用图

面的反射，使更多的光进入透镜。常用的增透膜是氟化镁(MgF_2)，它的折射率 $n = 1.38$。如果要使可见光谱中人眼最敏感的黄绿光($\lambda = 550nm$)有最小反射，问膜的厚度应是多少？

解：若光波垂直入射，在图 9-7 中入射角 $i=0$。由于两次反射都有半波损失，因此两反射光波互相削弱的条件是

$$\delta = 2nd = (2k+1)\frac{\lambda}{2}, \quad k = 0, 1, 2, \cdots$$

取 $k = 0$，膜的最小厚度为

$$d = \frac{\lambda}{4n} = \frac{550}{4 \times 1.38} \approx 99.6nm$$

为了减少入射光的反射，照相机镜头表面常镀一层厚度均匀的透明薄膜，如氟化镁膜。对于一般照相机，常选用人眼最敏感的波长 550nm 作为"控制波长"，使膜的光学厚度等于此波长的 1/4。在白光下观察此薄膜的反射光，黄绿色最弱，红光、蓝光相对强一些，因此镜头表面呈蓝紫色。

2. 等厚干涉 如果薄膜的厚度不均匀，同时光源离膜较远，入射角 i 可认为不变，则上下两表面反射光的光程只决定于薄膜的厚度，薄膜厚度相同的地方两表面的反射光在相遇点处的光程差相同，必定处在同一级条纹上，所以把这种干涉称为等厚干涉(equal thickness interference)。

劈尖干涉和牛顿环就是典型的等厚干涉。

(1) 劈尖干涉。一种观察劈尖干涉的装置如图 9-8(a)所示，产生干涉的部件是一个放在空气中的劈尖形状的介质薄片或膜，简称劈尖。它的两个表面都是平面，其间有一个很小的夹角 θ。实验时使平行的单色光垂直射到劈尖面上，从劈尖上下表面反射的光，在劈尖的上表面附近相遇而发生干涉。因此，观察劈尖表面时，就会看到干涉条纹。以 d 表示在入射点 A 处劈尖的厚度，则两束相干的反射光相遇时光程差为

$$\delta = 2nd + \frac{\lambda}{2} \tag{9-9}$$

式中，第一项是由于光线在介质膜中经过了 $2d$ 的几何路程引起的，第二项 $\frac{\lambda}{2}$ 是由于介质膜相对于周围空气为光密介质，这样上表面反射时有半波损失，在下表面反射时没有。这个反射时的差别就引起了附加光程差 $\frac{\lambda}{2}$。

干涉加强，形成明纹的条件是

$$\delta = 2nd + \frac{\lambda}{2} = k\lambda, \quad k = 1, 2, 3, \cdots$$

干涉减弱，形成暗纹的条件是

$$\delta = 2nd + \frac{\lambda}{2} = (2k+1)\frac{\lambda}{2}, \quad k = 0, 1, 2, \cdots$$

k 为干涉条纹的级数。

上式表明，每级明条纹或暗条纹都与一定的劈尖厚度 d 相对应，由于劈尖的等厚线是一些平行棱边的直线，所以干涉条纹是一些与棱边平行的、明暗相间的直条纹。在棱边处 $d = 0$，只是由于半波损失，两相干光相差为π，形成暗条纹，如图 9-8(b)所示。相邻两暗纹(或明纹)对应的厚度差为

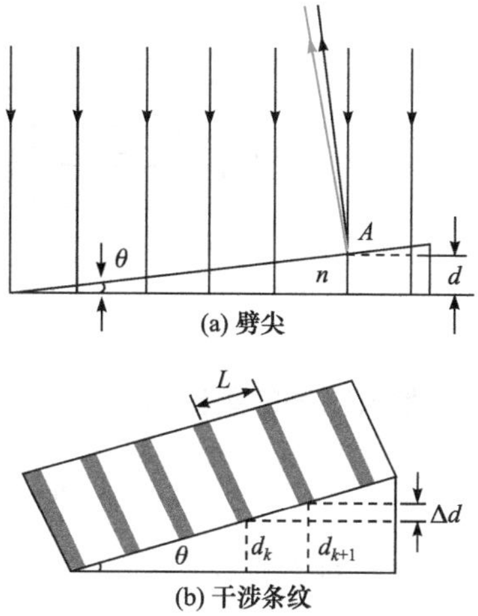

$$\Delta d = d_{k+1} - d_k = \frac{\lambda}{2n}$$

相邻两暗纹(或明纹)在劈面上的距离 L 为

$$L = \frac{\Delta d}{\sin\theta} = \frac{\lambda}{2n\sin\theta}$$

通常 θ 很小，$\sin\theta \approx \theta$，则

$$L = \frac{\lambda}{2n\theta} \tag{9-10}$$

图 9-8 劈尖干涉

可见劈尖干涉形成的干涉条纹是等间距的，且条纹间距与劈尖角 θ 有关，θ 越大，条纹间距越小，条纹越密。当 θ 大到一定程度后，条纹就密不可分了，所以干涉条纹只能在劈尖角度很小时才能观察到。

(2) 牛顿环。在一块光学平板玻璃上放置一个曲率半径 R 很大的平凸透镜，二者之间形成一薄空气层，如图 9-9 所示。当平行光垂直入射平凸透镜时，在空气层上下两表面发生反射，形成两束向上的相干光，这两束相干光在平凸透镜的凸表面处相遇而发生干涉。于是在透镜的凸表面上可以观察到一组以接触点 O 为圆心的同心圆环，这样的干涉图样称为牛顿环(Newton ring)。

两束相干光的光程差为

$$\delta = 2nd + \frac{\lambda}{2}$$

d 为空气层的厚度，n 为空气的折射率，$\frac{\lambda}{2}$ 为半波损失。显然，δ 由厚度 d 决定，因而牛顿环是等厚干涉，由于空气层的等厚线是以 O 为中心的同心圆，所以干

涉条纹是明暗相间的同心圆环。

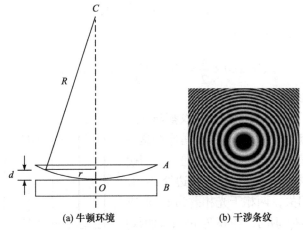

(a) 牛顿环境　　　　　　　(b) 干涉条纹

图 9-9　牛顿环

形成明环的条件为

$$2nd + \frac{\lambda}{2} = k\lambda, \quad k = 1, 2, 3, \cdots \tag{9-11}$$

形成暗环的条件为

$$2nd + \frac{\lambda}{2} = (2k+1)\frac{\lambda}{2}, \quad k = 0, 1, 2, \cdots \tag{9-12}$$

由图可知

$$r^2 = R^2 - (R-d)^2 = 2Rd - d^2$$

由于 $R \gg d$，略去高次项 d^2 得

$$d = \frac{r^2}{2R}$$

代入式(9-11)和式(9-12)可得明环的半径为

$$r = \sqrt{\frac{(2k-1)R\lambda}{2n}}, \quad k = 1, 2, 3, \cdots \tag{9-13}$$

暗环的半径为

$$r = \sqrt{\frac{kR\lambda}{n}}, \quad k = 0, 1, 2, \cdots \tag{9-14}$$

由于半径 r 与环的级次的平方根成正比，所以条纹间距是不均匀的，越往外，条纹越密。

第二节　光 的 衍 射

光绕过障碍物传播的现象称为光的衍射(diffraction of light)。干涉和衍射现象都是波动所固有的特性。

观察衍射现象的装置一般由光源、衍射缝(或孔)和观察屏三部分组成，按照它们之间距离的不同，通常把衍射分为两类：一类称为菲涅耳衍射(Fresnel diffraction)，或近场衍射，衍射缝(或孔)到光源和观察屏的距离是有限的；另一类称为夫琅禾费衍射(Fraunhofer diffraction)，或远场衍射，衍射缝(或孔)到光源和观察屏之间的距离是无限远的。下面仅讨论夫琅禾费衍射，实验中观察光的夫琅禾费衍射是借助于两个会聚透镜来实现的。其中一个会聚透镜放在衍射缝(或孔)前，把点光源发出的光变成平行光，另一个放在衍射缝(或孔)后，使经过衍射缝(或孔)后的衍射光在透镜的焦平面上成像。因为两个透镜的应用，对衍射缝(或孔)来讲，就相当于把光源和观察屏都推到无穷远去了。

一、单缝衍射

单缝衍射的实验装置如图 9-10 所示，单色线光源 S 放在透镜 L_1 的前焦点上，光透过 L_1 后成为平行光垂直照射狭缝 AB 上，观察屏 E 放在透镜 L_2 的后焦平面上。经过狭缝 AB 的各个方向的衍射光波被透镜 L_2 会聚于光屏上，在屏幕 E 上将出现明暗相间的衍射图样。

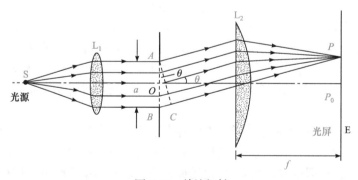

图 9-10　单缝衍射

当光源为单色光时，其衍射图样是一组与狭缝平行的明暗相间的条纹，条纹分布是不均匀的。正对狭缝的是中央明条纹，中央明条纹光强最大亦最宽，两侧对称分布着各级明暗条纹，其他明条纹的光强迅速下降且随级数的增大而逐渐减小。图 9-11 给出单缝衍射图样及光强分布。

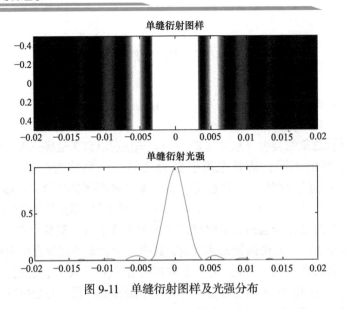

图 9-11 单缝衍射图样及光强分布

根据惠更斯-菲涅耳原理，单缝 AB 所在平面上各点都可看成是发射子波的波源，空间任一点的光振动是所有这些子波在该点的叠加。

沿光轴方向传播的光线经透镜 L_2 会聚于成像屏上的 P_0 点，各子波到达 P_0 点时相位相同，叠加后互相加强形成一亮条纹(中央明条纹)。

对于沿其他与入射方向成 θ 角方向传播的平行子波，它们经透镜 L_2 会聚在屏幕 E 上某点 P，θ 称为衍射角(diffraction angle)。从 A 点作 AC 垂直于 BC，这束平行子波的两条边缘光线之间的光程差为

$$BC = a \sin \theta$$

P 点条纹的明暗完全取决于光程差 BC 的量值。如果 BC 刚好等于入射光的半波长的整数倍，可作一些平行于 AC 的平面，使两相邻平面之间的距离都等于入射光的半波长，即 $\lambda/2$，这些平面将把狭缝处的波阵面 AB 分为整数个面积相等的部分，每一个部分称为一个半波带，如图 9-12 所示。利用半波带来分析衍射图样的方法称为半波带法。

由于各个半波带的面积相等，因而各个半波带发出的子波在 P 点引起的光振动的振幅接近相等。而相邻两半波带上的任何两个对应点发出的子波在 P 点的光程差都是 $\lambda/2$，亦即相差总是 π。经过透镜会聚，由于透镜不产生附加相位差，所以到达 P 点时相位差仍是 π。因此，相邻两半波带发出的子波在 P 点引起的光振动将完全互相抵消。

如果 BC 是半个波长偶数倍，亦即对某一衍射角 θ，单缝处的波阵面被分成偶数个半波带，则由于一对对相邻的半波带发出的光都分别在 P 点相互抵消，所有半波带的光振动在 P 点合成时，合振幅为零，P 点呈现暗条纹，即暗条纹条件为

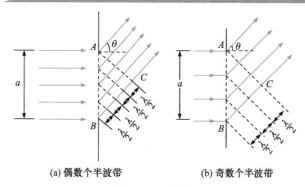

(a) 偶数个半波带   (b) 奇数个半波带

图 9-12 半波带

$$a\sin\theta = \pm k\lambda, \quad k = 1, 2, 3, \cdots \tag{9-15}$$

改变衍射角，使 BC 是半个波长的奇数倍，亦即单缝处的波阵面能被分成奇数个半波带时，则一对对相邻半波带发出的光分别在 P 点相互抵消后，还剩一个半波带发出的光到达 P 点合成，这时 P 点应为明条纹，即明纹条件为

$$a\sin\theta = \pm(2k+1)\frac{\lambda}{2}, \quad k = 1, 2, 3, \cdots \tag{9-16}$$

当 $\theta = 0$ 时，为中央亮条纹。

当然，对于任意衍射角 θ，AB 更多是不能恰好分成整数个半波带，亦即 BC 不等于半波长的整数倍，此时衍射光在观察屏上形成的光强介于最明和最暗之间。

两个对称的第一级暗条纹中心间的距离即为中央明纹的宽度。考虑到 θ 角很小，中央明纹的半角宽度为

$$\theta \approx \sin\theta = \frac{\lambda}{a} \tag{9-17}$$

若 f 为透镜 L_2 的焦距，则中央明纹的宽度为

$$\Delta x = 2f\tan\theta = 2f\sin\theta = 2f\frac{\lambda}{a} \tag{9-18}$$

屏上各级暗条纹的中心与中央明纹中心的距离为

$$x = \pm kf\frac{\lambda}{a} \tag{9-19}$$

把相邻暗条纹中心之间的距离 $f\lambda/a$ 定义为一条明纹的宽度，则其他明纹的宽度是中央明纹宽度的一半。若用白光照射，中央明纹将是白色的，但在中央明纹两侧的各级条纹中，各种单色光的明纹将随波长不同而略微错开，最靠近 P_0 的为紫色，最远的为红色。

二、圆孔衍射

将单缝衍射中的狭缝用一小圆孔来代替，那么光屏上将得到图 9-13 所示的圆孔衍射图样。图样的中央是一明亮的圆斑，周围是一组明暗相间的同心圆环形条纹，由第一暗环所包围的中央亮斑称为艾里斑(Airy disk)。大约有 83.8% 的光能集中在中央亮斑，其余 16.2% 的光能分布在各级明环上。

如果圆孔的直径为 D，光波的波长为 λ，经理论计算可得，第一暗环衍射角 θ(艾里斑的半角宽度)满足

$$\theta \approx \sin\theta = 1.22\frac{\lambda}{D} \tag{9-20}$$

若 f 为透镜 L_2 的焦距，则艾里斑的半径为

$$r = f\theta = 1.22f\frac{\lambda}{D} \tag{9-21}$$

由此可见，艾里斑的大小和衍射圆孔的孔径成反比。

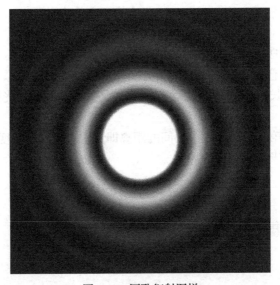

图 9-13　圆孔衍射图样

三、衍射光栅

衍射光栅(grating)由许多等宽且等间距的平行狭缝组成。平面透射光栅是衍射光栅的一种，它是在平板玻璃上刻制的，刻痕不能透光，而相邻刻痕之间的光滑部分透明，相当于单缝。缝的宽度 a 和两缝间不透光部分的宽度 b 之和，即 $d = a + b$ 称为光栅常量(grating constant)。图 9-14 为光栅衍射原理示意图。

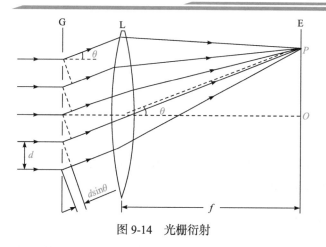

图 9-14 光栅衍射

当平面单色光波垂直照射到光栅 G 上时，光栅的每一条狭缝都要产生单缝衍射，而各条狭缝发出的子波经透镜按不同方向会聚叠加，在屏上形成光栅衍射图样。因此，光栅衍射图样是单缝衍射和多缝干涉的总效果。

在衍射角为任意角 θ 的方向上，从任意相邻两狭缝发出的光到达 P 点时，光程差都是相等的，即 $d\sin\theta$。由波动叠加规律可知，当 θ 满足

$$d\sin\theta = \pm k\lambda, \quad k = 0, 1, 2, \cdots \tag{9-22}$$

时，所有的缝发出的光到达 P 点时都将是同相的，它们将发生干涉加强而在 θ 方向形成明条纹。式(9-22)称为光栅方程。式中 k 表示明条纹的级数，$k=0$ 的明条纹称为中央明条纹，对应衍射角 $\theta=0$；$k=1,2,\cdots$时分别称为第一级，第二级……明条纹，正负号表示各级明条纹对称分布于中央明纹的两侧。

如果是复色光入射，由于各成分色光的 λ 不同，除中央明条纹外，各成分色光的其他同级明条纹将在不同的衍射角出现。

用光栅形成的光谱叫光栅光谱(grating spectrum)。光栅光谱明纹亮度大，可精确地测定光波波长。通过光栅光谱可以了解原子、分子内部结构，还可以了解物质由哪些元素组成及每种元素所占百分比。

在某些特定的 θ 角方向，若每一单缝恰能满足单缝衍射形成暗纹的条件 $a\sin\theta = \pm k'\lambda$，此时，即使同时又满足光栅方程 $d\sin\theta = \pm k\lambda$，则在此本该出现明纹的位置将缺失该明条纹，这一现象称为光栅的缺级(missing order)。在缺级处有

$$d\sin\theta = \pm k\lambda, \quad k = 1, 2, 3, \cdots$$
$$a\sin\theta = \pm k'\lambda, \quad k' = 1, 2, 3, \cdots$$

则缺级数 k 为

$$k = \pm \frac{d}{a} k', \quad k' = 1, 2, 3, \cdots \tag{9-23}$$

例如，当 $d/a = 3$ 时，则缺级的级数为 $\pm 3, \pm 6, \cdots$。

第三节 光 的 偏 振

光的干涉和衍射现象揭示了光的波动性，光的偏振现象证实了光是横波，从而证实了光的电磁理论。

一、自然光和偏振光

光是一种电磁波，其电场矢量和磁场矢量的振动方向都和波的传播方向垂直，并且它们之间也互相垂直。由于光波中产生感光作用及生理作用的主要是电场强度矢量 E，所以 E 矢量称为光矢量，E 振动称为光振动。在一般光源发出的光中包含着各个方向的光矢量，没有哪一个方向占优势，即在所有可能的方向上，E 的振幅都相等，这样的光称为自然光(natural light)，如图 9-15(a)所示。由于任何一个方向的振动都可以分解为两个互相垂直的振动分量，因此可把自然光分解成两个互相独立、等振幅、互相垂直的振动，如图 9-15(b)所示，自然光亦可用图 9-15(c)的方法表示，用和传播方向垂直的短线表示在纸面内的光振动，而用点表示和纸面垂直的光振动。

自然光经反射、折射或吸收后可能只保留某一方向的光振动。光矢量的振动只在一个固定的平面内，这样的光称为线偏振光(linear polarized light)或平面偏振光(plane polarized light)，如图 9-16(a)所示。

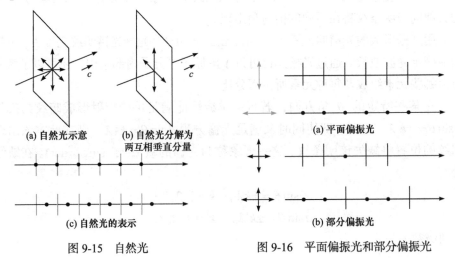

(a) 自然光示意　(b) 自然光分解为　　　　　(a) 平面偏振光
　　　　　　　　两互相垂直分量

(c) 自然光的表示　　　　　　　　(b) 部分偏振光

图 9-15　自然光　　　　　图 9-16　平面偏振光和部分偏振光

如果光振动在一个方向占优势,而其他方向上的振动较弱,那么这种光叫部分偏振光(partial polarized light),如图 9-16(b)所示。

二、起偏、检偏、马吕斯定律

从自然光获得偏振光的过程称为起偏,产生起偏作用的光学元件称为起偏器(polarizer)。偏振片是一种常用的起偏器,它只允许光波中沿某一特定方向的光矢量通过,因此通过起偏器的光波就是沿该特定方向振动的偏振光。起偏器允许光矢量通过的方向叫做偏振化方向,如图 9-17 所示。

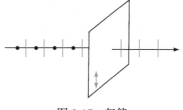

图 9-17　起偏

人眼无法辨别自然光与偏振光,用于检测光波是否偏振并确定其振动方向的装置称为检偏器(polarization analyzer),任何起偏器都可以作为检偏器。

在图 9-18 中,自然光通过起偏器 P 后成为沿起偏器偏振化方向振动的线偏振光,线偏振光射于检偏器 A。如果检偏器的偏振化方向与起偏器的偏振化方向之间的夹角为 θ,当 $\theta = 0°$ 时,偏振光可完全通过检偏器,视野为亮场。当 $\theta = 90°$ 时,偏振光完全不能通过检偏器,视野为暗场。

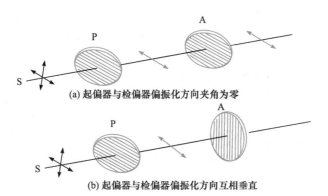

(a) 起偏器与检偏器偏振化方向夹角为零

(b) 起偏器与检偏器偏振化方向互相垂直

图 9-18　起偏与检偏

如果检偏器和起偏器的偏振化方向既不相互平行,也不相互垂直,而是成一个角度 θ,如图 9-19 所示,那么只有部分光波通过检偏器。假设在起偏器和检偏器之间的偏振光的振幅为 E_0,可以把 E_0 分解为沿检偏器偏振化方向和垂直于这一方向的两个分量 E_1 和 E_2,显然只有 E_1 可通过检偏器,透射光的振幅则为 $E_1 = E_0 \cos\theta$。因为光的强度与光的振幅的平方成正比,因此通过检偏器的偏振光强度 I 和通过前的强度 I_0 有如下关系:

$$\frac{I}{I_0} = \frac{E_1^2}{E_0^2} = \frac{E_0^2 \cos^2 \theta}{E_0^2} = \cos^2 \theta$$

即

$$I = I_0 \cos^2 \theta \tag{9-24}$$

这一公式称为马吕斯定律(Malus' law)。

由式(9-24)可知，当 $\theta = 0°$ 或 $180°$ 时，$I = I_0$ 光强最大；当 $\theta = 90°$ 或 $270°$ 时，$I = 0$，没有光从检偏器射出。当 θ 为其他值时，光强介于 0 和 I_0 之间。

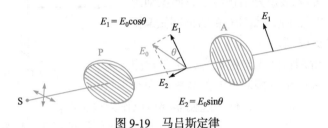

图 9-19　马吕斯定律

三、偏振光的产生

1. 反射和折射产生偏振光　自然光在两种各向同性介质的分界面发生反射和折射时，不仅光的传播方向要改变，而且光的偏振状态也要发生变化。一般情况下，反射光和折射光不再是自然光，一般都是部分偏振光。在反射光中，垂直于入射面的光振动多于平行于入射面的光振动；在折射光中，平行于入射面的光振动多于垂直于入射面的光振动，如图 9-20 所示。

1812 年，布儒斯特(D. Brewster)在实验中发现，反射光的偏振化程度和入射角有关。当入射角 i 和折射角 r 之和等于 $90°$ 时，反射光只有光振动垂直于入射面的偏振光，而平行于入射面的光振动变为零，如图 9-21 所示。这时的入射角称为布儒斯特角(Brewster angle)或起偏振角。根据折射定律有

$$n_1 \sin i_B = n_2 \sin r = n_2 \cos i_B$$

$$\tan i_B = \frac{n_2}{n_1} \tag{9-25}$$

式(9-25)称为布儒斯特定律。

对于一般的光学玻璃，反射的偏振光的强度约为入射光强度的 7.5%，大部分光能都透过玻璃。因此，仅靠自然光在一块玻璃的反射来获得偏振光，其强度是比较弱的。但如果将一些玻璃片叠成玻璃片堆，如图 9-22 所示，并使入射角为起偏角，由于在各个界面上的反射光都是光振动垂直于入射面的偏振光，所以经过玻璃片堆反射后，入射光中绝大部分的垂直光振动被反射掉。这样，

从玻璃片堆透射出的光中就只有平行于入射面的光振动,因而透射光可看成是线偏振光。

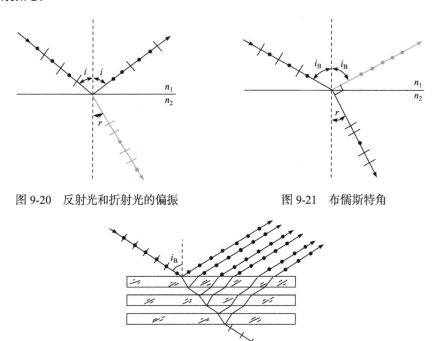

图 9-20　反射光和折射光的偏振　　　　　图 9-21　布儒斯特角

图 9-22　玻璃片堆产生线偏振光

2. 双折射产生偏振光　当我们透过透明的方解石晶体($CaCO_3$)观察书上的字迹时,可以看到字迹的双重像,如图 9-23 所示。

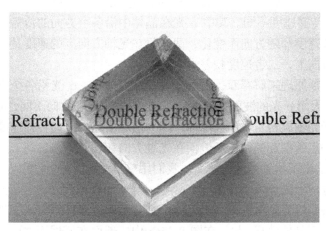

图 9-23　双折射现象

对于光学性质随方向而异的某些晶体(如方解石等)，当光线进入晶体后，一束光线可以有两束折射光，这种现象称为双折射(birefringence)。其中一束折射光线的方向遵守折射定律，叫做寻常光(ordinary light)，简称 o 光；另一束折射光线不遵守折射定律，称为非常光(extra-ordinary light)，简称 e 光，如图 9-24 所示。

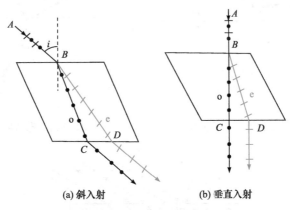

(a) 斜入射   (b) 垂直入射

图 9-24 寻常光和非常光

研究表明，在方解石晶体内存在着一个特殊的方向，光沿这个特殊的方向传播时，不发生双折射现象，这个特殊的方向称为晶体的光轴(optical axis)。光轴标志双折射晶体的一个特定方向，任何平行于这个方向的直线都是晶体的光轴。只有一个光轴的晶体称为单轴晶体(uniaxial crystal)。有两个光轴的晶体称为双轴晶体(biaxial crystal)。方解石、石英、红宝石、冰等都是单轴晶体；云母、硫黄、蓝宝石等都是双轴晶体。这里只讨论单轴晶体。

o 光和 e 光都是振动方向近似垂直的线偏振光，产生双折射的原因是 o 光和 e 光在晶体中传播速度不同。其中 o 光在晶体中沿各个方向的传播速度都相同，而 e 光的传播速度却随方向而变化，两光只在光轴方向上的速度是相等的，在垂直于光轴的方向上，二者速度相差最大。

当用惠更斯原理来解释双折射现象时，在晶体中，o 光沿各个方向的传播速度是相同的，因而 o 光的波面是球面；e 光的传播速度随方向不同，可以证明 e 光的波面是对于光轴旋转对称的椭球面。因为两光沿光轴方向传播速度相等，因此在晶体中同一点所引起的两子波波面在光轴方向相切。

图 9-25 给出了单轴晶体的波面。我们用 u_o 表示 o 光的速度，u_e 表示 e 光在垂直于光轴方向上的速度。在图 9-25(a)中，椭球面在球面之内，在光轴方向与球面相切。这表明除光轴方向外，o 光传播速度大于随方向而变的 e 光传播速度。这类晶体称为正晶体(如石英)。在图 9-25(b)中，球面在椭球面之内，在光轴方向

与椭球面相切，这表示除光轴方向外，o 光传播速度小于随方向而变的 e 光传播速度。这样的晶体称为负晶体(如方解石)。

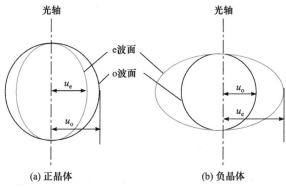

图 9-25　单轴晶体的波面

当自然光入射到晶体上时，波阵面上的每一点都可以作为子波源向晶体内发出球面子波和椭球面子波，作所有各点所发出子波的包络面，即得到晶体中 o 光的波面和 e 光的波面。从入射点引向相应子波波阵面与光波波面的切点的连线，就是晶体中 o 光和 e 光的传播方向。图 9-26 分别给出了三种不同情况下单轴负晶体中 o 光和 e 光的传播方向。

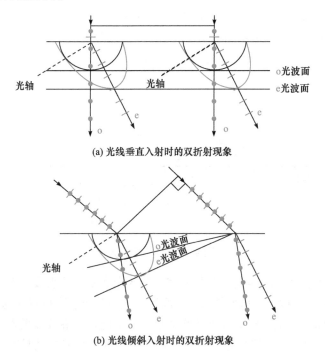

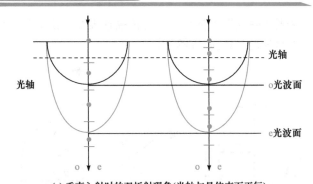

(c) 垂直入射时的双折射现象(光轴与晶体表面平行)

图 9-26　单轴晶体中 o 光和 e 光的传播方向

从图 9-26(a)和(b)可以看出 o 光、e 光折射后沿不同方向传播,产生了双折射。在图 9-26(c)中,当一束平行光正入射时(晶体的光轴平行于晶体表面),此时晶体中的 o 光和 e 光的传播方向没有分开,但两者的传播速度和折射率都不相等,因此和光线在晶体中沿光轴方向传播时具有同速度、同折射率、无双折射现象的情况是有根本区别的。

尼科耳棱镜就是利用晶体的双折射现象来获得偏振光的仪器。如图 9-27 所示,尼科耳棱镜是由两块直角的方解石棱镜用加拿大树胶黏合而成。加拿大树胶的折射率为 1.550,方解面对 o 光的折射率为 1.6584,对 e 光的折射率为 1.4864。当一束光进入尼科耳棱镜后,分成 o 光和 e 光,o 光在黏合面上发生全反射,然后被棱镜侧壁所吸收,e 光几乎无偏转地透过棱镜,从而得到线偏振光。

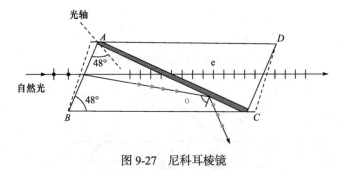

图 9-27　尼科耳棱镜

3. 二向色性产生偏振光　有些晶体,对 o 光和 e 光的吸收程度大不相同,能强烈地吸收 o 光,对 e 光却吸收很少。例如电气石晶体,当自然光通过 1mm 厚度的电气石晶体时,就能把 o 光全部吸收掉,而 e 光只是略微被吸收。自然光通过这样的晶体后就变成了偏振光。晶体对相互垂直的两个光振动具有选择吸收的这种性质，称为晶体的二向色性(dichroism)。

碘化硫酸奎宁也具有二向色性，可被用来制作偏振片。使其光轴沿一定方向排列，固定在透明的硝酸纤维或塑料片上即制成偏振片。

四、旋光性及其医学应用

1811 年，法国物理学家阿拉戈(D.F.Arago)发现，线性偏振光在晶体中沿光轴方向传播时，光的振动面会发生旋转，这种现象称为旋光性(optical activity)，

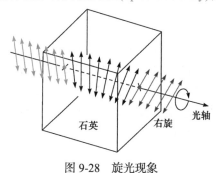

如图 9-28 所示。能够使线偏振光振动面发生旋转的物质称为旋光物质，如石英晶体、松节油、糖溶液、乳酸等。

根据旋光物质使线偏振光振动面旋转的方向不同，旋光物质分为左旋与右旋两种类型。迎着光的传播方向看，使光的振动方向逆时针旋转的物质称为左旋物质，顺时针旋转的物质称为右旋物质。

图 9-28　旋光现象

对于波长一定的线偏振光，振动面旋转的角度 θ 与物质的厚度 l 成正比，即

$$\theta = \alpha l \tag{9-26}$$

式中，α 称为旋光率，它与物质的种类及光的波长有关。例如，石英对 $\lambda = 589.0\mathrm{nm}$ 的黄光 $\alpha = 21.75(°)/\mathrm{mm}$。

在溶液中，线偏振光振动面旋转角度 θ 还与溶液的浓度 c 成正比，即

$$\theta = [\alpha]_\lambda^t cl \tag{9-27}$$

式中，$[\alpha]_\lambda^t$ 表示溶液在温度 t 时对波长为 λ 的偏振光的旋光率；c 是溶液的浓度，以单位体积溶液中含溶质的质量($\mathrm{g \cdot cm^{-3}}$)来表示；l 为溶液的厚度，以 dm 为单位。

若溶液的旋光率是已知的，则由式(9-28)可计算出溶液的浓度。利用这个原理制成了测定溶液浓度的旋光计。旋光计原理如图 9-29 所示，P 为起偏器，A 为检偏器，S 为单色光源，T 为盛放待测溶液的玻璃管。由单色光源发出的光线经起偏器 P 后变为线偏振光，在放入待测溶液前先调整检偏器 A，使 A 与 P 的偏振化方向垂直，视场最暗。当放入待测溶液后，由于旋光作用，视场由暗变亮。旋转检偏器 A，使视场重新变暗，所旋转的角度就是旋转角 θ。这样就可根据式(9-27)

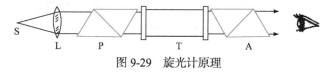

图 9-29　旋光计原理

求出浓度 c。这种测定旋光物质浓度的办法既可靠又迅速，在药品及商品检验中广泛使用。许多化合物，如樟脑、可卡因、尼古丁及各种糖类，都可用这种方法测定。专门为测定糖溶液浓度而设计的偏振器叫糖量计(saccharometer)。

第四节 偏振光的干涉 人工双折射

一、偏振光的干涉

观察偏振光干涉的基本装置如图 9-30 所示，在两正交的偏振片 P_1 与 P_2 之间放一晶片 C。单色自然光垂直入射于偏振片 P_1，通过 P_1 后或为线偏振光，通过晶片 C 后由于晶片的双折射，成为有一定相差但光振动相互垂直的两束光。这两束光入射 P_2 时，只有沿 P_2 的偏振化方向的光振动才能通过，于是就得到了两束相干的偏振光。

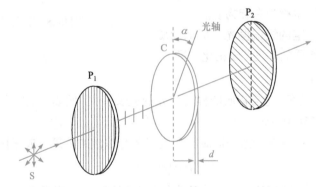

图 9-30 偏振光的干涉

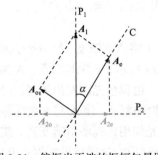

图 9-31 偏振光干涉的振幅矢量图

图 9-31 为通过 P_1、C 和 P_2 的光的振幅矢量图。这里 P_1、P_2 表示两正交偏振片的偏振化方向，C 表示晶片的光轴方向。A_1 为入射晶片的线偏振光的振幅，A_o 和 A_e 为通过晶片后两束光的振幅，A_{2o} 和 A_{2e} 为通过 P_2 后两束相干光的振幅。忽略吸收及其他损耗，由振幅矢量图可求得

$$A_o = A_1 \sin \alpha$$

$$A_e = A_1 \sin \alpha$$

$$A_{2o} = A_o \cos \alpha = A_1 \sin \alpha \cos \alpha$$

$$A_{2e} = A_e \sin\alpha = A_1 \sin\alpha\cos\alpha$$

可见在 P_1、P_2 正交时，$A_{2e} = A_{2o}$。

两相干偏振光总的相差为

$$\Delta\varphi = \frac{2\pi}{\lambda}(n_o - n_e)d + \pi \tag{9-28}$$

上式中第一项是通过晶片时产生的相差，第二项是通过 P_2 产生的附加相差。从振幅矢量图可见，A_{2o} 和 A_{2e} 的方向相反，因而附加相差π。这一附加相差和 P_1、P_2 的偏振化方向间的相对位置有关，在二者平行时没有附加相差。在 P_1 与 P_2 正交的情况下，当

$$\Delta\varphi = 2k\pi, \quad k = 1,2,\cdots$$

或

$$(n_o - n_e)d = (2k-1)\frac{\lambda}{2}$$

时，干涉加强；当

$$\Delta\varphi = (2k+1)\pi, \quad k = 1,2,\cdots$$

或

$$(n_o - n_e)d = k\lambda$$

时，干涉减弱。如果晶片厚度均匀，当用单色光入射，干涉加强时，P_2 后方的视场最明；干涉减弱时，视场最暗，并无干涉条纹。当晶片厚度不均匀时，各处干涉情况不同，视场将出现干涉条纹。

当白光入射时，对各种波长的光来讲，干涉加强和减弱的条件因波长的不同而各不相同。当晶片的厚度一定时，视场将出现一定的色彩，这种现象称为色偏振(chromatic polarization)。如果晶片各处的厚度不同，则视场中将出现彩色条纹。

色偏振现象有着广泛应用。根据不同晶体在起偏器和检偏器之间形成不同的干涉彩色图像，可精确地鉴别矿石的种类，研究晶体的内部结构。

二、人工双折射

有些本来是各向同性的介质，在人为条件(如加外力、电场、磁场)下，会变成各向异性介质，产生双折射，这种现象称为人工双折射(artificial birefringence)。

1. 光弹性效应　在机械力作用下，某些各向同性介质(如塑料、玻璃)产生各向异性的光学性质，从而产生双折射，叫做光弹性效应(photoelastic effect)。受力后发生形变的介质表现为负(或正)单轴晶体的特性，各向异性特性可用主折射率差(n_o-n_e)来量度。实验表明，(n_o-n_e)正比于应力 p，即

$$n_o - n_e = kp \tag{9-29}$$

比例系数 k 由非晶态物质的性质决定。

　　观察压力下双折射现象所用的仪器装置如图 9-32 所示。图中 P_1、P_2 为两相互正交的偏振片，E 是非晶体，S 为单色光源。当 E 受 OO' 方向的机械力 F 的压缩或拉伸时，E 的光学性质就和以 OO' 为光轴的单轴晶体相仿，E 所产生的 o 光和 e 光通过 P_2 将产生干涉，出现干涉的色彩和条纹。

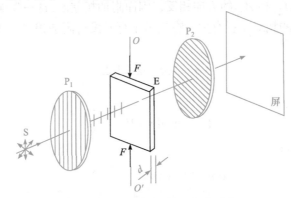

图 9-32　观察压力下的双折射实验装置

　　在桥梁、水坝机械设计中，必须了解整体结构及各部位受力的情况，常用透明材料将它们制成模型，然后对模型施加与实际情况近似的外力，观察分析屏上的影像和条纹，从而判断内部的受力情况，以便设计更加合理。这种方法叫做光测弹性方法。图 9-33 是一个光弹模型产生的干涉图样照片，图中条纹表示应力的存在，应力越集中地方，干涉条纹越密。

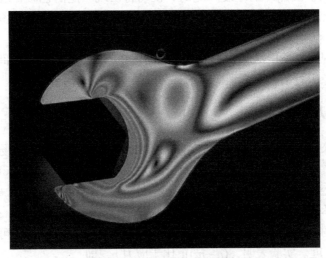

图 9-33　光测弹性干涉图样

2. 克尔效应 在强电场作用下，可以使某些各向同性的介质变为各向异性，从而产生双折射现象，这种现象称为电光效应。它是克尔(J·Kerr)在 1875 年发现的，所以也叫克尔效应(Kerr effect)。

克尔效应的实验装置如图 9-34 所示，在两正交的偏振片之间的玻璃盒(称为克尔盒)中盛有硝基苯(或二硫化碳、三氯甲烷等)，并装有长为 l，间隔为 d 的平行板电极。加电场后，两极间液体获得单轴晶体性质，其光轴方向沿电场方向。实验表明，主折射率的差值正比于电场强度的平方，即

$$n_o - n_e = kE^2 \tag{9-30}$$

式中，k 为克尔系数，它与液体的种类有关。

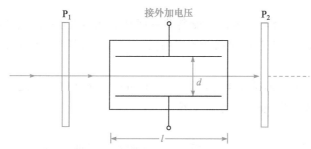

图 9-34 克尔效应实验装置

线偏振光通过液体时产生双折射，通过液体后，o 光和 e 光的相位差为

$$\Delta\varphi = \frac{2\pi}{\lambda}l(n_o - n_e) = \frac{2\pi}{\lambda}lkE^2$$

如果两极间所加的电压为 U，则

$$\Delta\varphi = \frac{2\pi}{\lambda}lk\frac{U^2}{d^2}$$

当电压 U 变化时，相位差随之变化，从而使透过 P_2 的光强也随之变化，因此可以用电压对偏振光的光强进行调制。克尔效应的产生和消失所需时间极短，约为 10^{-9} s，因此可以做成几乎没有惯性的光断续仪器，已广泛用于高速摄影、激光通信和电视等装置中。

另外，有些晶体特别是压电晶体在加电场后也能改变其各向异性性质，其主折射率的差值与所加电场强度成正比，所以称为线性电光效应，又称泡克尔斯(Pockels)效应。

习 题 九

9-1 在杨氏实验中狭缝 S_1 被透明玻璃片挡住，中央零级亮条纹会向哪侧移动？

9-2　在杨氏实验中，两条狭缝相距 0.4mm，屏与缝相距 1.6m，且第 2 明条纹距离中央明条纹为 4mm，求此光波的波长。

[500nm]

9-3　用折射率为 $n=1.58$ 的很薄的云母片覆盖在双缝实验的一条缝上，这时屏上的第 7 级亮纹移动到原来的零级亮纹的位置上，如果入射光的波长为 550nm，此云母片的厚度是多少？

[6.6μm]

9-4　用一层透明物质涂在玻璃上，使波长为 520nm 的光反射最少，玻璃的折射率为 1.5，透明物质的折射率为 1.3，求涂层的厚度。

[100nm]

9-5　用单色光观察牛顿环，测得某一明环直径为 3.00mm，它外面第 5 个明环直径为 4.60mm，平凸透镜的曲率半径为 1.03m，求单色光的波长。

[590nm]

9-6　钠光(598nm)通过单缝后在 1m 处的屏上产生衍射条纹，若两个第一级暗纹之间的距离为 2mm，求单缝宽度。

[0.589mm]

9-7　一单色光垂直入射一单缝，其衍射的第三级明纹的位置上恰好与波长为 600nm 的单色光入射该缝时衍射的第二级明纹位置重合，求该单色光的波长。

[428.6nm]

9-8　用波长为 500nm 的单色光垂直照射到一宽度为 0.5mm 的单缝上，在缝后置一焦距为 0.8m 的凸透镜，试求屏上中央明纹宽度和其他明纹宽度。

[1.6×10^{-3}m, 0.8×10^{-3}m]

9-9　一束平行光垂直地射向具有每厘米 5000 条刻纹的光栅，所成的二级明纹谱线与原入射方向成 30°角，求该光波的波长。

[500nm]

9-10　一束白光垂直入射光栅，如果其中某一光波的三级像与波长为 600nm 的光波的二级像重合，求这一光波波长。

[400nm]

9-11　用波长为 589nm 的钠光，垂直入射到每毫米 500 条缝的光栅上，最多能看到第几级明纹？

[3 级]

9-12　两块偏振片的偏振化方向互相垂直，在它们之间插入两块偏振片，使相邻两偏振片偏振化方向夹角都是 30°。如果入射自然光的强度为 I_0，求通过所有偏振片后的光强。

[$0.21I_0$]

9-13　使自然光通过两个偏振化方向成60°角的偏振片,透射光强为I_1,今在两个偏振片之间插入另外一偏振片,它的偏振化方向与前两个偏振片均成30°角,则透射光强为多少?

$$\left[\frac{9}{4}I_1\right]$$

9-14　水的折射率是1.33,玻璃的折射率为1.50,当光由水中射向玻璃而反射时,起偏角是多少? 当光线由玻璃射向水而反射时,起偏角又为多少?

[48.43°, 41.56°]

第十章 几何光学

教学要求：

1. 掌握单球面折射、共轴球面系统、薄透镜成像规律、显微镜放大率及分辨本领。

2. 熟悉人眼光学系统特点、人眼屈光不正及矫正方法。

3. 了解厚透镜成像特点。

在光的传播过程中，如果光的波长远小于它所遇到障碍物的线度大小，光的衍射现象不明显，光的波动性就可以被忽略，认为光是沿直线传播的。

几何光学(geometrical optics)是以光的直线传播为基础，用几何作图的方法研究光在透明介质中的传播及成像规律的。在医学领域，眼睛视觉的物理原理、多种显微镜和内窥镜以及许多新型光学仪器的光学原理都是以几何光学为基础的。本章主要学习几何光学的基本知识及其在医学上的应用。

第一节 球面折射

一、单球面折射

当光线由一种介质进入另一种介质，而且两种介质的分界面是球面的一部分时，所产生的折射现象称为单球面折射(refraction at simple spherical surface)。单球面折射是我们了解各种透镜和眼睛光学系统的基础。

1. 物像公式 在图 10-1 中，APB 代表单球面，C 为球面的曲率中心，r 为曲率半径，n_1、n_2 分别表示球面两侧介质的折射率，假设 $n_2 > n_1$。点光源位于 O 点，OC 连线称为主光轴(principal axis)，球面与主光轴的交点 P 为折射面的顶点。

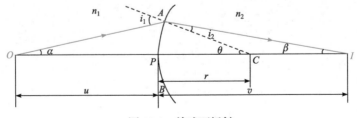

图 10-1 单球面折射

现研究自点光源 O 点发出的光线经单球面折射后所成像的位置。从 O 点发出的光线，沿主光轴行进的方向不变，而沿近光轴的任一方向 OA 进行的光线，经折射后与主光轴交于 I 点，则 I 就是点光源 O 的像。以 u 代表物距 OP，v 代表像距 PI，对于入射光线 OA 来说，AC 是法线，入射角为 i_1，折射角为 i_2，根据折射定律

$$n_1 \sin i_1 = n_2 \sin i_2$$

由于 OA 为近轴光线，AP 的长度比 u、v、r 都小得多，因此角度 i_1 和 i_2 都很小，$\sin i_1$ 和 $\sin i_2$ 可以用 i_1 和 i_2 来代替，这样折射定律可写成

$$n_1 i_1 = n_2 i_2$$

从图 10-1 中可见，$i_1 = \alpha + \theta$，$i_2 = \theta - \beta$，从而可得出

$$n_1(\alpha + \theta) = n_2(\theta - \beta)$$

移项整理后得

$$n_1 \alpha + n_2 \beta = (n_2 - n_1)\theta$$

由于 α、β 和 θ 和角度都很小，所以有

$$\alpha \approx \tan\alpha \approx \frac{AP}{u} , \quad \beta \approx \tan\beta \approx \frac{AP}{v} , \quad \theta \approx \tan\theta \approx \frac{AP}{r}$$

代入上式，消去 AP 可得

$$\frac{n_1}{u} + \frac{n_2}{v} = \frac{n_2 - n_1}{r} \tag{10-1}$$

式(10-1)为单球面折射公式，它只适用于近轴光线，即 α 不能太大，否则来自同一点的光线经球面折射后不能在一点成像。

式(10-1)对于一切凸球面和凹球面都适用，但必须采用下面的符号规定：实物、实像的 u 和 v 取正号；虚物、虚像的 u 和 v 取负号；凸球面对着入射光线时 r 取正号，反之取负号。

由实际光线相交所形成的点为实物(点)或实像(点)，而由光线的延长线相交所形成的点为虚物(点)或虚像(点)。

在单球面折射公式中，公式右端的部分只与球面两侧介质的折射率和球面的曲率半径有关，对于给定的介质和球面，此式是一个恒量，表示球面的折射本领，称为折射面的焦度(dioptrics trength)，用 Φ 表示

$$\Phi = \frac{n_2 - n_1}{r} \tag{10-2}$$

如果式(10-2)中 r 的单位为 m，则 Φ 的单位是屈光度(diopter)，以 D 表示，1D = 1m^{-1}。由此可知，折射面的焦度 Φ 与折射面的曲率半径 r 成反比，与两侧介质折射率之差成正比。

例题 10-1 2m 深的游泳池，给人的感觉深度是多少？空气的折射率为 1.0，水的折射率为 4/3。

解：由题意知，$n_1 = 4/3$，$n_2 = 1.0$，$u = 2m$，$r = \infty$，代入式(10-1)

$$\frac{4/3}{2} + \frac{1}{v} = \frac{1 - 4/3}{\infty}$$

解得

$$v = -1.5m$$

2 m 深的游泳池给人的感觉深度只有 1.5m。

2. 焦点和焦距 当点光源位于主光轴上某点 F_1 时，如果它所发出的光线经折射后变为平行光线，如图 10-2(a)所示，那么点 F_1 称为第一焦点。从 F_1 到球面顶点 P 的距离称为第一焦距，用 f_1 表示。可将 $v = \infty$ 代入式(10-1)求出

$$f_1 = \frac{n_1}{n_2 - n_1} r \tag{10-3}$$

当点光源位于无限远处时，如果它所发出的平行于主光轴的光线经折射后会聚于主光轴上某点 F_2，如图 10-2(b)所示，那么点 F_2 称为第二焦点。从 F_2 点到球面顶点 P 的距离，称为第二焦距，用 f_2 表示。可将 $u = \infty$ 代入式(10-1)求出

$$f_2 = \frac{n_2}{n_2 - n_1} r \tag{10-4}$$

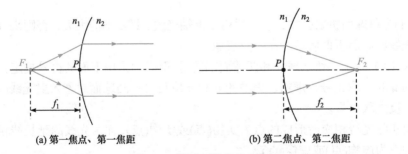

(a) 第一焦点、第一焦距   (b) 第二焦点、第二焦距

图 10-2 单球面的焦点与焦距

从式(10-3)和式(10-4)可以看出，单球面折射面的两个焦距是不相等的，它们的比值等于两侧介质折射率之比，即

$$\frac{f_1}{f_2} = \frac{n_1}{n_2} \tag{10-5}$$

由式(10-2)、式(10-3)和式(10-4)可以得出折射面两焦距和焦度的关系式：

$$\Phi = \frac{n_1}{f_1} = \frac{n_2}{f_2} \tag{10-6}$$

将式(10-1)两端同时除以等式的右端，再考虑式(10-3)、式(10-4)，则有

$$\frac{f_1}{u}+\frac{f_2}{v}=1 \tag{10-7}$$

这就是在近轴光线条件下单球面折射成像的高斯公式。

二、共轴球面系统

一个光学系统，由若干个折射面组成，而且这些曲面的曲率中心又都在一条直线上，此系统称为共轴球面系统(coaxial spherical system)，曲率中心所在的直线称为共轴球面系统的主光轴。人眼就是一个共轴球面系统。

研究物体在共轴球面系统中所成的像，可以采用逐次成像法，即先求出物体通过第一折射面后所成的像 I_1，以 I_1 作为第二折射面的物，再求出它通过第二折射面后所成的像 I_2，以此类推，直到求出最后一个折射面所成的像为止。

例题 10-2 一玻璃球($n=1.5$)的半径为 10cm，如图 10-3 所示，一点光源放在球前 40cm 处,求近轴光线通过玻璃球后所成像的位置。

解：对于第一折射面来说，$n_1=1$，$n_2=1.5$，$u_1=40$cm，$r_1=10$cm，代入式(10-1)可得

$$\frac{1}{40}+\frac{1.5}{v_1}=\frac{1.5-1}{10}$$

解得 $v_1=60$cm。

若没有第二折射面，第一折射面所成的像 I_1 应在 P_1 点右侧 60cm 处。由于 I_1 在第二折射面后面(右侧)，因此 I_1 对第二折射面是一个虚物，物距 $u_2=-(60-20)$cm $=-40$cm，这时 $n_1=1.5$，$n_2=1$，$r_2=-10$cm，代入式(10-1)可得

$$\frac{1.5}{-40}+\frac{1}{v_2}=\frac{1-1.5}{-10}$$

解得 $v_2=11.4$cm。

因此最后所成的实像在玻璃球后 11.4cm 处。

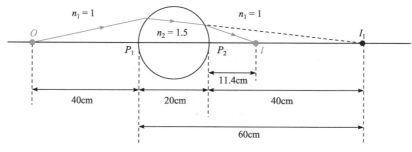

图 10-3 例题 10-2 用图

第二节 透 镜

由两个折射面组成的共轴光学系统称为透镜(lens)，两个折射面之间是均匀透明介质。常用的是球面透镜，透镜的两个折射面是球面，或其中一个是球面，另一个是平面。此外还有柱面透镜、椭球面透镜。透镜的两个折射面与主光轴交点的距离称为透镜的厚度。若透镜的厚度与焦距相比可以忽略，则称其为薄透镜(thin lens)，厚度不可以忽略时则称其为厚透镜(thick lens)。薄透镜按结构，可分为凸透镜和凹透镜两大类。中央厚边缘薄的叫凸透镜，中央薄边缘厚的叫凹透镜，图 10-4 所示。按光学性质可分为会聚透镜和发散透镜两大类。如果组成透镜材料的介质的折射率大于镜外介质的折射率，凸透镜就是会聚透镜，凹透镜就是发散透镜。

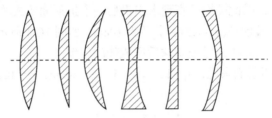

图 10-4 薄透镜的种类

一、薄透镜

1. 薄透镜公式 如图 10-5 所示，若将折射率为 n 的薄透镜置于折射率为 n_0 的介质中，由点光源 O 发出的光经透镜折射后成像于 I 处。

以 u_1、v_1、r_1 和 u_2、v_2、r_2 分别表示第一折射面和第二折射面的物距、像距和曲率半径。以 u、v 分别表示透镜的物距和像距。由于是薄透镜，这些量均可以从光心算起，则 $u=u_1$，$u_2=-v_1$，$v=v_2$，代入式(10-1)可得

$$\frac{n_0}{u}+\frac{n}{v_1}=\frac{n-n_0}{r_1}$$

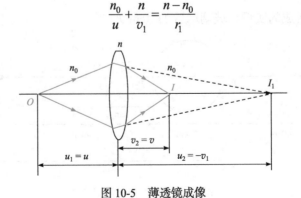

图 10-5 薄透镜成像

及

$$\frac{n}{-v_1} + \frac{n_0}{v} = \frac{n_0 - n}{r_2}$$

两式相加后得

$$\frac{1}{u} + \frac{1}{v} = \frac{n - n_0}{n_0}\left(\frac{1}{r_1} - \frac{1}{r_2}\right) \tag{10-8}$$

若透镜处于空气中，这时 $n_0 = 1$，则上式可简化为

$$\frac{1}{u} + \frac{1}{v} = (n-1)\left(\frac{1}{r_1} - \frac{1}{r_2}\right) \tag{10-9}$$

以上两式称为薄透镜成像公式，只要遵守式(10-1)中的符号规定，式(10-8)、式(10-9)对各种形状的凸透镜和凹透镜都是适用的。

薄透镜也有两个焦点，当薄透镜两侧介质的折射率相同时，由式(10-8)可以证明，两个焦距相等，其值为

$$f = \left[\frac{n - n_0}{n_0}\left(\frac{1}{r_1} - \frac{1}{r_2}\right)\right]^{-1} \tag{10-10}$$

若透镜处在空气中，这时 $n_0 = 1$，则上式可简化为

$$f = \left[(n-1)\left(\frac{1}{r_1} - \frac{1}{r_2}\right)\right]^{-1} \tag{10-11}$$

将 f 值代入薄透镜公式可得

$$\frac{1}{u} + \frac{1}{v} = \frac{1}{f} \tag{10-12}$$

此式为薄透镜成像的高斯公式。

透镜的焦距越短，它对光线的会聚或发散本领越强，因此，通常用焦距的倒数 $\frac{1}{f}$ 来表示透镜的会聚或发散本领，称为透镜的焦度，用 Φ 表示，即 $\Phi = \frac{1}{f}$。当焦距以米为单位时，焦度的单位为 D(屈光度)。会聚透镜的焦度为正，发散透镜的焦度为负。在眼镜业中焦度的单位是度，1 屈光度 $= 100$ 度。

例题 10-3 求图 10-6 中平凸透镜在空气中的焦距。设透镜的折射率为 1.50。

解：先假设光线从凸面入射，这时 $r_1 = 30\text{cm}$，$r_2 = \infty$，$n = 1.5$，代入式(10-11)可得

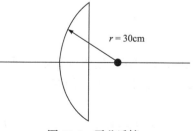

图 10-6 平凸透镜

$$f = \left[(1.5-1)\left(\frac{1}{30} - \frac{1}{\infty} \right) \right]^{-1} = 60\text{cm}$$

再假设光线从平面入射，这时 $r_1 = \infty$，$r_2 = -30\text{cm}$，$n = 1.5$，代入式(10-11)可得

$$f = \left[(1.5-1)\left(\frac{1}{\infty} - \frac{1}{-30} \right) \right]^{-1} = 60\text{cm}$$

由此可见，对薄透镜来说，不管光线从哪一面入射，焦距都是一样的。

2. 薄透镜的组合　由两个或两个以上的薄透镜组成的共轴系统称为薄透镜组。例如，显微镜的目镜和物镜是由薄透镜组合而成的透镜组，透镜组的成像可采用逐次成像来解决，即先求出第一透镜所成的像，将这个像作为第二透镜的物

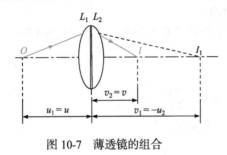

图 10-7　薄透镜的组合

(实物或虚物)，再求出第二透镜所成的像，依次类推，得出最后一个透镜的像，便是透镜组的像。

下面来讨论两个薄透镜密切接触时，物距 u 和像距 v 的关系。如图 10-7 所示，假设透镜组的厚度仍可忽略，物体通过第一透镜成像于 I_1，相应的物距 u 和像距 v_1 的关系为

$$\frac{1}{u} + \frac{1}{v_1} = \frac{1}{f_1}$$

对于第二个透镜，$u_2 = -v_1$(虚物)，故有

$$\frac{1}{-v_1} + \frac{1}{v} = \frac{1}{f_2}$$

两式相加得

$$\frac{1}{u} + \frac{1}{v} = \frac{1}{f_1} + \frac{1}{f_2}$$

或

$$\frac{1}{u} + \frac{1}{v} = \frac{1}{f}$$

式中，f 表示透镜组的等效焦距。如果用 Φ_1、Φ_2 和 Φ 分别表示第一透镜、第二透镜和透镜组的焦度，则有

$$\Phi = \Phi_1 + \Phi_2$$

此关系被用来测定透镜的焦度。例如，要测定一个近视眼的镜片(凹透镜)的焦度

时，可以用已知焦度的凸透镜和它密切接触，找出等效焦度为零的组合(即光线通过透镜组后既不会聚也不会发散)，即

$$\varPhi_1 + \varPhi_2 = 0 \quad 或 \quad \varPhi_1 = -\varPhi_2$$

即凹透镜的焦度在数值上和凸透镜的焦度相等。

二、厚透镜

研究厚透镜的成像规律，采用共轴系统逐次成像的方法比较麻烦，若利用共轴系统基点(cardinal point)的概念，可使问题简化。这种方法适用于包括厚透镜在内的一切共轴系统。共轴系统存在三对基点，只要知道三对基点的位置，就可以用作图的方法求出物与像间的关系。

1. 一对焦点　任何共轴折射系统的作用是将光束会聚或发散，因此，它也有两个等效的主焦点。把点光源放在主光轴的某一点上，若它的光束经折射系统后变为平行于主光轴的光束，如图 10-8 中的光线①，与主光轴的交点 F_1 就是系统的第一主焦点。平行于主光轴的光束，如图 10-8 中的光线②，通过折射系统后与主光轴的焦点 F_2，称为系统的第二主焦点。

2. 一对主点　在图 10-8 中，通过 F_1 的入射线①的延长线和通过系统后平行于主光轴的射出线的反向延长线相交于 B_1 点，过 B_1 点作一垂直于主光轴的平面，与主光轴交于 H_1 点，这点就称为该折射系统的第一主点(primary principal point)。平面 B_1H_1 称为第一主平面(primary principal plane)。平行于主光轴的入射线②的延长线与射出线的反向延长线相交于 A_2 点上，过 A_2 作一垂直于主光轴的平面与主光轴交于点 H_2，这一点称为该折射系统的第二主点(secondary principal point)。平面 A_2H_2 称为第二主平面(secondary principal plane)。

不管光线在折射系统中的实际光路如何，在效果上相当于在两个主平面上发生了折射。因此，将 F_1 到 H_1 的距离称为第一焦距 f_1，物到第一主平面的距离称为物距；F_2 到 H_2 的距离为第二焦距 f_2，像到第二主平面的距离为像距。

3. 一对节点　在共轴折射系统的主光轴上还有两个特殊的点 N_1 和 N_2，若以任何角度向 N_1 入射光线都以同样的角度从 N_2 射出光线，如图 10-9 中的光线③所示，则 N_1、N_2 称为折射系统的一对节点。

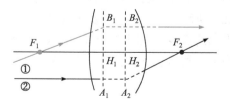

图 10-8　两焦点、两主点

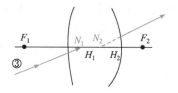

图 10-9　一对节点

只要知道三对基点在系统中的位置，根据三对基点的特性，可以利用三条光线中的任意两条，用作图法求出物体通过系统后所成的像，如图 10-10 所示。

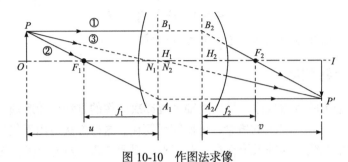

图 10-10　作图法求像

如果系统前后介质的折射率相同(如折射系统置于空气中)，则 $f = f_1 = f_2$，N_1 和 H_1 重合，N_2 和 H_2 重合。在这种情况下物距 u 和像距 v 及焦距 f 之间的关系为

$$\frac{1}{u} + \frac{1}{v} = \frac{1}{f}$$

式中，u、v 和 f 都是从相应的主平面算起。

三、柱面透镜

柱面透镜(cylindrical lens)是非球面透镜，它的镜面不是球面的一部分，而是圆柱面的一部分，如图 10-11 所示。

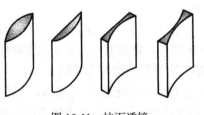

图 10-11　柱面透镜

柱面透镜的两表面可以是圆柱面，也可以一面是圆柱面，另一面是平面。和球面透镜一样，柱面透镜也有凸透镜和凹透镜两种。

柱面透镜的横截面和球面透镜的横截面相似，因此在水平面内的光束射入柱面透镜后将被会聚(或发散)，如图 10-12(a)所示。但在垂直方向的截面却与一块平板玻璃的截面一样，因此在竖直平面内的入射光线通过它并不改变行进方向，如图 10-12(b)所示。一个点光源发出的光线经柱面透镜后所成的像就变成一条平行于透镜纵轴的直线，如图 10-12(c)所示。柱面透镜在水平方向有焦度，在竖直方向焦度为零，利用这一特点可以调整某些子午面上焦度的不足。

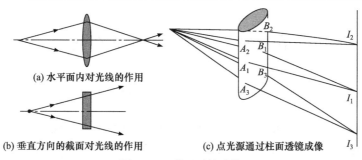

(a) 水平面内对光线的作用

(b) 垂直方向的截面对光线的作用

(c) 点光源通过柱面透镜成像

图 10-12　柱面透镜成像

四、透镜的像差

物体经过透镜后，由于各种因素的影响，所得结果相对理想的像总有一定的差别，这种差别叫透镜的像差(aberration)。产生像差的原因很多，下面简单介绍球面像差和色像差。

1. 球面像差　远轴光线和近轴光线不能在同一点上会聚，如图 10-13(a)所示，这是球面折射的一个特点，称为球面像差(spherical aberration)。减小球面像差简单方法是在透镜前加一光阑，限制远轴光线进入透镜，如图 10-13(b)所示。

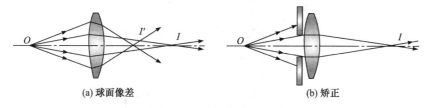

(a) 球面像差

(b) 矫正

图 10-13　球面像差及矫正

2. 色像差　由于透镜材料对不同波长的光折射率不一样，因此不同颜色的光线在透镜中折射的情形也不相同。波长越短的光，折射程度越大，如图 10-14(a)所示。物点发出不同波长的光经透镜折射后不能成像于一点的现象称为色像差(chromatic aberration)。色像差使自然光通过透镜所成的像在边缘上出现各种颜色。纠正色像差的方法是用折射率不同的会聚透镜和发散透镜组合起来，使一个透镜的色散为另一透镜所抵消，如图 10-14(b)所示。

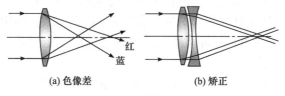

(a) 色像差

(b) 矫正

图 10-14　色像差及矫正

第三节　眼睛的屈光系统

一、眼睛的光学结构，眼睛的调节

1. 眼睛的结构　人的眼睛是一个相当复杂的天然折射系统。图 10-15 为人眼的水平剖面，在眼球的前面是一层透明的膜，叫做角膜(cornea)，外面来的光线由此进入眼内。角膜的后面是虹膜(iris)，虹膜的中央有一圆孔叫瞳孔(pupil)。瞳孔的大小随环境亮度的改变而改变，用以控制进入眼内的光量；同时还起着光阑的作用，减少像差，使视网膜上得到清晰的像。紧靠虹膜后面的是晶状体(crystalline lens)，它是一个透明而富有弹性的组织，两面凸出像一个透镜。眼球的内层是视网膜(retina)，上面布满视神经，是光线成像的地方。视网膜上正对瞳孔处的小块黄色区域，叫做黄斑(yellow spot)，黄斑的中央的凹陷称为中央凹，是对光线最敏感的地方。在角膜、虹膜和晶状体之间充满了透明的房水。晶状体和视网膜之间充满另一种透明的液体，叫做玻璃体。

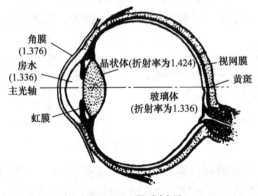

图 10-15　眼球剖面

2. 古氏平均眼和简约眼模型　古氏(Gullstrand)将复杂眼睛作为共轴球面系统考虑，以角膜顶点为坐标原点，算出了眼睛光学系统的三对基点，其模型见图 10-16。

光线进入眼球时，最大的折射发生在空气与角膜的交界面上，因为这两种介质折射率的差值较眼内任何相邻两种介质折射率的差值大。晶状体的折射本领只有角膜的 1/4。光线在角膜的折光最强，其他部位折光弱，因此可将眼睛等效成单球面来研究折光问题。

生理学上把眼睛简化为一个单球面折射系统，简称简约眼(reduced eye)，如图 10-17 所示。凸球面代表角膜，它的曲率半径 $r = 5\text{mm}$，介质的折射率为 1.33，

由此可以得出 $f_1 = 15\text{mm}$，$f_2 = 20\text{mm}$。

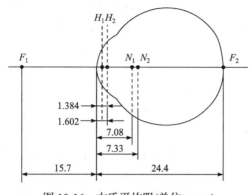

图 10-16　古氏平均眼(单位：mm)

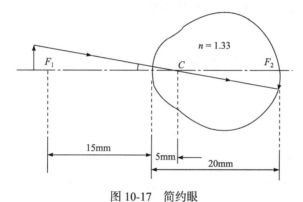

图 10-17　简约眼

3. 眼的调节　不同于任何光线折射系统，眼睛是可以在一定范围内改变的，这样才能使远近不同的物体都能在视网膜上成一清晰的像。眼睛改变焦度的本领叫做调节(accommodation)。调节是通过睫状肌的收缩改变晶状体表面曲率来实现的，看无限远处时，眼不用调节(睫状肌松弛)，此时晶状体曲率最大，眼的焦度最小(58.64D)；看近物时，晶状体表面曲率减小(睫状肌收缩)，以增加眼的焦度(最大可以达到 70.57D)。

眼睛在完全不调节情况下能看清的物体所在的位置，称为远点(far point)。视力正常人的远点在无穷远处，即平行光线进入人眼后刚好成像在视网膜上。近视眼的远点为有限距离。当远处的物体逐渐移近眼睛时，晶状体的曲率半径逐渐减小，眼焦度增大，使所成的像仍然落在视网膜上。但这种调节是有一定限度的，眼睛通过最大调节能够看清物体的最近距离称为近点(near point)。视力正常人的近点为 10～12cm，而远视眼的近点则远一些。显然，眼睛的调节范围应是近点与远点之间。

对于每个人来说，在整个生命过程中，近点、远点以及调节范围并不是保持不变的。一般来说，随着年龄的增长，近点逐渐变远，从而使调节范围变小。例如儿童时期，近点在眼前 7~8cm，而远点在无穷远处，此时期眼的调节范围最大；到了 40~50 岁时，近点在眼前 25cm；到了老年，近点已远移到眼前 1~2m 处，此时眼的调节范围就更小了。

在观察近距离物体时，眼睛需要高度调节，容易疲劳。在日常工作中，在适当照度下，最适宜而不引起眼睛过度疲劳的距离为 25cm，这个距离称为明视距离 (visual distance)。

4. 眼的分辨本领　从物体两端射入到眼节点的光线所夹的角度称为视角 (visual angle)，如图 10-18 所示。视角的大小不仅与物体大小有关，同时还与物体离眼睛的距离远近有关。视角的大小决定物体在视网膜上所成像的大小，视角越大，所成像越大，眼睛越能看清物体的细节。

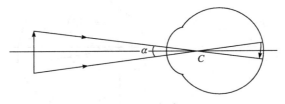

图 10-18　视角

实践证明，在照明较好的情况下，视力正常的眼睛能分辨两物点的最小视角为 1'。常用眼睛能分辨的最小视角 α 的倒数来表示眼睛的分辨本领，称之为视力 (visual acuity)，即

$$视力 = \frac{1}{眼能分辨的最小视角 \alpha} \tag{10-13}$$

式(10-13)中，最小视角以分(')为单位，例如最小视角为 10'，相应的视力为 0.1；若最小视角为 1'，相应视力为 1.0。用这种原理制作的视力表称为国际标准视力表。我国已广泛采用了标准对数视力表，用 L 表示视力，L 与最小视角的关系为

$$L = 5 - \log \alpha \tag{10-14}$$

若最小视角为 10'，相应对数视力为 4.0；若最小视角为 1'，相应对数视力为 5.0。

二、眼睛的屈光不正及其矫正

眼不经过调节时，如果平行光线进入眼内刚好在视网膜上形成一个清晰的像，如图 10-19 所示，这种眼称为正视眼，否则称为非正视眼或屈光不正眼。屈光不

正眼包括近视眼(near sight)、远视眼(far sight)和散光眼(astigmatism)三种。

1. 近视眼　如果眼睛不调节时，平行光线进入眼内会聚于视网膜之前，则称此类眼称为近视眼，如图 10-20 所示。近视眼看不清远处的物体，需将物体移近到眼前某一位置才能看清，近视眼的远点在有限距离处，如图 10-21(a)所示。

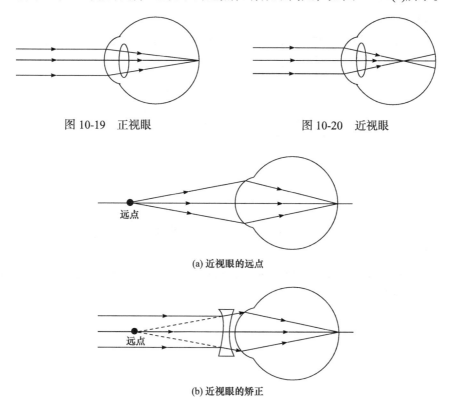

图 10-19　正视眼　　　　　　　图 10-20　近视眼

(a) 近视眼的远点

(b) 近视眼的矫正

图 10-21　近视眼远点及矫正

近视眼产生的原因可能是角膜或晶状体的曲率半径太小，对光线偏折太强，或者眼球的前后径太长。

近视眼的矫正方法是配戴一副适当焦度的凹透镜，使光线在进入眼睛之前经凹透镜适当发散，再经眼睛折射后在视网膜上形成清晰的像。近视眼所配戴的凹透镜应能使平行光线成虚像在近视眼患者的远点处，这样近视眼在眼睛不调节的情况下即可看清无穷远处的物体，如图 10-21(b)所示。

例题 10-4　某近视眼患者的远点在眼前 50cm 处，若想看清无穷远处的物体，则他应配戴多少度的眼镜?

解：配戴的眼镜必须使无限远处的物体在眼前 50cm 处成一虚像，设眼镜的焦距为 f ，$u = \infty$ ，$v = -0.5\text{m}$ ，代入薄透镜物像公式得

$$\frac{1}{\infty} + \frac{1}{-0.5} = \frac{1}{f}$$

$$\phi = \frac{1}{f} = -2(\text{D}) = -200\,(\text{度})$$

因此应配戴 200 度的凹透镜。

2. **远视眼** 如果眼睛不用调节，平行光线进入眼内会聚于视网膜之后，则称此类眼睛为远视眼，如图 10-22 所示。

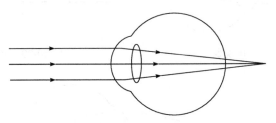

图 10-22　远视眼

远视眼产生的原因可能是角膜或晶状体的曲率半径太大，对光线的偏折过弱，或者是眼球的前后径太短。

对于远视眼，会聚光束可以成像在视网膜上，会聚光线的延长线为远视眼的远点，如图 10-23 所示。

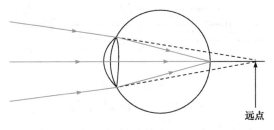

图 10-23　远视眼的远点

远视眼的矫正方法是配戴一副适当焦度的凸透镜，该凸透镜的焦距正是远视眼远点的距离，如图 10-24 所示。

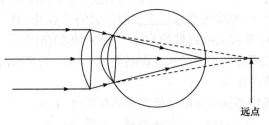

图 10-24　远视眼的矫正

例题10-5 某远视眼患者的远点在眼后0.25m处，应配戴多少度的眼镜？

解：已知 $u=\infty$，$v=0.25m$，代入薄透镜物像公式得

$$\frac{1}{\infty}+\frac{1}{0.25}=\frac{1}{f}$$

$$\phi=\frac{1}{f}=4(D)=400度$$

应配戴400度的凸透镜。

远视眼的近点较正视眼远些，如图10-25(a)所示。远视眼也可以这样矫正，远视眼在看眼前较近的物体时，所选择的凸透镜必须将物体的虚像成像在远视眼的近点处，如图10-25(b)所示。

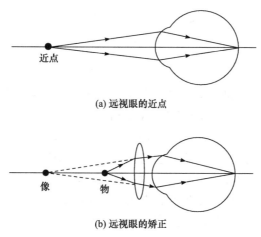

(a) 远视眼的近点

(b) 远视眼的矫正

图10-25 远视眼的近点

例题10-6 某远视眼患者的近点在眼前1.25m处，为了能看清明视距离处的物体，需配戴多少度的眼镜？

解：已知 $u=0.25m$，$v=-1.25m$，代入薄透镜物像公式得

$$\frac{1}{0.25}+\frac{1}{-1.25}=\frac{1}{f}$$

$$\phi=\frac{1}{f}=3.2(D)=320度$$

应配戴320度的凸透镜。

3. 散光眼 近视眼和远视眼都属于球面性屈光不正，即角膜的表面是球面，所以由点光源发出的光线，经角膜折射后能相交于一点，成一清晰的像，只是像没有正好落在视网膜上。散光眼则不同，它的角膜曲率是不均匀的，因而由点光

源所发出的光线，经眼角膜折射后，不能会聚在一点。图 10-26 是散光眼成像示意图。通过球面主光轴的任一平面都叫做子午面，子午面与角膜的交线叫子午线。平面 COD 是纵子午面，CED 是纵子午线；平面 AOB 是横子午面，AEB 是横子午线。曲率均匀的角膜的任一子午线的半径都是相等的，散光眼角膜的纵子午线半径最短，横子午线半径最长，其他子午线半径介于两者之间。点光源所发出的光线经角膜折射后，纵子午面的光线会聚于 I_x，横子午面里光线会聚于 I_y，其他子午面里的光线会聚于 I_x 与 I_y 之间，所以点光源在散光眼内不能成清晰的点像。

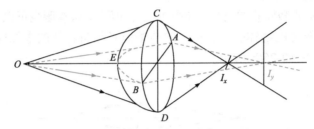

图 10-26　散光眼成像

散光眼的矫正方法是配戴适当焦度的柱面透镜，以矫正屈光不正子午线的焦度。散光有近视散光和远视散光之分，对单纯近视散光，点光源发出的光线经过横子午线折射后可会聚于视网膜上，而通过纵子午线折射后却会聚于视网膜之前。眼球横子午线的曲率半径正常，该方向视物清晰，而纵子午线半径过小，导致该方向近视。矫正方法是，配戴适当焦度凹圆柱透镜，镜轴方向平行于横子午面。

对于远视散光，它的纵子午面屈光正常，而横子午面屈光过弱，此时应配戴适当焦度的凸柱面透镜，镜轴的方向平行于纵子午面。

第四节　几种医用光学仪器

一、放大镜

为了看清楚微小物体的细节，常需要将微小物体移近眼睛，以增大物体对眼的视角，使物体在视网膜上成一较大的清晰像。但是由于受到眼睛调节的限制，不可能将微小物体无限制地移近眼睛。为了增大物体对眼的视角，可在眼前放置一个会聚透镜，我们把用于这一目的的会聚透镜称为放大镜(magnifier)。使用放大镜时，应把需要观察的微小物体放在放大镜的焦点内，靠近焦点处，使物体经放大镜折射后成正立放大虚像，这时，眼不用调节便能在视网膜上得到清晰的像。

图 10-27(a)中，设物体放在明视距离处不经过放大镜时对眼产生的视角为 β，而物体经过放大镜后对眼的视角为 γ，如图 10-27(b)所示。

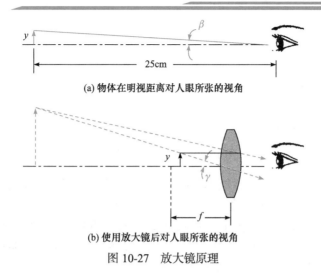

(a) 物体在明视距离对人眼所张的视角

(b) 使用放大镜后对人眼所张的视角

图 10-27 放大镜原理

常用比值 γ/β 来衡量放大镜放大视角的能力，称为角放大率(angular magnification)，用 α 表示，即

$$\alpha = \frac{\gamma}{\beta} \tag{10-15}$$

由于物体线度 y 很小，故视角 β、γ 很小，则有

$$\beta \approx \tan\beta = \frac{y}{25}, \qquad \gamma \approx \tan\gamma = \frac{y}{f}$$

将它们代入式(10-15)中可得

$$\alpha = \frac{25}{f} \tag{10-16}$$

式中，f 为放大镜的焦距，单位为 cm。式(10-16)表明，放大镜的角放大率与它们的焦距 f 成反比，即焦距越短，角放大率越高。但值得注意的是，如果 f 太小，透镜会很凸，很厚，出现色像差，所以单一透镜作为放大镜时的放大率一般都小于 3 倍，若是组合透镜，放大率可以达到 20 倍之多，且像差小。

二、光学显微镜

1. 显微镜的光学原理　显微镜是生物学和医学中常用的光学仪器之一。普通光学显微镜由两组会聚透镜组成，其光路图如图 10-28 所示，其中 L_1 为物镜(objective)，L_2 为目镜(eyepiece)。

实际的物镜和目镜都由多块透镜组成，主要是为了克服各种像差。物镜的焦距比较短，被观察物体 y 放在它的焦点以外靠近焦点处，使物体通过它成一倒立

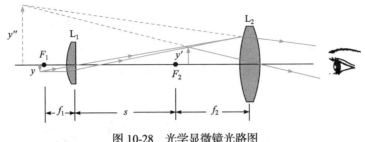

图 10-28　光学显微镜光路图

放大的实像 y'。调节目镜与物镜间的距离，使 y' 位于目镜焦点以内靠近焦点处，经目镜再次放大成正立的虚像 y''。

目镜的作用和放大镜相同，目的是让眼睛可以更靠近 y'，以增加视角。若使用显微镜后所成虚像对眼所张视角为 γ，不用显微镜而把物体放在明视距离时对眼所张的视角为 β，则显微镜的放大率应是

$$M = \frac{\gamma}{\beta} \approx \frac{\tan\gamma}{\tan\beta}$$

由图可知，$\tan\gamma = \dfrac{y'}{f_2}$，$f_2$ 为目镜的焦距；$\tan\beta = \dfrac{y}{25}$，代入上式得

$$M = \frac{y'}{f_2} \cdot \frac{25}{y} = \frac{y'}{y} \cdot \frac{25}{f_2}$$

式中，y'/y 为物镜的线放大率 m，$25/f_2$ 为目镜的角放大率 α，所以显微镜的放大率也可写成

$$M = m\alpha \tag{10-17}$$

即显微镜的总放大率等于物镜的线放大率与目镜角放大率的乘积。一般显微镜常附有几个可供选择物镜和目镜，适当地配合，可以获得不同的放大率。

由于物体放在靠近物镜的第一焦点处，因此，物镜的线放大率 y'/y 近似地等于 s/f_1，s 是像 y' 到物镜的距离，即物镜的像距，故上式又可写成

$$M = \frac{s}{f_1} \cdot \frac{25}{f_2} = \frac{25s}{f_1 f_2} \tag{10-18}$$

通常显微镜的物镜与目镜的焦距 f_1 和 f_2 与镜筒的长度相比很小，所以 s 可以近似地看成显微镜镜筒的长度。因此，显微镜的镜筒越长，物镜、目镜的焦距越短，它的放大率就越大。

2. 显微镜的分辨本领　使用显微镜的目的是能够更好地观察物体的细节。如果仅提高显微镜的放大率而不能同时把物体细节看得更加清楚的话，是毫无意义的。在显微镜中，从目镜观察到的细节是从物镜所成像而来的，而物镜成像细节

则受光的波动性质所限制。

当一个点光源所发出的光进入显微镜时，要产生圆孔衍射，所产生的像不是一个清晰的点，而是有一定大小的亮斑(艾里斑)。我们可以把物体看成是由许多点光源组成，每个点光源都在物镜像平面产生自己的亮斑，物镜的像是由这些亮斑组成的。若物点靠得太近，艾里斑彼此重叠太多，物体的细节将变得模糊不清，因此衍射现象限制了光学系统分辨物体细节的能力。光学系统能分辨两物点间最短距离的倒数，称为光学系统的分辨本领(resolving power)。瑞利给出了分辨物体细节的依据，即瑞利判据(Rayleigh criterion)：当一个物点衍射亮斑的第一暗环与另一个衍射亮斑的中央重合时，这两个点恰好处于可以分辨的极限位置。

图 10-29 给出了两个物点成像及光强度叠加情况。图 10-29(a)表示两个最大光强之间存在一最小光强，因此很容易分辨出是两个物点所成的像。图 10-29(b)表示一个像的第一暗环恰好与另一个像的中央亮斑重合，即满足瑞利判据，两个物点处于可分辨的极限位置。图 10-29(c)表示两个物点的像大部分重叠，无法分辨两个物点的像，总体认为是一个大亮斑。

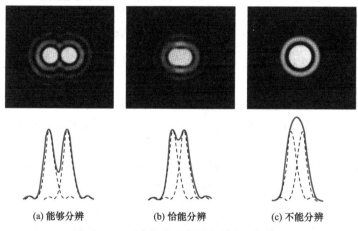

(a) 能够分辨　　　　　(b) 恰能分辨　　　　　(c) 不能分辨

图 10-29　两个物点成像及光强度叠加情况

根据显微镜的具体情况，阿贝(Abbe，E)指出，物镜所能分辨两点之间的最短距离为

$$z = \frac{1.22\lambda}{2n\sin u} \tag{10-19}$$

式中，λ 是光波波长，n 是物镜与观察物体之间介质的折射率，u 是从被观察物体射到物镜边缘的光线与主光轴的夹角。$n\sin u$ 称为物镜的数值孔径(numerical aperture)，用 N.A.表示，则上式可写成

$$z = \frac{0.61\lambda}{\text{N.A.}}$$

(10-20)

由此可见，物镜的数值孔径越大，照射光波波长越短，显微镜能分辨的最短距离越小，越能看清物体的细节，显微镜的分辨本领越强。

由式(10-20)可知，提高显微镜分辨本领的方法之一是增大物镜的数值孔径。通常情况下，显微镜物镜和被观察物体之间的介质是空气(称为干物镜)，如图 10-30(a)所示，它的数值孔径最大只能达到 0.95 左右。如果在物镜与被观察物体之间加上折射率较大的透明液体，如香柏油(n=1.52)等，这时可将显微镜的数值孔径数增大到 1.5 左右，此时称为油浸物镜(oil immersion objective)，如图 10-30(b)所示。

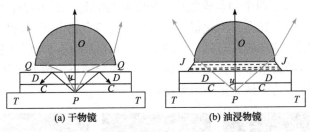

(a) 干物镜　　　　　　　(b) 油浸物镜

图 10-30　干物镜与油浸物镜

油浸物镜不仅提高了显微镜的分辨本领，而且避免了全反射的产生，提高了像的亮度。

提高显微镜分辨本领的另一种方法是减小照射光的波长。在可见光范围内，光波波长平均为 550nm，用紫外(波长为 275nm)代替可见光，可以把分辨本领提高一倍，但不能用眼观察，只能用照相的方法拍摄图像。

分辨本领和放大率是显微镜的两个重要指标。显微镜的分辨本领主要决定于物镜，目镜只能放大物镜所能分辨的细节，但不能提高物镜的分辨能力。因此，使用高倍目镜来提高总放大率对于整个系统分辨本领是没有帮助的。例如，用一个 40×($N.A.$0.65)的物镜配上 20× 的目镜和一个用 100×($N.A.$1.30)的物镜配上 8× 的目镜，总放大率都是 800，但后者的分辨率却比前者高出 1 倍，因而可以看到更多的细节。

三、纤镜

纤镜是利用全反射原理制成的。把透明度很好的玻璃拉成很细的纤维，其外表涂一层折射率较低的玻璃介质后就可以导光。如图 10-31 所示，使光以不很大的投射角 φ 从一端入射，当进入玻璃纤维中的光线射到侧壁时的角度大于临界角时，光线将在侧面上反复地被全反射，并沿着纤维前进而不至于向外泄漏。设 n

是玻璃的折射率，n_1 是侧面外部所涂介质的折射率，当光线从空气中向纤维端面投射时，不至于向侧面泄漏光线的最大投射角由下式决定

$$\sin\varphi = \sqrt{n^2 - n_1^2} \tag{10-21}$$

式(10-21)的数值称为光学玻璃纤维的数值孔径。

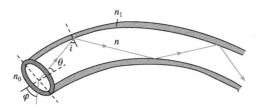

图 10-31 光学纤维导光原理

玻璃虽然是硬而脆的物质，但把它拉成很细的纤维时，它就变得柔软可弯，而且具有一定的机械强度。医学上用的各种内窥镜，简称纤镜(fiber scope)，是用来观察体内某些器官壁的病变情况，如支气管镜、食管镜、胃镜和膀胱镜等。在这些纤镜中通常是把几万根玻璃纤维捆绑成束，用来完成两个任务，其一是导光，就是把外部强光源所发出的光导入器官内；其二是导像，就是把器官壁的像导出体外，以便医生观察和摄影。为此，玻璃纤维束的两端应当牢固黏接，而且两端纤维排列顺序必须完全相同，以免影像错乱，如图 10-32 所示。

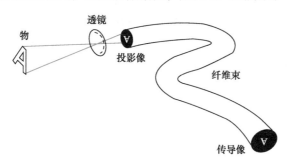

图 10-32 纤镜

整个纤维束，除两端黏接外，中间不能黏接，以便于顺着体内各种管道弯曲前进。利用纤镜还可直接进行活体组织取样，摘除结石或息肉等。

习 题 十

10-1 某种液体($n_1 = 1.3$)和玻璃($n_2 = 1.5$)的分界面是球面。在液体中有一物体放在球面轴线上，离球面 40cm 处，并在球面前 32cm 处成一虚像。求球面的曲率

半径，并指出哪一种介质处于球面凸侧。　　　[$r=-13.9$cm，玻璃处于球面的凸侧]

10-2　一条鱼从正上方看似乎在水中 1.5m 深处，空气折射率为 1.0，水的折射率为 4/3，鱼的实际深度为多少？　　　　　　　　　　　　　　[水下 2m]

10-3　由平凸球面组成的厚透镜($n=1.5$)，其第一面是半径为 2cm 的球面，第二折射面是平面，两面相距 3cm。若在该共轴系统前面对第一折射面 8cm 处放一物，像在何处？　　　　　　　　　　　　　　　　　　　　　　　[6cm]

10-4　一折射率为 1.5 的玻璃薄透镜，焦度为 +5D，将它浸入某种液体中，焦度为 -1D。求此液体的折射率。　　　　　　　　　　　　　　　[1.67]

10-5　折射率为 1.5 的平凸透镜，在空气中焦距为 50cm，求凸面的曲率半径。

[25cm]

10-6　焦距 20cm 凸透镜与焦距 40cm 的凹透镜密接后的焦度是多少？

[2.5D]

10-7　折射率为 1.5 的透镜，一面是平面，另一面是半径为 0.2m 的凹面，将此透镜水平放置，凹面一方充满水，试求整个系统的焦距。　　　[-1.2m]

10-8　一位近视眼患者，当他站在视力表前 5m 处时，看不清最上一行 E 字，当他站在视力表前 3m 处时，才能看清最上面一行 E 字，问此人的视力是多少？

[0.06]

10-9　一远视眼患者戴焦度为 2D 的眼镜看书时，需把书拿到眼前 40cm 处，此人应配戴何种眼镜方可在明视距离处读书看报。　　　　　　　　[3.5D]

10-10　若有一 0.25μm 长的物体置于一显微镜下，想放大为 0.1mm，用的是 400nm 的蓝色光源，这个显微镜有两个物镜：40 × N.A.0.65，100 × N.A.1.25；两个目镜 10×，4×；你如何选用？　　　　　　[100 × N.A.1.25，4×]

第十一章　量子力学基础

教学要求：

1. 掌握黑体辐射定律、普朗克量子假设、爱因斯坦光子理论、光电效应、氢原子玻尔理论、德布罗意物质波假设、不确定关系。

2. 熟悉波函数及其统计解释、薛定谔方程。

3. 了解热一维无限深势阱中的粒子、一维谐振子、势垒和隧道效应。

19 世纪末 20 世纪初，经典物理学发展过程中遇到了一些严重困难。一方面，以牛顿力学、热力学与统计物理学、电动力学为基础的经典物理学理论体系已经相当完善，人们(包括许多物理学家)普遍认为：物理学已经发展到了顶点，以后的任务只是在细节上作一些补充和修正；另一方面，又在生产与科学实验面前遇到了不少严重困难，使得经典物理学本来十分晴朗的天空出现了几朵"乌云"。正是对这几朵"乌云"的深入研究，使得从 90 世纪末开始，在爱因斯坦提出相对论的同时，物理学在其他一些重要的领域取得了重大进展，创立了新的理论——量子论，建立了量子力学的理论体系，使得人类对微观世界的认识有了重大突破。

量子论的创建开始于对黑体辐射和光电效应现象的研究，为我们提供了新的关于自然界的表述方法和思考方法。我们在讨论、学习这些重要现象的原理及其医学应用的同时，应该特别留意物理学家们的创新思维方式，领略其独特的研究方法。

第一节　黑　体　辐　射

一、基尔霍夫定律

1. 热辐射　在任何温度下物体都会向外发射出各种不同波长的电磁波，其辐射总能量随波长的分布与该物体的温度密切相关，这种现象就是热辐射。物体辐射出的能量称为辐射能。单位时间内的辐射能量即为辐射功率。

设在单位时间内，从物体单位表面积所发射的波长在$\lambda \sim \lambda + \mathrm{d}\lambda$范围内的辐射能为$\mathrm{d}M$，则$\mathrm{d}M$和$\mathrm{d}\lambda$之比称为该物体的单色辐射出射度，简称单色辐出度，用

$M_\lambda(T)$ 表示。

$$M_\lambda(T) = \frac{\mathrm{d}M}{\mathrm{d}\lambda} \tag{11-1}$$

$M_\lambda(T)$ 是温度 T 和波长 λ 的函数,反映了在某一温度下辐射能随波长的分布情况。$M_\lambda(T)$ 的单位为瓦·米$^{-3}$(W·m^{-3})。

从物体单位表面积上发射的各种波长的辐射功率,称为物体的辐出度(radiant exitance),用 $M(T)$ 表示。$M(T)$ 等于式(11-1)在全部波长范围内求积分。

$$M(T) = \int_0^\infty M_\lambda(T)\mathrm{d}\lambda \tag{11-2}$$

因此,$M(T)$ 只是温度 T 的函数。对于不同的物体和不同的表面情况,即使温度相同,它们的辐出度 $M(T)$ 和单色辐出度 $M_\lambda(T)$ 也不相同。某一温度下的物体的单色辐出度 $M_\lambda(T)$ 随 λ 的变化关系曲线即为能量分布曲线。

在任一温度下,物体在辐射能量的同时,也在吸收周围物体发射来的辐射能。当外界的辐射能射到物体的表面时,一部分被吸收,另一部分被反射。吸收的能量和入射的能量之比称为该物体的吸收率(absorptance),它也是温度 T 和波长 λ 的函数,通常用 $\alpha_\lambda(T)$ 表示温度为 T,波长在 $\lambda \sim \lambda + \mathrm{d}\lambda$ 范围内的物体的单色吸收率。一般物体的 $\alpha_\lambda(T)$ 值都小于 1,表明它只能部分地吸收入射到其表面上的辐射能,而其余部分被表面反射或穿透物体。

2. 黑体模型 所谓黑体(black body)就是吸收率等于 1 的物体。黑体在任何温度下,都能完全吸收任何波长的能量。真正的黑体并不存在,它和质点、刚体、理想气体一样,是一种理想化的模型。图 11-1 是一个用不透明材料做成的空腔容器,在空腔上只留一个很小的孔。这个带小孔的空腔就可视为一个黑体模型。因为从小孔进入空腔的辐射能在腔内经腔壁多次反射,几乎被空腔内壁完全吸收,由于带小孔的空腔和黑体的作用相同,就可

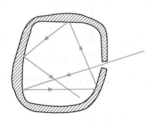

图 11-1 黑体模型

将其看成是一个黑体模型。当然空腔内壁也要向腔内发出辐射能,其中一部分从小孔射出,可以通过研究小孔向外辐射的能量分布来研究对应温度下黑体的能量分布,得到热辐射的一般规律。

3. 基尔霍夫定律 物体的单色辐出度 $M_\lambda(T)$ 与单色吸收率 $\alpha_\lambda(T)$ 之间存在一定的关系。如图 11-2 所示,设在一个温度为 T 的真空恒温器 L 中,有若干个温度不同的物体

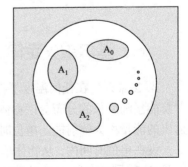

图 11-2 恒温器中的物体

A_1，A_2，$\cdots$，A_0，其中 A_0 为黑体。由于恒温器 L 中为真空，所以各物体之间以及它们与容器之间只能通过热辐射来交换能量。

实验表明，经过足够长的时间后，容器 L 和其中所有物体都将达到同一温度，达到热平衡。这时，在同一时间内各个物体发射和吸收的辐射能量相等。因此，单色辐出度较大的物体其单色吸收率也较大；单色辐出度较小的物体其单色吸收率亦较小。基尔霍夫(G.R.Kirchhoff)经过理论上分析得出 $M_\lambda(T)$ 与 $\alpha_\lambda(T)$ 的比值都相等，它是一个与物体的性质无关而只与温度和辐射波长有关的普适函数，可表示为

$$\frac{M_{\lambda 1}(T)}{\alpha_{\lambda 1}(T)} = \frac{M_{\lambda 2}(T)}{\alpha_{\lambda 2}(T)} = \cdots = \frac{M_{\lambda 0}(T)}{\alpha_{\lambda 0}(T)} = M_{\lambda 0}(T) \tag{11-3}$$

此即基尔霍夫定律。式中，$M_{\lambda 1}(T)$、$M_{\lambda 2}(T)$、$\cdots$和 $\alpha_{\lambda 1}(T)$、$\alpha_{\lambda 2}(T)$、$\cdots$分别为物体 A_1，A_2，$\cdots$的单色辐出度和单色吸收率。

由于黑体 A_0 的单色吸收率 $\alpha_{\lambda 0}(T) = 1$，所以基尔霍夫定律中的恒量就等于相同温度时黑体的单色辐出度 $M_{\lambda 0}(T)$。因此，任何物体的单色辐出度和单色吸收率的比值，在数值上都等于相同温度下黑体的单色辐出度。如果能够测得黑体的 $M_{\lambda 0}(T)$，又知道某一物体的 $\alpha_\lambda(T)$ 值，就可以求出该物体的单色辐出度 $M_\lambda(T)$。

二、黑体辐射定律

由小孔发出辐射能的过程可以等效地看成是黑体辐射。若给带小孔的空腔加热，并使其保持一定温度，对小孔的辐射进行测量，可得到黑体辐射的能量分布曲线，即不同波长的辐出度 $M_{\lambda 0}(T)$。改变温度，可得出不同温度下 $M_{\lambda 0}(T)$ 按波长的分布曲线。图 11-3 给出了在 4 种不同温度下的 4 条黑体辐射的能量分布的实验曲线。这些曲线对于任何黑体，不论其腔壁材料或空腔形状如何，都有相同的结果。

从实验曲线可以得到黑体辐射的两条定律。

1. 斯特藩-玻尔兹曼定律　图 11-3 中的每条曲线都反映了在一定温度 T 下黑体的单色辐出度按波长的分布。曲线下的面积即为黑体在该温度下的辐出度 $M_0(T)$，因此

$$M_0(T) = \int_0^\infty M_{\lambda 0} \mathrm{d}\lambda$$

当温度升高时，曲线下的面积，即黑体辐出度随温度的变化非常明显。斯特藩(J. Stefan)根据实验结果得出黑体的辐出度正比于其绝对温度 T 的四次方，即

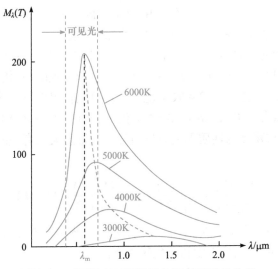

图 11-3　不同温度下黑体单色辐出度-波长曲线

$$M_0(T) = \sigma T^4 \tag{11-4}$$

其后，玻尔兹曼(Boltzmann)根据热力学理论证明了该公式，因此，称为斯特藩-玻尔兹曼定律(Stefan-Boltzmann law)。其中 $\sigma = 5.67 \times 10^{-8} W \cdot m^{-2} \cdot K^{-4}$，称为斯特藩-玻尔兹曼常数。

2. 维恩位移律　由图 11-3 的曲线还可以看出，对于每一温度 T，$M_\lambda(T)$ 都有一最大值。与其对应的波长用 λ_m 表示。随着 T 的升高，λ_m 的值趋于减小，表明 λ_m 与 T 成反比，即

$$T\lambda_m = b \tag{11-5}$$

其中，常数 $b = 2.898 \times 10^{-3} m \cdot K$。上式是维恩(W.Wien)于 1884 年通过理论分析得出，称为维恩位移律(Wien's displacement law)。它表明，当黑体温度的升高时，其峰值波长 λ_m 减小，即向短波方向移动。由于这一工作和其他成就，维恩获得了 1911 年的诺贝尔物理学奖。可以根据维恩位移律来测量远处高温物体的表面温度。例如，测得太阳光谱中的峰值波长 λ_m 约为 500nm，由式(11-5)可求得太阳的表面温度约为 5800K。再由斯特藩-玻尔兹曼定律，可求得太阳的辐出度约为 $6.42 \times 10^7 W \cdot m^{-2}$。

例题 11-1　已知在红外线范围内，人类皮肤的吸收率 $\alpha = 0.98 \pm 0.01$，若某人体的表面面积为 $1.75 m^2$，表面温度为 $T_1 = 33°C = 306K$，周围环境温度为 $T_2 = 18°C = 291K$，求此人辐射的总功率。

解：由于在红外线范围内，人类皮肤的吸收率 $\alpha = 0.98 \pm 0.01$，因此对人体辐射红外线来说，可以把人体近似看成是一个黑体。根据式(11-4)，人体单位面积的

辐射功率为 $M_1 = \sigma T_1^4$。由于周围环境也要向人体辐射能量，所以人体单位表面积接收的辐射功率为 $M_2 = \sigma T_2^4$，人体表面积用 S 表示，则人体辐射的总功率为

$$M = S\sigma(T_1^4 - T_2^4)$$

已知人体的表面温度 $T_1 = 306K$，周围环境温度 $T_2 = 291K$，将已知量代入上式，计算可得

$$M = 1.75 \times 5.67 \times 10^{-8} \times (306^4 - 291^4) \approx 158W$$

三、普朗克能量量子化假设与普朗克辐射公式

图 11-3 所表示的黑体单色辐出度 M_λ 与波长 λ 及温度 T 的关系曲线是实验得出的结果。如何从理论上导出与实验结果完全符合的黑体辐射公式，引起了物理学家们的浓厚兴趣。19 世纪末，很多物理学家曾试图用经典物理学理论来推导这个公式，但都没有取得成功。

1890 年，瑞利和金斯(Rayleigh and Jeans)根据经典电磁学理论和能量均分定律导出了黑体辐出度的表达式：

$$M_\lambda(T) = C\lambda^{-4}T \tag{11-6}$$

其中，C 为常数。此公式在波长相当长的长波范围内与实验结果符合得很好(图 11-4)，但在波长较短的短波范围就和实验结果相差甚远，到紫外区域，辐射能量甚至趋于无穷大，与实验结果完全不符，这就是物理学发展史上著名的"紫外灾难"。

1896 年，维恩根据经典热力学和麦克斯韦分布律，导出了黑体辐出度的表达式：

$$M_\lambda(T) = C'\lambda^{-5}e^{\frac{C''}{\lambda T}} \tag{11-7}$$

其中，C'、C'' 为常数。维恩公式在短波范围内与实验结果符合得很好，但在长波范围有较大的偏差(图 11-4)。

上述两个公式虽然出发点不尽相同，但都是基于经典物理学的普遍规律。上述两种理论均不能很好地与实验结果相符合，清楚地暴露出经典物理学的缺陷。因此，1900 年，英国皇家学会主席、著名物理学家开尔文把黑体辐射研究中出现的"紫外灾难"与"以太危机"一起称为经典物理学晴朗天空上出现的两朵乌云。

实际上，经典物理学天空的"乌云"何止两朵！19 世纪末已有不少用经典物理学无法解释的新发现，经典物理学正面临危机，这预示着经典物理学即将发生一场革命，预示着对黑体辐射问题的解决需要变革经典物理学的传统观念。

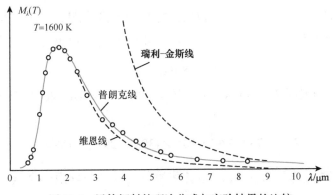

图 11-4　黑体辐射的理论公式与实验结果的比较

1900 年，德国物理学家普朗克(Max Planck)提出一个全新的黑体辐射公式，能够在所有波长范围内与实验结果相吻合(图 11-4)。普朗克利用内插法将适合于短波的维恩公式和适用于长波的瑞利-金斯公式衔接起来，得到普朗克公式

$$M_\lambda(T) = 2\pi hc^2 \lambda^{-5} / [e^{hc/(\lambda kT)} - 1] \tag{11-8}$$

为了从理论上推导出这个公式，普朗克不得不作出与经典物理格格不入的能量量子化假设。

普朗克将黑体腔壁的原子和分子的振动看成是带电的线性谐振子，它们能够与周围电磁场交换能量。这些频率为 ν 的谐振子只可能处于某些特定的状态，在这些状态上谐振子的能量 E 是最小能量 $h\nu$ 的整数倍，即

$$E = nh\nu, \quad n = 1, 2, 3, \cdots \tag{11-9}$$

式中，h 是一个普适常数，称为普朗克常数(Planck constant)，其值为 6.626×10^{-34}J·s；n 为正整数，称为量子数(quantum number)。能量的最小单元 $h\nu$ 称为量子(quantum)。这种能量的不连续变化称为能量量子化。

按照普朗克的量子假说，谐振子的能量不能连续变化，存在着能量的最小单元；振子和电磁场交换能量的过程也是不连续的，即振子发射和吸收能量必须是最小单元 $h\nu$ 的整数倍。这与经典物理学的观点有着本质的不同。在经典的热力学和电磁场理论中，振子的能量变化是连续的，因此物体发射和吸收的能量可以是任意值。

从普朗克公式可以导出斯特藩-玻尔兹曼定律和维恩位移律。

令 $x = \dfrac{hc}{k\lambda T}$，则 $d\lambda = (-hc/kTx^2)dx$，于是有

$$M_\lambda = \frac{2\pi k^5 T^5}{h^4 c^3} \frac{x^5}{e^x - 1} \tag{11-10}$$

黑体的辐出度为

$$M_0 = \int_0^\infty M_\lambda \, \mathrm{d}\lambda = \frac{2\pi k^4 T^4}{h^3 c^2} \int_0^\infty \frac{x^3}{\mathrm{e}^x - 1} \mathrm{d}x \tag{11-11}$$

可以计算出

$$\int_0^\infty \frac{x^3}{\mathrm{e}^x - 1} \mathrm{d}x = 6.4939$$

因此

$$M_0(T) = 6.4939 \frac{2\pi k^4 T^4}{h^3 c^2} = \sigma T^4$$

此即斯特藩-玻尔兹曼定律。

进一步可以导出维恩位移定律。令 $\dfrac{\mathrm{d}M_\lambda}{\mathrm{d}x} = 0$，可以得到 $5\mathrm{e}^x - x\mathrm{e}^x - 5 = 0$，用作图法求解此超越方程，可得出 $x_\mathrm{m} = 4.965$。考虑到 $\dfrac{hc}{k\lambda_\mathrm{m}T} = x_\mathrm{m}$，故

$$\lambda_\mathrm{m}T = \frac{hc}{kx_\mathrm{m}} = b$$

此即维恩位移定律。

普朗克所提出的看来很简单的假设——能量量子化的假设，其重要意义在于第一次指出经典物理学理论不能应用于原子现象，改变了物理学的进程，使得物理学走上了硕果累累的全新道路。普朗克因此获得了 1918 年诺贝尔物理学奖。能量量子化假设的提出，标志着人类对自然规律的认识从宏观领域进入到了微观领域。它不仅对热辐射理论做出了贡献，更重要的是冲破了经典观念的长期束缚，鼓励人们建立新概念，探索新理论。在普朗克假设的推动下，多种微观现象逐步得到正确解释，并建立起量子力学的理论体系。

第二节　光　电　效　应

一、光电效应现象

用适当频率的光照射金属，可使金属中的自由电子吸收光能而逸出金属表面，这种现象就是光电效应(photoelectric effect)。研究光电效应的实验装置如图 11-5 所示。

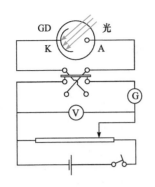

图 11-5　光电效应的实验装置

在真空的玻璃容器中封有两个电极,阴极 K 和阳极 A。当光通过石英小窗照射到金属板 K 上时,即有电子从金属板逸出,这些电子就是光电子(photo-electron)。光电子在电场力的作用下飞向阳极,形成光电流,其大小可以从电流计 G 读出。如果两极间所加电压足够大,在单位时间内逸出的光电子能全部到达阳极,此时的光电流达到最大值,称为饱和电流。当光的强度或频率改变时,可以发现光电效应遵从以下实验规律:

(1) 入射光频率不变时,饱和电流的大小与入射光的强度成正比,即单位时间内被击出的光电子数与入射光的强度成正比。

(2) 光电子的最大初动能与入射光的频率呈线性关系,而与光强度无关。频率越高,光电子的初动能越大。光强度只影响光电流的强度,即单位时间从金属电极单位面积上逸出的电子的数目。

(3) 对于一定的金属做成的电极,有一个确定的临界频率 ν_0,当照射光频率 $\nu < \nu_0$ 时,无论光的强度多大,照射时间多长,都不会产生光电效应,即光电效应存在着截止频率 ν_0。

(4) 光电效应具有瞬时性。只要照射光的频率 $\nu > \nu_0$,不论光的强度如何微弱,一旦光照射到金属板 K,就立即有光电子溢出,延迟时间一般小于 10^{-9}s。

以上四个特点,(1)和(2)是定量上的问题,而(3)与(4)在原则上无法用经典物理学来解释。

按照经典电磁理论,光电效应的产生是由于金属中的自由电子在入射光波的作用下做受迫振动。当其振动能量达到一定数值时,就可以克服金属对它的束缚而逸出金属表面成为光电子。入射光波的振幅由入射光的强度所决定,而与光的频率无关,因此逸出的光电子的初动能应随入射光强度的增大而增大,和光的频率无关。而且只要入射光的强度足够大,任何频率的光照射到金属上都可以产生光电效应。如果入射光的强度很弱,电子能量的积累需要一定时间,因此从光照射到金属表面到产生光电子逸出,应有一定的时间间隔。由经典电磁理论得出的这些结论都和光电效应的实验规律相矛盾,表明用经典电磁理论无法解释光电效应的实验结果。

二、爱因斯坦的量子解释

尽管普朗克的量子化假设可以解释在黑体辐射中与实验符合得很好的公式,

但由于他所提出的吸收或发射电磁辐射能量的不连续概念，在经典力学中是无法理解的，因此普朗克的假设并未引起很多人的注意。

首先注意到量子假设有可能解决经典物理学所碰到的其他困难的是爱因斯坦。他在 1905 年用普朗克的量子假设去解决光电效应问题，进一步提出了光量子概念。

爱因斯坦认为，不仅光的辐射和吸收是以量子的形式进行的，而且光在传播过程中也是量子化的。即光是以光速 c 运动的粒子流，这些粒子称为光量子(light quantum)或光子(photon)。每一个光子都具有一定的能量，频率为 ν 的光子所具有的能量为

$$E = h\nu \tag{11-12}$$

式中，h 为普朗克常数。

爱因斯坦把光子学说应用于光电效应，得出方程

$$h\nu = \frac{1}{2}mv^2 + A \tag{11-13}$$

称为爱因斯坦光电效应方程(Einstein's photoelectric equation)。式中，$h\nu$ 是一个光子的能量，$mv^2/2$ 是电子的初动能，A 为金属的逸出功。其物理意义是：当一个能量为 $h\nu$ 的光子照射到金属表面时，在与电子的一次作用中将它的能量全部传递给电子，电子将这能量的一部分用来克服金属的逸出功 A，其余的能量则转化为电子的初动能 $mv^2/2$。

应用光子学说和上述方程，可以圆满地解释光电效应的实验规律。

(1) 当入射光的强度增加时，光子的数目增加，在单位时间内逸出的电子数目也增加，因此饱和电流与入射光强度成正比。

(2) 由(11-13)可知，光电子的初动能 $mv^2/2$ 与入射光的频率 ν 呈线性关系。由于同一种金属的逸出功 A 为常数，所以光的频率 ν 越高，光电子的初动能 $mv^2/2$ 也越大。

(3) 只有当入射光的频率 $\nu \geqslant \nu_0 = A/h$ 时，才有可能产生光电效应。由(11-13)可知，如果光子的能量 $h\nu$ 小于逸出功 A，或者入射光频率小于 ν_0，电子就不可能从金属表面逸出。这就说明了为什么会存在截止频率 ν_0。表 11-1 给出了几种金属的逸出功和截止频率。

(4) 在电子与光子的一次作用中，只要照射光的频率大于截止频率，一个光子的全部能量立即被一个电子所吸收而产生光电效应。这说明了光电效应的瞬时性，即它并不需要积累能量的时间。

表 11-1　几种金属的逸出功和截止频率

金属	铯(Cs)	钾(K)	钠(Na)	钨(W)	锌(Zn)	钙(Ca)	金(Au)
截止频率/(10^{14}Hz)	4.60	5.44	5.56	10.95	8.06	7.73	11.3
逸出功/eV	1.90	2.25	2.30	4.54	3.38	3.20	4.67

爱因斯坦因由于提出光电效应方程和光量子的概念获得了 1921 年诺贝尔物理学奖，1916 年，密立根(R.A.Millikan)通过实验方法证明了爱因斯坦光子假设的正确性。密立根因此获得了 1923 年的诺贝尔物理学奖。

第三节　康普顿效应

一、康普顿散射现象

1923 年，康普顿(A.H.Compton)研究了 X 射线被金属、石墨等物质散射后的光谱成分，发现了一个重要的现象，即散射线的波长发生了变化。

图 11-6 是康普顿实验装置示意图。波长为 λ_0 的 X 射线通过光阑后，变成一窄的射线束投射到石墨上，发生散射。由摄谱仪测定不同方向散射线的波长 λ，发现：①散射线中除了有波长和入射线波长 λ_0 相同的 X 射线外，还有波长 $\lambda > \lambda_0$ 的 X 射线；②波长差 $\Delta\lambda = \lambda - \lambda_0$ 随散射角的增大而增大。这种散射现象即为康普顿效应(Compton effect)。康普顿效应的发现进一步证实了光子假设的正确性。由于此项重大发现，康普顿获得了 1927 年的诺贝尔物理学奖。

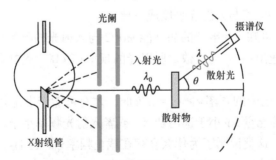

图 11-6　康普顿实验装置示意图

光的波动理论无法解释康普顿实验中所观察到的比入射 X 射线波长更长的 X 射线的现象。按照经典理论，X 射线的本质是电磁波，当电磁波通过物体时，将引起物体内带电粒子的受迫振动，而每个振动着的带电粒子又将向四周发射电磁波，这种电磁波就是散射光。根据波动理论，受迫振动的频率应等于入射光的频率，而振动着的带电粒子所发射的光的频率又等于它的振动频率，于是散射光的频率应该与入射光的频率相同，因此它们的波长也相同。由此可见，经典理论只能说明频率或波长不变的散射，而不能解释康普顿效应。

二、光子理论对康普顿效应的说明

利用光子理论可以成功地解释康普顿效应。康普顿假设入射的 X 射线是频率为 ν 的光子流，每个光子不但具有能量 $E = h\nu$，而且还具有动量。按相对论质能关系式，每个光子的质量为

$$m = \frac{E}{c^2} = \frac{h\nu}{c^2}$$

光子的动量 p 等于其质量 m 和光速 c 的乘积，即

$$p = mc = \frac{h\nu}{c} = \frac{h}{\lambda} \tag{11-14}$$

式中，λ 为光的波长。

康普顿效应是光子与散射体原子中外层电子弹性碰撞的结果，如图 11-7 所示。由于电子的动能可能很大，应该使用相对论公式进行计算。由能量守恒定律可得

$$h\nu_0 + m_0 c^2 = h\nu + mc^2 \tag{11-15}$$

即

$$mc^2 = h(\nu_0 - \nu) + m_0 c^2 \tag{11-16}$$

式中，m_0 是自由电子静止时的质量，对应的静止能量为 $m_0 c^2$，mc^2

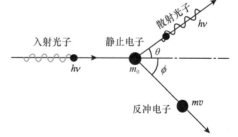

图 11-7　康普顿效应中光子与电子弹性碰撞示意图

是碰撞后反冲电子的能量，$h\nu_0$ 是入射光子的能量，而 $h\nu$ 则是散射光子的能量。由于反冲电子的能量是其静能与动能之和，所以 $mc^2 > m_0 c^2$，从式(11-15)中可知 $h\nu < h\nu_0$。因此，散射光子的频率小于入射光子的频率，而散射光子的波长则大于入射光子的波长。

入射光子的动量为 $h\nu_0/c$，散射光子的动量是 $h\nu/c$，碰撞后反冲电子的动量为 mv，根据三者间的矢量关系可得

$$(mv)^2 = \left(\frac{h\nu_0}{c}\right)^2 + \left(\frac{h\nu}{c}\right)^2 - 2\frac{h^2\nu_0\nu}{c^2}\cos\theta \tag{11-17}$$

即

$$m^2 v^2 c^2 = h^2 \nu_0^2 + h^2 \nu^2 - 2h^2 \nu_0 \nu \cos\theta \tag{11-18}$$

将式(11-16)两边平方，可得

$$m^2 c^4 = h^2 \nu_0^2 + h^2 \nu^2 - 2h^2 \nu_0 \nu + m_0^2 c^4 + 2h m_0 c^2 (\nu_0 - \nu) \tag{11-19}$$

将上两式相减，可得

$$m^2 c^2 (c^2 - v^2) = m_0^2 c^4 - 2h^2 \nu_0 \nu (1 - \cos\theta) + 2h m_0 c^2 (\nu_0 - \nu) \tag{11-20}$$

由于

$$m = \frac{m_0}{\sqrt{1 - v^2 / c^2}}$$

故有

$$h\nu_0 \nu (1 - \cos\theta) = m_0 c^2 (\nu_0 - \nu)$$

考虑到 $\nu_0 = c/\lambda_0$ 和 $\nu = c/\lambda$，代入上式，可得

$$\frac{hc^2}{\lambda_0 \lambda}(1 - \cos\theta) = m_0 c^2 \frac{c(\lambda - \lambda_0)}{\lambda_0 \lambda}$$

即

$$\lambda - \lambda_0 = \frac{h}{m_0 c}(1 - \cos\theta) = \frac{2h}{m_0 c}\sin^2\frac{\theta}{2}$$

于是，波长的增量

$$\Delta\lambda = \lambda - \lambda_0 = 2\lambda_c \sin^2\frac{\theta}{2} \tag{11-21}$$

式中

$$\lambda_c = \frac{h}{m_0 c} = \frac{6.626 \times 10^{-34}}{9.11 \times 10^{-31} \times 3 \times 10^8} \approx 2.424 \times 10^{-12} (\text{m})$$

为一常数，称为电子的康普顿波长。(11-21)就是康普顿效应散射光波长改变的公式。散射光波长的改变量 $\Delta\lambda$ 与散射角 θ 有关，而与入射光的波长 λ 无关。当 $\theta = 0$ 时，波长不变，随着 θ 的增大，$\Delta\lambda$ 也相应增大；当 $\theta = \pi$ 时，波长的改变量达到最大，即

$$\Delta\lambda = \frac{2h}{m_0 c} = 4.849 \times 10^{-12} (\text{m})$$

这时，电子的动能也达到最大。

上述结论与实验结果完全一致。光电效应和康普顿效应的发现和成功解释，其重要意义在于它们确认了光具有波粒二象性，波粒二象性在光子的能量和动量

表达式 $E = h\nu$, $p = h/\lambda$ 中表现得非常明显,其中能量 E 和动量 p 表明光具有粒子的性质,而频率 ν 和波长 λ 则表明光具有波动的性质,光的粒子性质和波动性质通过普朗克常数定量地联系起来。一般地说,光在传播过程中波动性表现得比较明显;在和物质相互作用时,粒子性表现得比较显著。它所表现的这两种性质,反映了光的本性。康普顿效应和光电效应都为光的粒子性提供了令人信服的证据。然而,康普顿效应比光电效应更前进了一步,因为在解释康普顿效应时不但要考虑能量守恒,还要考虑动量守恒。这个效应既说明了光的粒子性,也必须承认光的波动性,因此它为光的波粒二象性及德布罗意物质波假说提供了更完全的证据。康普顿效应宣布于 1923 年,确证于 1926 年,1927 年康普顿即获得诺贝尔物理学奖,说明这一成果影响之大,有人甚至把康普顿效应看成是物理学的转折点之一。

第四节　氢原子光谱　玻尔的氢原子理论

19 世纪末,对氢原子光谱的实验研究结果表明,氢原子光谱由一些分立的谱线组成,每条谱线的波长服从一个简单公式,实验结果与经典电磁场理论结果相矛盾。玻尔提出了氢原子结构的三个基本假设,成功地解释了氢原子光谱。

一、氢原子光谱

19 世纪末,人们对原子光谱进行了很多研究,积累了大量观测资料,其中最简单的是氢原子光谱。图 11-8 表示氢原子光谱中的一组谱线,其中 H_α 是明亮的红线($\lambda = 656.3\text{nm}$),H_β 是明亮的青蓝色线($\lambda = 486.1\text{nm}$),H_γ 是蓝线($\lambda = 434.1\text{nm}$),H_δ 是紫线($\lambda = 410.2\text{nm}$),其余的线位于光谱的紫外部分。

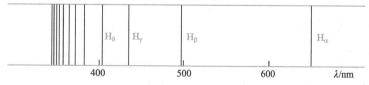

图 11-8　氢原子光谱中的一组谱线示意图

1885 年,巴耳末(J. J. Balmer)根据实验结果,发现这一组谱线中所有光谱线的波长 λ 很准确地服从一个简单经验公式

$$\frac{1}{\lambda} = R_H\left(\frac{1}{2^2} - \frac{1}{n^2}\right), \quad n = 3,4,5,\cdots \tag{11-22}$$

其中,$R_H = 1.0973731 \times 10^7 \text{ m}^{-1}$,称为里德伯常数。随着对氢原子光谱的研究不断深入,氢原子光谱的其他谱线系也先后被发现,一个在紫外,由莱曼(T. Lyman)发

现，还有三个在红外，分别由帕邢(F. Paschen)、布拉开(F. S. Brackett)、普丰德(H. A. Pfund)发现。这些谱线系也像巴耳末系一样，可用一个相似的公式计算光谱线的波长。可以将这些公式综合为一个广义巴耳末公式，即

$$\frac{1}{\lambda} = R_{\mathrm{H}}\left(\frac{1}{m^2} - \frac{1}{n^2}\right), \quad m = 1, 2, 3\cdots; \; n = m+1, m+2, m+3, \cdots \quad (11\text{-}23)$$

m 取不同的值时，就对应不同的线系。

如果令 $T(m) = R_{\mathrm{H}}/m^2$，则

$$\frac{1}{\lambda} = T(m) - T(n) \tag{11-24}$$

称 $T(m)$ 及 $T(n)$ 为光谱项(spectroscopic term)。该式就是广义巴耳末公式，适用于氢原子光谱的所有线系，表明了氢原子光谱的实验规律。

二、氢原子玻尔理论

氢原子由一个带正电荷的原子核和一个沿着圆形轨道绕核做匀速运动的带负电荷的电子所组成。电子做圆周运动时具有加速度。按照经典电磁理论，带电粒子做加速运动时，不断向外发射电磁波。因此，原子的能量将逐渐减少，电子的轨道半径将逐渐缩小，最终落入原子核中。电子发射电磁波的频率应等于其圆周运动的频率，电子轨道半径逐渐缩小，频率应逐渐增加，电子发射电磁波形成的光谱应该是连续的。但实验证明，氢原子是一个稳定的系统，氢原子光谱是由一些频率确定的分立谱线所组成。氢原子光谱的实验结果无法用经典电磁理论解释。为了解决这些矛盾，1913 年，丹麦物理学家玻尔在普朗克的量子概念基础上，提出了氢原子结构三个基本假设。

(1) 原子只能处于一系列能量不连续的状态。在这些状态中，电子沿某些特定轨道绕核做加速运动但并不辐射能量。这些状态就是原子的稳定状态(stable state)，简称定态。

(2) 在电子绕核做圆周运动的所有可能的轨道中，只有电子的角动量等于 $h/2\pi$ 的整数倍的那些轨道才是实际存在的，即满足

$$L = m v r = n\frac{h}{2\pi}, \quad n = 1, 2, 3\cdots \tag{11-25}$$

式(11-25)称为量子条件(quantum condition)，其中 h 是普朗克常数，n 为量子数 (quantum number)。

(3) 原子可以通过发射或吸收一定频率的光子由一个定态过渡到另一个定态，光子的能量由这两个定态的能量差决定，即

$$h\nu = E_h - E_\lambda \tag{11-26}$$

其中 $h\nu$ 为光子的能量。式(11-26)称为<u>频率条件</u>(frequency condition)。

根据上述假设，可以进一步讨论玻尔的氢原子模型特征。电子沿圆形轨道绕核做匀速运动时，其向心力由核与电子间的库仑力提供，即

$$\frac{mv^2}{r} = \frac{e^2}{4\pi\varepsilon_0 r^2} \qquad (11-27)$$

由式(11-25)和式(11-27)解得

$$r = \frac{\varepsilon_0 n^2 h^2}{\pi m e^2} \qquad (11-28)$$

由此可见，轨道半径 r 正比于量子数 n 的平方，最靠近核的轨道半径为 r_1，此时 $n=1$。由式(11-28)计算可得 $r_1 = 0.529 \times 10^{-10}$m，与通过实验方法求得的氢原子半径相同。

氢原子的能量就是电子绕核运动所具有的总能量。如果电子是在量子数为 n 的轨道上运动，它的总能量 E_n 应等于动能 E_k 与势能 E_p 之和，即

$$E_n = E_k + E_p = \frac{1}{2}mv^2 - \frac{e^2}{4\pi\varepsilon_0 r} = -\frac{me^2}{8\varepsilon_0^2 n^2 h^2}, \quad n=1,2,3,\cdots \qquad (11-29)$$

其中负号表明，当 n 增大时，氢原子的能量相应增大；当 $n=1$ 时，氢原子的能量为最小值 E_1，计算可得 $E_1 = -13.6$eV。当电子在不同的轨道上运动时，氢原子就具有不同的能量状态，可以形象地用"能级"来表示氢原子的能量状态。图 11-9 是氢原子的能级分布和光谱系示意图。

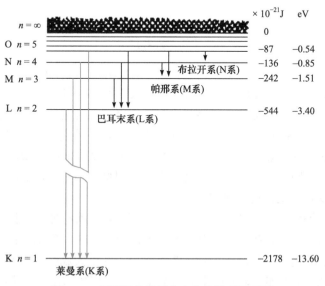

图 11-9　氢原子的能级分布和光谱系示意图

利用玻尔理论可以解释氢原子光谱的特征：在通常情况下，氢原子中唯一的电子总是在最靠近核($n = 1$)的轨道上运动。氢原子处于最低能级，显然这是氢原子最稳定的状态，称为基态(ground state)。当电子从外界吸收能量，例如与其他粒子碰撞或吸收光子，而跃迁到离核较远的状态($n>1$)时，原子就处于较高能级，这种状态称为激发态(excited state)。处于激发态的原子并不稳定，总是有跃迁到能量较低状态的趋势。电子在极短的时间内会自发地向量子数较低的轨道跃迁，并相应地发射出光子，直至跃迁回到基态为止。当电子由不同初态跃迁到同一个末态时，所发出的光子组成一个线系。当电子由量子数为的 n 初态跃迁到量子数为 k 的末态($n > k$)时，原子能量的改变为

$$\Delta E = E_n - E_k = \frac{me^4}{8\varepsilon_0^2 h^2}\left(\frac{1}{k^2} - \frac{1}{n^2}\right)$$

这多余的能量就会以光子的形式发射出来，发出光子的频率为

$$\nu = \frac{me^4}{8\varepsilon_0^2 h^3}\left(\frac{1}{k^2} - \frac{1}{n^2}\right)$$

或

$$\frac{1}{\lambda} = \frac{me^4}{8\varepsilon_0^2 ch^3}\left(\frac{1}{k^2} - \frac{1}{n^2}\right) \tag{11-30}$$

与广义巴耳末公式相比，里德伯常数为

$$R_H = \frac{me^4}{8\varepsilon_0^2 ch^3} \tag{11-31}$$

将各已知量代入上式，计算出 $R_H = 1.0973730 \times 10^7 \text{m}^{-1}$，与实验所得的 R_H 符合得很好，即根据玻尔理论导出的公式与经验公式一致。在图 11-9 中，每一条竖直的矢线表示电子跃迁时发出的一条谱线。由于能级越高时能级间距越小，同一线系中的谱线在短波方向越来越密集，最后，当 $n\rightarrow\infty$ 时，得到一个极限频率。一个氢原子在一次跃迁中只能发射一个光子，当大量电子从高能级向低能级跃迁时，就会发出各种不同频率的谱线。通常在实验中观察到的是大量受激原子发射的光子，所以可以同时观察到全部谱线。

玻尔理论提出了一个动态的原子结构轮廓，第一次把原子光谱的实验结果用一个理论体系来处理，指出了微观体系特有的量子规律。玻尔理论启示了原子物理学向前发展的途径，是原子物理学在科学史上的重大成就。但玻尔理论很难应用于复杂的原子。例如，对于氦原子，玻尔理论就不能算出它的能级和光谱频率，表明玻尔理论本身仍然存在着局限性，因为它是由经典理论与量子假设拼凑而成

的。实践证明，经典理论并不适用于描述微观粒子的运动，玻尔所提出的量子假设缺乏理论根据。要想更准确地描述微观粒子内部的运动规律，就必须突破经典理论的"框架"。玻尔理论的局限性促使人们进一步研究适用于微观世界的理论体系，最终导致了量子力学的诞生。

第五节　物质的波动性质

一、德布罗意波

1924 年，法国物理学家德布罗意把爱因斯坦的光量子理论推广到一切实物粒子，特别是电子，从而提出了物质波理论。他指出，爱因斯坦的光量子理论，不仅适用于光也适用于像电子这样的实物粒子，这些实物粒子和光一样，同样具有波粒二象性。一个能量为 E，动量为 p 的实物粒子，其波动频率 ν 由能量 E 确定，波长 λ 则由动量 p 确定。其关系为

$$\nu = \frac{E}{h} \tag{11-32}$$

$$\lambda = \frac{h}{p} \tag{11-33}$$

这种把波长与实物粒子动量联系的波，称为德布罗意波(de Broglie wave)或物质波(matter wave)。

例题 11-2　试求能量为 10^4eV 的电子的德布罗意波长。

解：在非相对论情况下，电子的能量 $E = \frac{1}{2}m_0v^2 = \frac{p^2}{2m_0}$，$m_0$ 为电子的静止质量，此时电子的德布罗意波长为

$$\lambda = \frac{h}{p} = \frac{h}{\sqrt{2m_0E}} = 1.23 \times 10^{-2}\,\text{nm}$$

此能量下的电子的波长与 X 射线的波长很相近。

例题 11-3　核反应堆中发生的反应能产生许多热中子。试求温度 $T=300\text{ K}$ 时，中子的波长。

解：中子的动能是 $E = \frac{1}{2}mv^2 = \frac{3}{2}kT$，因此

$$p = mv = \sqrt{2mE} = \sqrt{3mkT}$$

$$\lambda = \frac{h}{p} = \frac{h}{\sqrt{3mkT}}$$

将中子的质量 $m = 1.675 \times 10^{-27}$ kg，$T = 300$ K 代入可求出

$$\lambda = 1.45 \times 10^{-1}\text{nm}$$

其波长 λ 与原子或分子的尺度相当。

例题 11-4 子弹的质量为 20g，飞行速度 $v = 300\text{m} \cdot \text{s}^{-1}$，试求其德布罗意波长。

解：$\lambda = \dfrac{h}{mv} = 1.1 \times 10^{-34}\text{m}$

由此可见，对于宏观物体，其德布罗意波长极小，波动特性很难显示出来，但电子、中子等微观粒子的物质波长可以与 X 射线波长、原子大小相比拟，因此在原子范围内其波动特性将非常明显。德布罗意波揭示了实物粒子的波粒二象性。一般来说，当实物粒子是宏观粒子时，与其动量对应的波长很短，波动性可以忽略，其行为主要表现为粒子性，它们的运动规律可以用经典物理学理论描述。当实物粒子是微观粒子时，与其动量对应的波长较长，不能忽略其波动性，因此许多与微观粒子波动性相关的物理现象明显地表现出与经典力学所预期的结果不同。

二、德布罗意波的实验验证

德布罗意提出物质波的假设和公式，还预言电子能像光一样产生衍射现象。1927 年，戴维孙(C. Davison)和革末(L. H. Germer)通过实验观测到了电子的衍射现象，证实了德布罗意波的正确性。他们将一束电子投射到晶体上，在晶体取向一定时观察到电子朝各个方向散射。从晶格上反射的电子所形成的图案与用 X 射线产生的衍射图案非常相似。与 X 射线衍射一样，电子束衍射极大值由布拉格公式 $2d\sin\theta = k\lambda$ 确定，戴维孙和革末用这个公式计算电子的德布罗意波长时，得到了与 $\lambda = h / p$ 符合得很好的结果。同年，汤姆孙(G. P. Thomson)做了高速电子束穿过多晶薄膜的衍射实验，得到了和 X 射线通过多晶薄膜后产生的衍射图样非常相似的电子衍射图样，实验结果也证实电子衍射的波长完全符合德布罗意公式。

1928 年后，实验还证实了质子、中子、分子等也同样具有波动特性，并且其波长满足德布罗意公式。以上实验事实表明，微观粒子具有波粒二象性，反映其波动性的波长和反映其粒子性的动量之间存在着内在联系，而德布罗意公式就是对这种内在联系的客观描述。德布罗意物质波假设及其实验验证，为量子力学的建立奠定了基础，为此他获得了 1929 年诺贝尔物理学奖，而戴维孙、汤姆孙由于验证了电子的波动性，分享了 1937 年的诺贝尔物理学奖。

物质粒子的波动性在现代科学实验与生产技术中获得了广泛应用，例如电子显微镜、慢中子散射技术的应用等。

三、不确定关系

1. 坐标和动量的不确定关系　在经典物理学中，可以同时精确测定一个粒子的位置和动量，因此粒子的运动可以用确定的轨道来描述。对于微观粒子，情况则完全不同。

设一束具有确定动量的微观粒子沿平行于 y 轴的方向运动，它在 x 轴方向上的动量分量 p_x 等于零。如果在其运动方向上垂直放置一个缝宽为 d 的狭缝，如图 11-10 所示，则微观粒子通过狭缝时，其 x 坐标的不确定范围是

$$\Delta x = d \qquad (11\text{-}34)$$

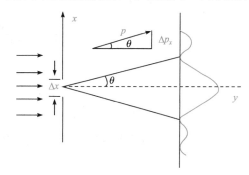

由于粒子穿过狭缝时所产生的衍射现象，x 和 p_x 不可能同时具有确定的值。在缝宽为 d 的狭缝中，位置的不确定量 $\Delta x = d$，根据衍射公式可以估算出动量的不确定量值。用 θ 表示衍射角，以 λ 表示粒子的德布罗意波长，则 θ、λ 和 d 之间满足

图 11-10　微观粒子通过单缝时的衍射示意图

$$\sin\theta = \frac{k\lambda}{d}$$

可以求出 p_x 的不确定范围是

$$\Delta p_x = p\sin\theta = p\frac{k\lambda}{d} \qquad (11\text{-}35)$$

由德布罗意公式，并考虑式(11-34)可得

$$\Delta p_x \cdot \Delta x = kh \qquad (11\text{-}36)$$

由于 $k \geqslant 1$，所以上式可以写成

$$\Delta p_x \Delta x \geqslant h \qquad (11\text{-}37)$$

在三维空间，海森伯根据数学方法得出

$$
\begin{cases}
\Delta p_x \Delta x \geqslant \dfrac{\hbar}{2} \\[2mm]
\Delta p_y \Delta y \geqslant \dfrac{\hbar}{2} \\[2mm]
\Delta p_z \Delta z \geqslant \dfrac{\hbar}{2}
\end{cases}
\qquad (11\text{-}38)
$$

其中，$\hbar = h/2\pi = 1.055 \times 10^{-34}$ J·s。式(11-38)就是著名的海森伯不确定关系的数学表达式。它清楚地表明，坐标与动量这一对物理量中，一个量的确定度只能靠牺牲另一个量的确定度来获得，坐标和动量不可能同时具有确定值。

例题 11-5 如果测量一个电子的速度和一粒质量为 0.03kg 的来复枪子弹的速度的不确定量都是$\Delta v = 10^{-3}$ m·s^{-1}，它们的位置的最小不确定量各是多大？

解： 利用$\Delta p_x = m\Delta v_x$，最小的位置不确定量应满足$\Delta x m\Delta v_x = \hbar / h$。对电子，$m = 9.11 \times 10^{-31}$ kg，所以

$$\Delta x = \frac{\hbar}{2m\Delta v_x} = \frac{1.055 \times 10^{-34} \text{ J·s}}{2 \times (9.11 \times 10^{-31} \text{ m})(10^{-3} \text{ m·s}^{-1})} = 0.0579 \text{ m}$$

对子弹，

$$\Delta x = \frac{\hbar}{2m\Delta v_x} = \frac{1.055 \times 10^{-34} \text{ J·s}}{2 \times (0.03\text{kg})(10^{-3} \text{ m·s}^{-1})} = 1.758 \times 10^{-30} \text{ m}$$

由此可见，对普通的宏观物体(如子弹)，不确定关系对实验测量并不加以任何有效的限制，因为测量位置的误差总要比10^{-30}m 大得多。然而，对小到像电子这样的物体情况就不同了。例如，固体中原子之间距离大约是 10^{-9}m，所以测量位置时 0.05m 的不确定量就意味着电子可能处在几十亿个原子中间的任何地方！因此，电子的运动规律不能用经典力学来描述，或者说不确定关系规定了用经典力学描述微观粒子运动的适用范围。

电子处在原子核处的势能要比它处在第一玻尔轨道上时的势能低得多，为什么它不通过辐射能量而跳到原子核上去？设电子在离开原子核为 r 的这段范围之内，电子的位置的不确定量在$\Delta x = r$ 以内。由不确定关系可知，电子的动量不可能等于零，它至少必须为 $p = \Delta p_x = \hbar / (2r)$。于是，电子的总能量至少应为(对 $Z=1$)

$$E = \frac{1}{2}mv^2 - \frac{ke^2}{r} = \frac{p^2}{2m} - \frac{ke^2}{r} = \frac{\hbar^2}{8mr^2} - \frac{ke^2}{r}$$

其中$k = \dfrac{1}{4\pi\varepsilon_0}$，如果电子接近原子核，$r$ 变小，则势能$-ke^2/r$ 变得更小，但动能$\dfrac{\hbar^2}{8mr^2}$ 增加。因此，电子会处在平均半径为 r 的地方以使它的总能量最小，所以一个原子的最低能态并不是电子落在原子核中的状态。不确定关系表明，当位置的不确定性减小时，动能就要增大，而这种增大超过了势能的减小。由此可见，原子和物质的稳定性可以由不确定关系来决定。

2. 能量和时间的不确定关系 不确定关系不仅存在于坐标和动量之间，也存在于能量和时间之间，如果微观体系处于某一状态的时间为Δt，则其能量必有一

个不确定量 ΔE，用公式表示为

$$\Delta E \Delta t \geqslant \frac{\hbar}{2} \tag{11-39}$$

式(11-39)称为能量和时间的不确定关系，可以解释原子各激发态的能级宽度 ΔE 和它在该激发态的平均寿命 Δt 之间的关系。原子在激发态的平均寿命 $\Delta t \approx 10^{-8}\mathrm{s}$。

根据式(11-39)可以求出原子激发态的能量值的不确定量 $\Delta E \geqslant \dfrac{\hbar}{2\Delta t} \approx 10^{-8}\mathrm{eV}$，这就是激发态的能级宽度。因此，原子的激发态平均寿命越长，能级宽度越小。

不确定关系是微观物体具有波粒二象性的反映，是物理学中一个重要的基本规律。由于提出了不确定关系、创立了量子力学，海森伯获得了 1932 年的诺贝尔物理学奖。

第六节　波函数　薛定谔方程

一、波函数及其统计解释

1925 年奥地利物理学家薛定谔首先提出用物质波的波函数来描述微观粒子的运动状态，物质波波函数 $\Psi(x,y,z,t)$ 是时间和空间坐标的函数。

对于一个不受外力作用、沿 x 轴正向运动的自由粒子，由于其能量 E 和动量 p 都是恒量，由德布罗意关系式可知，其物质波的频率 ν 和波长 λ 也都不随时间变化，因此自由粒子的物质波是单色平面波。一般地，单色平面波的波函数 $y(x,t)$ 可表示为

$$y(x,t) = A\cos 2\pi\left(\nu t - \frac{x}{\lambda}\right)$$

写成复数形式，可得

$$y(x,t) = A\mathrm{e}^{-\mathrm{i}2\pi\left(\nu t - \frac{x}{\lambda}\right)}$$

而只取其实数部分。将关系式 $\nu = E/h$ 和 $\lambda = h/p$ 代入上式，并将 $y(x,t)$ 改写为 $\Psi(x,t)$，可得能量为 E、动量为 p 的自由粒子的物质波的波函数为

$$\Psi(x,t) = \psi_0 \mathrm{e}^{-\frac{\mathrm{i}}{\hbar}(Et - px)} \tag{11-40}$$

式(11-40)中，ψ_0 是一个待定常数，代表了波函数的振幅。

当粒子在各种外力场中运动时，它们的波函数是下面要讲到的可以通过求解薛定谔方程得的波函数。物质波波函数是复函数，它本身并不代表任何可观测的物理量，那么，波函数是怎样描述微观粒子运动状态的呢？微观粒子的波动性和粒子性究竟是怎样统一起来的呢？1926 年，德国物理学家玻恩提出了物质波波函数的统计解释，回答了上述问题。玻恩指出，实物粒子的物质波是一种概率波，t 时刻粒子在空间(x,y,z)处附近的体积元 $\mathrm{d}V$ 中出现的概率 $\mathrm{d}P$ 与该处波函数绝对值的平方成正比，可写成

$$\mathrm{d}P = \left| \Psi\left(x,y,z,t\right) \right|^2 \mathrm{d}V = \Psi\left(x,y,z,t\right)\Psi^*\left(x,y,z,t\right)\mathrm{d}V \qquad (11\text{-}41)$$

式(11-41)中，$\Psi^*\left(x,y,z,t\right)$是波函数$\Psi\left(x,y,z,t\right)$的共轭复数。由式(11-41)可以得出波函数的物理意义：波函数绝对值的平方$\left| \Psi\left(x,y,z,t\right) \right|^2$代表 t 时刻粒子在空间(x,y,z)处的单位体积中出现的概率(概率密度)。玻恩与博特因此而分享了 1954 年诺贝尔物理学奖。

20 世纪 80 年代末期，实验物理学家用类似于显示光波动性的双缝干涉实验装置来做电子束的双缝干涉实验。图 11-11(a)、(b)、(c)、(d)分别是入射电子数约为 50、500、5000、50000 个时在检测屏上的分布情况。从图中明确地看到干涉条纹，从而证明了电子具有波动性。从图中还可看出电子波干涉条纹的形成过程，表明单个电子在屏上何处出现是随机的，但在屏上某处出现的概率具有确定的分布。电子数在屏上的分布是单个电子分布概率的积累效应，结果出现干涉条纹。

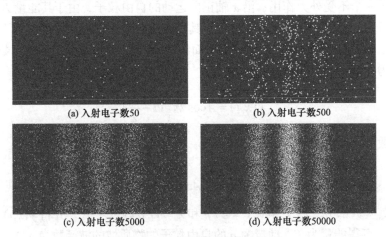

(a) 入射电子数50　　　　　(b) 入射电子数500

(c) 入射电子数5000　　　　(d) 入射电子数50000

图 11-11　电子双缝实验结果

由于一定时刻粒子在空间某点出现的概率应是且有限的，同时在空间不同点，概率的分布应该连续变化，不能出现跃变，所以要求描述粒子的波函数$\Psi\left(x,y,z,t\right)$必须满足连续性、单值性、有限性，此即为波函数的标准条件。又因

为任意时刻粒子在空间各点出现的概率总和等于 1，故

$$\int \left| \varPsi \left(x,y,z,t \right) \right|^2 \mathrm{d}x\mathrm{d}y\mathrm{d}z = 1 \tag{11-42}$$

式(11-42)称为波函数的归一化条件。满足式(11-42)的波函数，称为归一化波函数。

二、薛定谔方程

1926 年，在德布罗意物质波假说的基础上，薛定谔提出一个适用于低速情况、描述微观粒子在外力场中运动的微分方程，也就是物质波波函数 $\varPsi \left(x,y,z,t \right)$ 所满足的方程，后人称之为薛定谔方程。它在量子力学中的地位和作用与牛顿定律在经典力学、麦克斯韦方程组在电磁学中的地位和作用相当。

质量为 m 的粒子在外力场中运动时，一般情况下，其势能 U 可能是空间和时间的函数，即 $U = U(x,y,z,t)$ ，薛定谔方程为

$$-\frac{\hbar^2}{2m}\nabla^2 \varPsi(x,y,z,t) + U(x,y,z,t)\varPsi(x,y,z,t) = \mathrm{i}\hbar \frac{\partial \varPsi(x,y,z,t)}{\partial t} \tag{11-43}$$

式中， $\nabla^2 = \dfrac{\partial^2}{\partial x^2} + \dfrac{\partial^2}{\partial y^2} + \dfrac{\partial^2}{\partial z^2}$ 为拉普拉斯算符。显然，式(11-43)是一个关于 x,y,z 和 t 的线性二阶偏微分方程，具有波动方程的形式。薛定谔方程是量子力学的基本方程，它不能由更基本的原理经过逻辑推理得到。但将这个方程应用于分子、原子等微观体系所得到的大量结果都和实验符合，这就说明了它的正确性。

量子力学中处理微观粒子运动问题的基本方法是：根据粒子的质量和它在外力场中的势能函数 U 的具体形式，写出薛定谔方程。再根据给定的初始条件和边界条件求解，就可以得出描述粒子运动状态的波函数，其绝对值平方就给出粒子在不同时刻不同位置处出现的概率密度。

若外力场不随时间变化，则势能函数 $U = U(x,y,z)$ ，粒子能量 E(动能 $\dfrac{p^2}{2m}$ 与势能 $U(x,y,z)$ 之和)是一个不随时间变化的恒量，此时粒子处于定态。粒子的定态波函数可以写成空间坐标函数 $\psi(x,y,z)$ 与时间函数 $\mathrm{e}^{-\frac{\mathrm{i}}{\hbar}Et}$ 两部分的乘积，即

$$\varPsi \left(x,y,z,t \right) = \psi \left(x,y,z \right) \mathrm{e}^{-\frac{\mathrm{i}}{\hbar}Et} \tag{11-44}$$

当粒子处于定态时，它在空间各点出现的概率密度 $\left| \varPsi \left(x,y,z,t \right) \right|^2 = \left| \psi(x,y,z) \right|^2$ 与时间无关，即概率密度在空间形成稳定分布。将式(11-44)代回薛定谔方程(11-43)，可得波函数 $\psi(x,y,z)$ 所满足的方程为

$$\nabla^2 \psi + \frac{2m}{\hbar^2}(E-U)\psi = 0 \tag{11-45}$$

式(11-45)称为定态薛定谔方程。

在关于微观粒子的各种定态问题中，把势能函数 U 的具体形式代入定态薛定谔方程(11-45)，通过求解即可得到描述粒子运动状态的定态波函数，同时也就确定了概率密度的分布及能量 E 等。

薛定谔创立了非相对论量子力学，狄拉克创立了相对论量子力学，两人分享了 1933 年的诺贝尔物理学奖。

三、一维无限深势阱中的粒子

可以把金属中的电子看成是在一维无限深势阱中运动的粒子，即质量为 m 的粒子，只能在 $0 < x < a$ 的区域内自由运动。粒子的势能函数为

$$U(x) = \begin{cases} 0, & 0 < x < a \\ \infty, & x \leqslant 0, x > a \end{cases}$$

其势能曲线如图 11-12 所示，称为一维无限深势阱，a 为势阱宽度。利用这个简化模型可以解释金属物理性质。

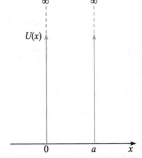

图 11-12 一维无限深势阱

对于势能函数 $U(x)$ 与时间无关这样一个定态问题，在势阱内 $U(x) = 0$，粒子的定态薛定谔方程为

$$\frac{\mathrm{d}^2\psi(x)}{\mathrm{d}x^2} + \frac{2mE}{\hbar^2}\psi(x) = 0$$

令

$$k^2 = 2mE / \hbar^2 \tag{11-46}$$

原方程变为

$$\frac{\mathrm{d}^2\psi(x)}{\mathrm{d}x^2} + k^2\psi(x) = 0$$

其通解是

$$\psi(x) = A\sin kx + B\cos kx \tag{11-47}$$

式中，常数 A、B 和 k 可用边界条件及归一化条件来确定。由于当 $x \leqslant 0$ 和 $x \geqslant a$ 时，$\psi(x) = 0$。考虑到波函数在势阱边界上必须连续，应有 $\psi(0) = \psi(a) = 0$。将 $x=0$，$x=a$ 代入式(11-47)可得 $B = 0$，则 $\psi(x) = A\sin kx$，其中

$$k = \frac{n\pi}{a}, \quad n = 1, 2, 3, \cdots \tag{11-48}$$

由式(11-46)和式(11-48)可以得到粒子的能量为

$$E_n = n^2\left(\frac{\pi^2\hbar^2}{2ma^2}\right), \quad n = 1, 2, 3, \cdots \tag{11-49}$$

表明一维无限深势阱中粒子能量是量子化的,n 称为量子数。当 $n=1$ 时，粒子能量为 $E_1 = \dfrac{\pi^2\hbar^2}{2ma^2}$，$E_1$ 是势阱中粒子的最低能量(基态能级)，也称为零点能。其余各能级的能量可表示为 $E_n = n^2E_1$，能级图如图 11-13 所示,零点能 $E_1 \neq 0$ 表明束缚在势阱中的粒子不可能静止，这是微观粒子波动性的一种表现，许多实验证实了微观领域中能量量子化的分布规律，并证实了零点能的存在。

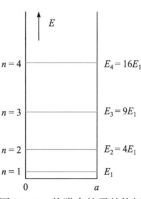

图 11-13　势阱中粒子的能级

由于 $B=0$，量子数为 n 的波函数为

$$\psi_n(x) = A\sin\frac{n\pi}{a}x, \quad n = 1,2,3,\cdots$$

由归一化条件 $\displaystyle\int_{-\infty}^{+\infty}|\psi_n(x)|^2\mathrm{d}x = 1$ 可确定系数 A，即

$$\int_0^a |\psi_n(x)|^2\mathrm{d}x = \int_0^a A^2\sin^2\left(\frac{n\pi}{a}x\right)\mathrm{d}x = 1$$

求得

$$A = \sqrt{\frac{2}{a}}$$

量子数为 n 的波函数为

$$\psi_n(x) = \sqrt{\frac{2}{a}}\sin\frac{n\pi}{x}, \quad 0 < x < a \tag{11-50}$$

进一步可以求出粒子在势阱中的概率密度为

$$|\psi_n(x)|^2 = \frac{2}{a}\sin^2\frac{n\pi}{a}x \tag{11-51}$$

图 11-14 给出了几种波函数 $\psi_n(x)$ 和粒子的概率密度 $|\psi_n(x)|^2$ 的分布曲线。不难看出，束缚在无限深势阱中的粒子的定态波函数具有驻波特性，即粒子的物质波在阱中形成驻波。可以认为势阱内波函数是由两个沿相反方向传播的平面波叠加而成。n 越小，节点越少，波长越长，从而动能越小，能量就越低。此外，粒子在不同能级上出现的概率密度是不同，在基态，粒子出现的概率在势阱部位为最大；在激发态，粒子在势阱中出现的概率分布有起伏，而且 n 越大，起伏的次数越多；在阱壁处 $(x=0, x=a)$，不同能量的粒子对应的波均为波节，粒子出现的概率为零。上述结果和经典概念很不相同，若是经典粒子，因为在势阱内不受力，

粒子在两阱壁间做匀速直线运动，所以粒子在阱中各处的概率是相等的；对于微观粒子，根据薛定谔方程的求解结果，只有当量子数 n 很大时，粒子在阱中各处的概率才趋于均匀。

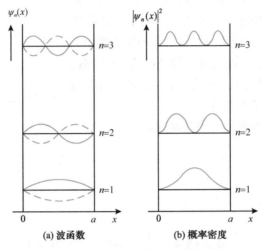

图 11-14　势阱中波函数和概率密度

四、一维谐振子

分子的振动、晶格振动、原子核的振动等都可以近似看成是由大量谐振子组成的系统，谐振子是量子力学中一个十分重要的物理模型。

一维谐振子是指在一维空间中运动的粒子，其势能为

$$U = \frac{1}{2}kx^2 = \frac{1}{2}m\omega^2x^2$$

其中，$\omega = \sqrt{\dfrac{k}{m}}$ 是一常量，x 是振子离开平衡位置的位移。其定态薛定谔方程可表示为

$$\frac{\mathrm{d}^2\psi}{\mathrm{d}x^2} + \frac{2m}{\hbar^2}\left(E - \frac{1}{2}m\omega^2x^2\right)\psi = 0$$

求解此方程，其结果为只有当能量 E 满足

$$E_n = (n+\frac{1}{2})\hbar\omega, \quad n = 0,1,2,\cdots \tag{11-52}$$

时，相应的波函数才满足单值、连续和有限等条件。n 称为量子数。由此可见，从量子力学的观点来看，线性谐振子的能量并不像经典力学中那样可以取任意的、连续变化的数值，它只能取一些分立的、不连续的量值，表明线性谐振子的能量

是量子化的，形成能级。两相邻能级间的间隔均为 $\hbar\omega$，即能级是均匀分布的，如图 11-15 所示。

普朗克在推导黑体辐射公式时，假定辐射黑体分子、原子的振动可以看成是谐振动，频率为 ν 的谐振子只能处于最小能量为 $h\nu$ 的整数倍 $nh\nu$ ($n=1,2,\cdots$) 的状态。而由量子力学得到谐振子的最小能量是 $\frac{1}{2}\hbar\omega = \frac{1}{2}h\nu$，并不为零，此最小能量即为谐振子的零点能量。由量子力学得到的谐振子的最小能量并不为零理论与早期量子理论的结论不同，实际上是微观粒子波动性的本质表现。光的散射实验证实了零点能量的存在。

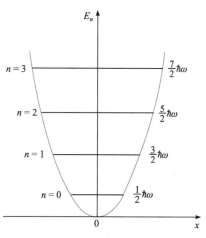

图 11-15　一维谐振子的能级

五、势垒　隧道效应

考虑一粒子在图 11-16 所示的力场中沿 x 方向运动，其势能分布为

$$U(x) = \begin{cases} U_0, & 0 < x < a \\ 0, & x < 0, x > a \end{cases} \tag{11-53}$$

这种势能分布称为一维方势垒。当总能量 $E<U_0$ 的粒子从左向右射向势垒时，按照经典力学，由于粒子的动能必须为正值，故粒子不能进入势垒，将全部被弹回。然而，量子力学却给出全然不同的结论。通过求解定态薛定谔方程，可以得到粒子在各区域中的波函数，如图 11-17 所示。由图可见，即使在粒子的能量低于势垒高度（$E<U_0$）的情况下，粒子在区域Ⅱ和区域Ⅲ的波函数也都不为零，这就是说，原在区域Ⅰ的粒子有一定的概率穿透势垒，通过区域Ⅱ进入区域Ⅲ。粒子能

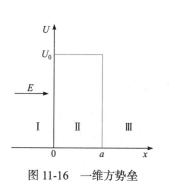

图 11-16　一维方势垒

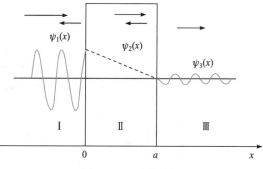

图 11-17　隧道效应

够穿透比其动能高的势垒的现象，称为势垒穿透或隧道效应。这是微观粒子的量子力学行为。

进一步，可以计算出粒子从Ⅰ区到Ⅲ区的穿透概率(称为投射系数)为

$$T = \exp\left[-\frac{2}{\hbar}\sqrt{2m(U_0 - E)}a\right] \tag{11-54}$$

可见，粒子的穿透概率 T 随势垒宽度 a、粒子质量 m 和能量差 $(U_0 - E)$ 的变化十分敏感，当势垒加宽(a变大)或变高(U_0变大)时，粒子穿透概率变小。在势垒很宽和能量差很大的情况下，穿透势垒的概率几乎等于零，在这种情况下，由量子力学得出的结论与从经典力学得出的结论相符合。

扫描隧道显微镜(scanning tunneling microscope，STM)是 1982 年美国科学家宾尼和罗雷尔等利用电子的隧道效应原理研制成的研究材料表面结构的重要工具。扫描隧道显微镜的原理如图 11-18 所示，金属表面存在着势垒，阻止内部电子向外逸出，由于隧道效应，电子仍有一定概率穿透势垒到达金属表面，并形成电子云。电子云的密度随着与表面距离的增大呈指数规律衰减。因此，只要将原子线度的极细探针和被研究的样品表面作为两个电极，当样品与针尖的距离非常接近时，它们的表面电子云就可能重叠。若在样品和探针之间加微小电压，电子就会穿过两个电极之间的势垒，流向另一个电极，形成隧道电流。该隧道电流 I 的大小与针尖和样品表面之间的距离以及样品表面平均势垒高度有关，可作为电子波函数重叠程度的量度。

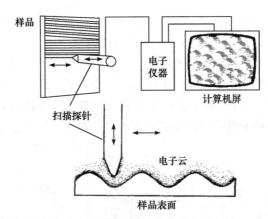

图 11-18　扫描隧道显微镜原理示意图

隧道电流对针尖与表面间的距离极其敏感，当间距在原子尺寸范围内改变一个原子距离时，隧道电流可以有上千倍的变化。如果设法控制隧道电流保持恒定，并控制针尖在样品上的扫描，则探针在垂直于样品方向上的高低变化就能反映出样品表面的起伏情况。利用 STM 可直接绘出样品表面高分辨率的三维形貌图像，

其放大率可达 1 亿倍。

STM 作为新型的显微工具与以往的各种显微镜和分析仪器相比有着其明显的优势：①STM 具有极高的分辨率，可以轻易"看到"原子，这是一般显微镜甚至电子显微镜难以达到的；②STM 得到的是实时的、真实的样品表面的高分辨率图像，STM 真正看到了原子；③STM 的使用环境宽松，既可以在真空中工作，又可以在大气中、低温、常温、高温，甚至在溶液中使用；④STM 的价格相对较低，有利于推广应用；⑤STM 的应用领域广泛。

扫描隧道显微镜的出现，使人类第一次能够实时地观察单个原子在物质表面上的排列状态以及表面电子行为有关性质，在表面科学、材料科学和生命科学等领域的研究中有着重大的意义。由于这一发明，1986 年诺贝尔物理学奖授予宾尼和罗雷尔及电子显微镜的发明者鲁斯卡。

习 题 十 一

11-1　试讨论夏天在室内和室外应该分别穿什么颜色的衣服。

11-2　一个直径为 2cm 的黑体小球被加热到 827℃，问它每分钟辐射多少热量？

$[6.26 \times 10^3 J]$

11-3　设黑体的温度分别为(1)600K, (2)6000K；求辐射光谱最大能量的波长。

$[4.83 \times 10^{-6} m; \ 4.83 \times 10^{-7} m]$

11-4　一黑体经加热，其最大单色辐出度的波长由 0.800μm 变化到 0.500μm，问此时的辐出度是原来的多少倍？　　　　　　　　　　　　　　[6.55 倍]

11-5　黑体在某一温度时的辐出度为 $9.072 \times 10^5 W \cdot m^{-1}$，试求这时单色辐出度的最大值所对应的波长。

$[1.449 \times 10^{-6} m]$

11-6　已知铯的逸出功为 $3.04 \times 10^{-19} J$，问入射光的波长为多大时，才能使铯产生光电效应？　　　　　　　　　　　　　　　　　　$[6.539 \times 10^{-7} m]$

11-7　已知光子的波长 $\lambda = 5.89 \times 10^{-7} m$，试求此光子的能量、质量、动量。

$[3.37 \times 10^{-19} J; \ 3.75 \times 10^{-36} kg; \ 1.12 \times 10^{-27} kg \cdot m \cdot s^{-1}]$

11-8　按照玻尔理论，当氢原子处于 $n=3$ 的激发态时，电子绕核运动的轨道半径、角动量和总能量各是多少？　　$[4.76 \times 10^{-10} m; \ 3.17 \times 10^{-34} J \cdot s; \ -1.51 eV]$

11-9　试计算氢原子的巴耳末系谱线的最长和最短波长。　　[656nm; 365nm]

11-10　一个光子从氢原子的第二轨道打出一个电子，使其脱离原子并具有 4eV 的动能，问该光子具有的能量是多少？相应的光波波长是多少？

$[7.4 eV; \ 168 nm]$

11-11 在一个放电管中，氢原子中的一个电子从 $n=1$ 的能级被激发到 $n=4$ 的能级。(1)电子吸收了多少能量？(2)画一张能级图，表示电子回到 $n=1$ 能级时所有可能发生的跃迁。(3)可能发射的能量最大的光子的波长是多长？

$$[12.75\text{eV}; \ 9.744 \times 10^{-8}\text{m}]$$

11-12 设一个电子和一个光子都有 0.1nm 的波长，问它们的动量分别是多大？

$$[6.626 \times 10^{-24}\text{kg} \cdot \text{m} \cdot \text{s}^{-1}; \ 6.626 \times 10^{-24}\text{kg} \cdot \text{m} \cdot \text{s}^{-1}]$$

11-13 有一块 0.1kg 的石头，如果它的速度的不确定量为 0.03m·s⁻¹，那么它的位置的不确定量是多少？

$$[3.52 \times 10^{-32}\text{m}]$$

11-14 设想一电子在无限深势阱中运动，如果势阱宽度分别为 1.0×10^{-2}m 和 1.0×10^{-10}m，试讨论这两种情况下相邻能级的能量差。

$$\left[\Delta E = (2n+1)\frac{h^2}{8ma^2}\right]$$

11-15 设粒子处于范围在 $(0,a)$ 的一维无限深势阱中，状态用 $\psi(x)=\dfrac{4}{\sqrt{a}}\sin\dfrac{\pi x}{a}\cos^2\dfrac{\pi x}{a}$ 描述。求粒子能量的可能测量值及相应的概率。

$$\left[能量 E_1 = \frac{\pi^2\hbar^2}{2ma^2}, 概率 1/2; \ 能量 E_2 = \frac{9\pi^2\hbar^2}{2ma^2}, 概率 1/2\right]$$

第十二章　X射线

教学要求：

1. 掌握 X 射线产生原理机制、X 射线强度和硬度的概念、X 射线谱、X 射线的衰减规律及应用。

2. 熟悉 X 射线的基本性质、X-CT 成像原理。

3. 了解 X 射线机的基本结构、X 射线在医学上的应用。

1895 年德国物理学家伦琴在用克鲁克斯管做低压气体放电实验时，发现了一种人眼看不见，但可使某些物质发荧光，穿透能力很强的射线，由于当时不了解这种射线的本质，伦琴将其称为 X 射线。

伦琴因此于 1901 年获得首届诺贝尔物理学奖。为了纪念伦琴的功绩，X 射线又被称为伦琴射线。100 多年来，X 射线在医学领域中发挥了巨大作用，X 射线被发现后仅 3 个月就应用于医学诊断，第二年人们又提出将其用于治疗的设想。

随着 20 世纪计算机技术的发展，出现了计算机断层成像(X-CT)、数字减影血管造影(DSA)、计算机 X 射线摄影(CR，DR)、X 刀等技术，使 X 射线在医学的诊断与治疗方面有了新的突破，现已成为医学诊断和治疗的重要手段之一。

本章将介绍 X 射线的产生、X 射线的基本特征、物质对 X 射线的吸收规律及 X 射线的医学应用。

第一节　X射线的产生

一、X射线的产生装置

1. 产生 X 射线的方法　从理论上讲，产生 X 射线的方法有多种。常用的方法是：让高速运动的电子受障碍物阻止，由于它们的相互作用产生 X 射线。此方法产生 X 射线的基本条件是：①有高速运动的电子流；②有适当障碍物——靶，用来阻止电子的运动，把电子的动能转变为 X 射线的能量。产生 X 射线的另一种方法是：由加速中的高能带电粒子直接辐射 X 射线，同步辐射即属此方法。此外，用受激辐射产生激光的方法也可产生 X 射线。目前，主要采用高速电子受阻辐射产生 X 射线。

2. X 射线产生装置 一般情况下，产生 X 射线的装置主要包括四个组成部分，即 X 射线管、低压电源、高压电源和整流电路。

X 射线管是一个高度真空的硬质玻璃管，管内封入阴极(cathode)和阳极(anode)。阴极由钨丝卷绕成螺旋形，单独由低压电源(一般为 5～10V)供给电流，使其炽热而发射电子。电流越大，灯丝温度越高，单位时间内发射的电子越多。阳极在管的另一端且正对着阴极，通常是铜制的圆柱体，在柱端斜面上嵌一小块钨板，作为接收高速电子冲击的靶。阴阳两极间所加的几万伏到几十万伏的直流高压，叫做管电压(tube voltage)(一般以 kV 为单位)。阴极发射的热电子在电场作用下高速奔向阳极，形成管电流(tube current)(一般以 mA 为单位)，这些高速电子突然被钨靶阻止时，就有 X 射线向四周辐射。

图 12-1 是较典型的全波整流 X 射线机基本线路示意图，图中升压变压器 T_1 用来获得所需的管电压，4 个二极管连接成全波桥式整流器，把 T_1 输出的交流高压改变为直流。降压变压器 T_2 供给灯丝加热电流，变阻器 R 用来调节灯丝电流，以改变阴极发射的热电子的数量，从而控制管电流。

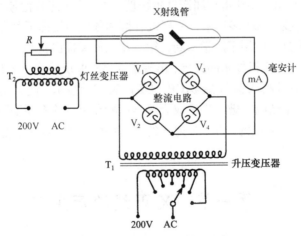

图 12-1　X 射线机的基本线路

高速电子轰击阳极时，电子动能转变为 X 射线的能量不到 1%，99% 以上都转变为热，从而使阳极温度升高。因此，阳极上直接受到电子轰击的区域——靶，应当选用熔点高的物质。此外，理论和实验都表明，在同样速度和数目的电子轰击下，原子序数 Z 不同的各种物质做成的靶，产生 X 射线的效率与 Z 成正比，所以 Z 越大则产生 X 射线的效率越高。因此，在兼顾熔点高、原子序数大和其他一些技术要求时，钨($Z=74$)和它的合金是最适当的材料。在需要波长较长的 X 射线的情况下，如乳房透视，采用的管电压较低，这时用钼($Z=42$)作靶更好一些。由于靶的发热量很大，所以阳极整体用导热系数较大的铜做成，又电子轰击的钨或钼靶则镶嵌在阳极上，以便更好地导出和散发热量。除此之外，还有许多方法来降低阳极的温度。把阳极做成空心状，由流动的水或油来冷却；把阳极做成旋转式，如图 12-2 所示，使电子轰击点不断改变，将热量分散到较大的面积上。为使 X 射线管的阳极靶不因温度过高而受损，X 射线机一般是断续工作的。

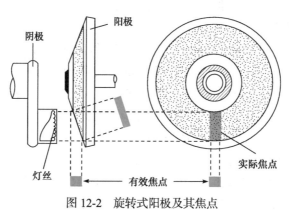

图 12-2　旋转式阳极及其焦点

二、有效焦点和实际焦点

阳极靶被高速电子轰击的面积称为实际焦点，实际焦点在 X 射线投照方向上的投影称为有效焦点，如图 12-3 所示。焦点的大小与阴极灯丝的形状、靶面的倾斜角度有关，与 X 射线管中的电场分布和聚焦作用也有关。实际焦点越大，越利于散热，有效焦点越小，所成的 X 射线影像越清晰。而旋转式阳极正好符合这个特点。

三、X 射线的强度与硬度

1. X 射线的强度　X 射线强度是指单位时间内通过与射线方向垂直的单位面积的辐射能量，单位为 $W \cdot m^{-2}$，与波的强度概念一致。

设 N 为 1s 内垂直通过 1 个单位面积的X 光子数，每个光子的能量为 $h\nu$，则单色 X 射线强度为

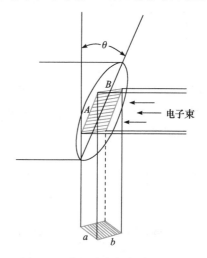

图 12-3　实际焦点与有效焦点

$$I = N \cdot h\nu \tag{12-1}$$

若 X 射线是多色的，则有

$$
\begin{aligned}
I &= \sum_{i=1}^{n} N_i h\nu_i \\
&= N_1 h\nu_1 + N_2 h\nu_2 + \cdots + N_n h\nu_n
\end{aligned}
\tag{12-2}
$$

式中，N_1、N_2、$\cdots$、N_n 分别表示 1s 内垂直通过 1 个单位面积上具有能量为 $h\nu_1$、$h\nu_2$、$\cdots$的光子数目。

显然，增加 X 射线光子数与每个光子的能量都会增加 X 射线的强度。由于 X 射线光子数与单位时间内打在阳极靶上的电子数成正比，因此可用改变管电流的方法来改变 X 射线的强度，也可以通过改变管电压使光子能量改变的方法来改变 X 射线的强度。由于 X 射线的光子数与光子的能量不易测定，因此临床上常用一定管电压下的管电流的毫安(mA)数来表示 X 射线强度，也用毫安数与辐射时间的乘积来衡量 X 射线的辐射量，单位为 mA·s。

在管电压一定的情况下，X 射线管灯丝电流越大，灯丝温度越高，则发射的热电子数目越多，管电流就越大。因此，常用调节灯丝电流的方法改变管电流，以达到控制 X 射线强度的目的。

2. X 射线的硬度　X 射线的硬度是指 X 射线对物质贯穿本领的大小，表示 X 射线的质。它只决定于 X 光子能量的大小，而与 X 光子的数量无关。对于一定的物质，光子的能量越大，越不容易被物质所吸收，即其贯穿本领越大，X 射线就越硬。

当管电压增大时，电子撞击阳极靶时的速度就增大，其动能增大，由此产生的 X 射线光子的能量增大，则 X 射线的贯穿本领增强，即 X 射线硬度增加。所以，改变管电压，就可控制 X 射线的硬度。在临床上，习惯用管电压的千伏(kV)数表示 X 射线的硬度。表 12-1 列出了 X 射线硬度的分类，以及相应的管电压、波长范围和用途。

表 12-1　X 射线硬度分类

名称	管电压/kV	波长范围/nm	主要用途
极软 X 射线	5～20	0.25～0.062	软组织摄影、表皮治疗
软 X 射线	20～100	0.062～0.012	透视与摄影
硬 X 射线	100～250	0.012～0.005	较深组织治疗
极硬 X 射线	250 以上	0.005 以下	深部组织治疗

需要说明的是，由式(12-2)可知，增加管电压可以使每个光子的能量增加，X

射线的强度变大，所以在增加 X 射线硬度的同时也增加了 X 射线的强度。这种现象在临床上是不希望有的，所以通常是在 X 射线机中采用补偿措施，把一个可变电阻串联在灯丝电路中(图 12-1)，并使它与管电压调节器联动。当管电压升高时，R 值也增大，灯丝电流就减小，降低管电流，使其恰好抵消因管电压的增高所引起强度的增加，从而保持 X 射线强度不变。

第二节　X 射线的性质和 X 射线衍射

一、X 射线的性质

现已证实，X 射线的本质和普通光线一样，都是电磁波，它具有光的一般性质，如反射、折射、干涉、衍射等。但是，由于它们的波长短、光子能量大，所以在对物质的作用过程中还表现出如下特性。

1. 物理效应

(1) 电离作用。X 射线能使原子和分子电离，因此对有机体可诱发各种生物效应。在 X 射线照射下气体能够被电离而导电，利用电离作用这一特性可制作测量 X 射线强度的仪器，常用于辐射剂量的测量。

(2) 荧光作用。X 射线能使某些荧光物质(如硫化锌、铂氰化钡，钨酸钙等)产生荧光。在 X 射线的照射下，荧光物质的分子或原子处于激发态，当它们跃迁至较低能态时便发射出荧光。在 X 射线透视诊断中，就是利用荧光物质制成荧光屏，来观察 X 射线透过人体后所成的影像。

(3) 穿透作用。X 射线对各种不同的物质都具有程度不同的贯穿本领。X 射线对物质的穿透作用，不但与 X 射线的波长有关，还与物质的结构性质有关。对同一种物质，X 射线的波长越短，穿透本领越强。对同一种 X 射线，高原子序数的物质密度大，吸收 X 射线多，穿透性差。在人体组织中密度最大的是骨骼，它含有大量的钙质，钙的原子序数($Z = 20$)较高，所以吸收 X 射线最多，属于不易透过性组织；各种软组织(包括结缔组织、肌肉软骨等)以及体液都是由氢、碳、氮、氧等低原子序数的原子组成，它们的密度与水相近，属于中等透过性组织；脂肪组织的原子成分与软组织相似，但排列稀疏，密度比软组织小，X 射线透过性较好，属于易透过性组织；体内肺部、胃肠道、鼻旁窦及乳突内等均含有气体，虽然也由氢、氮、氧等组成，但是排列非常稀疏，密度很小，透过性能最好。这样按人体组织对 X 射线的透过性能的不同分为三类，如表 12-2 所示。X 射线对人体组织穿透性能的差别，是 X 射线透视和摄影的基础。

表 12-2　人体组织对 X 射线的透过性

易透过性组织	中等透过性组织	不易透过性组织(成分)
	结缔组织	
体内气体	肌肉组织	骨
脂肪组织	软骨	钙
	体液	盐

2. 化学效应　X 射线能使很多物质发生化学反应，例如可使照相底片感光。X 射线的强度不同，在胶片上所引起的感光程度也不同。经显影后，在胶片上便产生了明暗不同的阴影。X 射线摄影就是利用了这一特性。

3. 生物效应　生物组织经一定量的 X 射线照射，会产生电离和激发，使细胞受到损伤、抑制、死亡或通过遗传变异影响下一代，这种现象称为 X 射线的生物效应。由于人体不同组织的细胞对 X 射线的敏感程度不一样，所以可根据这一性质，利用 X 射线局部照射来杀死某些敏感性很强、分裂活动旺盛的癌细胞，以达到一定的治疗目的。由于 X 射线对正常的组织也有一定的损害，所以要特别注意照射强度和照射时间，并进行必要的防护。

二、X 射线的衍射

普通 X 射线的波长范围为 0.001～10nm，晶体中相邻原子(分子或离子)间距的数量级与此相仿，所以晶体原子(分子或离子)有规则排列起来的结构是三维衍射光栅。1912 年劳厄用晶体衍射的方法证明 X 射线具有波动性，从而揭示了 X 射线的本质。下面是 X 射线晶体衍射的基本原理。

当 X 射线照射晶体时，组成晶体的每一个原子都相当于发射子波的中心，并向各个方向发出子波，称为散射。经晶体原子散射的 X 射线会叠加干涉而使得某些方向的光束加强。图 12-4 表示晶体空间点阵的一个平面，图中黑点代表晶体中的原子，它们按等间距 d 整齐地排列着。X 射线以 θ 角掠射到晶体上时，一部分为表面层原子散射，其余部分为内部各个原子层所散射。相邻两晶面原子反射的 X 射线①和②的光程差是

$$AM + MB = 2AM = 2d\sin\theta$$

因此反射线相干加强的条件是

$$2d\sin\theta = k\lambda , \qquad k = 1,2,3\cdots \tag{12-3}$$

上式称为布拉格定律(Bragg's law)。式中，d 是晶体中原子层间的距离。

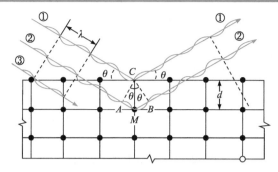

图 12-4　X 射线衍射原理

如果入射的是单色 X 射线束，以任意掠射角 θ 投射到晶面上时，一般不能满足式(12-3)的条件。但由于通常入射 X 射线的波长是连续的，则对于波长值 $\lambda = 2d \sin \theta / k$ $(k = 1,2,3\cdots)$ 的入射 X 射线束就可以产生加强反射。

由上述可知，用结构已知的晶体作为光栅，d 为已知，利用式(12-3)可以计算出入射 X 射线的波长 λ；反之，利用已知波长的 X 射线照射晶体，则可测出晶体点阵上原子的位置和间隔。因此，X 射线衍射是研究晶体结构的主要方法之一。利用同样方法也可在生物医学上研究有机体(如细胞和蛋白质等)的精细结构。现在这种研究已经发展成一门独立学科，叫做 X 射线结构分析。DNA 的双螺旋结构就是用 X 射线衍射发现的。

第三节　X 射线谱

X 射线管产生的 X 射线包含各种不同的波长，按照波长的顺序，将其强度排列开来的图谱，称为 X 射线谱(X-ray spectrum)。能够摄取 X 射线谱的仪器，称为 X 射线摄谱仪。X 射线谱是由布拉格父子用晶体衍射而获得的。

利用 X 射线晶体衍射的基本原理，布拉格父子设计了既能观察 X 射线衍射，又可摄取 X 射线谱的实验装置，即 X 射线摄谱仪(X-ray spectrograph)。如图 12-5 所示，X 射线束通过两个铅屏上的狭缝射到晶体光栅上，转动晶体，当入射 X 射线的方向相对于晶体为某一角度时，入射 X 射线中某一波长刚好满足式(12-3)的关系，这时，将有一束反射 X 射线从晶体射到放置在其附近的圆弧形胶片上。波长越短的射线，掠射角 θ 越小。改变 θ 角，就可以使不同波长的 X 射线在不同的方向上得到加强并射向胶片。当晶体往复转动时，反射 X 射线束就在胶片上从一端到另一端反复感光，取下胶片冲洗后就可获得图 12-6 所示的 X 射线谱。

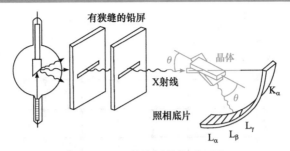

图 12-5　X射线摄谱仪原理图

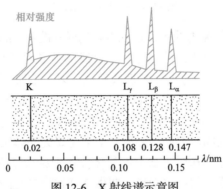

图 12-6　X射线谱示意图

图 12-6 的 X 射线谱上部是谱强度与波长关系曲线，下部是照在胶片上的射线谱。从该图可以看出 X 射线谱包含两个部分：曲线下面划斜线的部分对应于照片上的背景，它包括各种不同波长的射线，称为连续 X 射线谱(continuous X-rays)；另一部分是曲线上凸出的尖峰，具有较大的强度，对应于照片上的明显谱线，这相当于可见光中的明线光谱，称为 X 射线标识谱(characteristic X-rays)或特征 X 射线谱。连续谱与靶物质无关，但不同的靶物质有不同的标识谱。下面分别讨论这两部分谱线。

一、连续X射线谱

1. 产生机制　连续 X 射线的产生是韧致辐射(bremsstrahlung)。韧致辐射一词来自德语制动辐射。当高速电子流撞击在阳极靶上受到制动时，电子在原子核的强电场作用下，速度的量值和方向都发生急剧变化，一部分动能转化为光子的能量 $h\nu$ 而辐射出去，这就是韧致辐射。由于各个电子到原子核的距离不同，速度变化情况也各不一样，所以每个电子损失的动能将不同，辐射出来的光子能量具有各种各样的数值，大量的 X 光子就形成了具有各种频率的连续 X 射线谱。

2. 连续谱特性　实验指出，当 X 射线管在管电压较低时只出现连续 X 射线谱。图 12-7 是钨靶 X 射线管在四种较低管电压下的 X 射线谱。由图可见，在不同管电压作用下连续谱的位置并不一样，谱线的强度从长波开始逐渐上升，达到最大值后很快下降为零。强度为零的相应波长是连续谱中的最短波长，称为短波极限。当管电压增大时，各波长的强度都增大，而且强度最大的波长和短波极限都向短波方向移动。

　　连续 X 射线谱中的短波极限，是电子受原子核电场作用时，把全部动能都转变为 X 射线光子能量所产生的。因其能量最大，频率最大，所以在谱线中波长最短。设管电压为 U，电子电量为 e，则电子具有的动能为 eU，X 射线光子的最大能量为 $h\nu_{max}$（ν_{max} 是与短波极限 λ_{min} 对应的最高频率），则

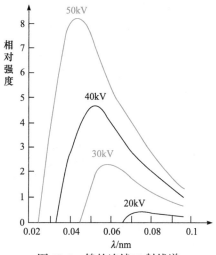

图 12-7　钨的连续 X 射线谱

$$h\nu_{max} = h\frac{c}{\lambda_{min}} = eU$$

$$\lambda_{min} = \frac{hc}{e}\frac{1}{U}$$

(12-4)

　　式(12-4)表明，连续 X 射线谱的最短波长与管电压成反比。管电压越高，短波极限越短，与靶的物质种类无关，这个结论与图 12-7 的实验结果完全一致。将 $h = 6.626 \times 10^{-34} J \cdot s$，$c = 2.998 \times 10^{8} m/s$，$e = 1.602 \times 10^{-19} C$ 代入式(12-4)，得

$$\lambda_{min} = \frac{1.242}{U}(nm)$$

(12-5)

式中，管电压 U 的单位为 kV。

　　例题 12-1　若 X 射线管两极间的管电压为 70kV，试求连续谱中的最短波长。

　　解：短波极限 $\lambda_{min} = \dfrac{1.242}{70}nm \approx 0.018\ nm$。

二、标识(特征)X 射线谱

　　以上讨论的是钨靶 X 射线管在 50kV 以下工作的情况，此时波长在 0.025nm 以上，只出现连续 X 射线。当管电压升高到 70kV 以上时，连续谱在 0.02nm 附近叠加了 4 条谱线，在曲线上出现了 4 个高峰。当电压继续升高时，连续谱发生了很大改变，但这 4 条谱线在图中的位置却始终不变，即它们的波长不变，如图 12-8 所示，图中的 4 条谱线就是图 12-6 中未曾分开的 K 线。

　　1. 产生机制　标识 X 射线产生的原理是，当管电压提高到某一临界值时，如果高速电子进入阳极靶，就可能将靶原子内层某个电子击出，空出来的位置就会

被外层或更外层的电子填补，并在跃迁过程中发射一个 X 射线光子，如图 12-9 所示，X 射线光子的能量等于两能级的能量差。若被打出去的是 K 层电子，则空出来的位置就会被 L、M 或更外层的电子填补，这样辐射的几条谱线就组成了 K 线系；如果是 L 层电子获得能量后脱离原子，这个空位将会被 M、N 或 O 层电子填补，在电子跃迁的过程中，辐射的 X 射线光子就组成 L 线系。总之，电子由不同能级到达同一壳层的空位时所辐射的谱线就组成一个线系。

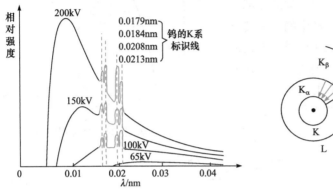
图 12-8　钨靶的标识 X 射线谱

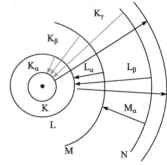
图 12-9　标识 X 射线发生原理示意图

2. 标识谱的特性　实验表明，X 射线标识谱谱线的波长取决于阳极靶的材料，不同元素制成的靶具有不同的标识谱，它们可作为这些元素的标识，因此称为 X 射线标识谱。由于原子内各壳层轨道能量随原子序数增大而增加，原子序数越高，能级差越大，辐射的标识 X 射线的波长越短。因此，原子序数高的元素产生的各线系标识 X 射线的波长要小于原子序数低的各线系相对应的标识 X 射线的波长。从图 12-10 可以清楚地看出，各种元素的标识 X 射线各线系的波长随原

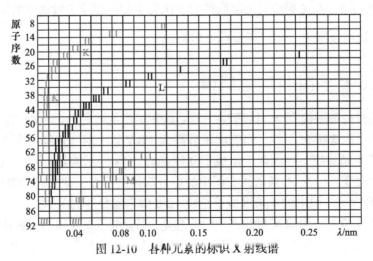
图 12-10　各种元素的标识 X 射线谱

子序数变化情况。应该指出，医用 X 射线管发出的 X 射线，主要是连续 X 射线，标识 X 射线很少。

第四节　物质对 X 射线的吸收规律

当 X 射线通过物质时，X 射线能与物质中的原子发生多种相互作用。在作用过程中，一部分 X 射线被吸收并转化成其他形式的能量，另一部分 X 射线被物质散射而改变方向，因此在 X 射线原来方向上的强度衰减了。这种现象称为物质对 X 射线的吸收。本节讨论它们的宏观效果，即物质对 X 射线的宏观衰减规律。

一、单色 X 射线的吸收规律

实验表明，单色(能)窄束 X 射线通过物质时，服从指数衰减规律：

$$I = I_0 e^{-\mu x} \tag{12-6}$$

式中，I_0 是入射 X 射线的强度；I 是通过厚度为 x 的物质后的 X 射线强度；μ 是物质的线性衰减系数(linear attenuation coefficient)。如果厚度 x 的单位为 m，则 μ 的单位为 m^{-1}。μ 值越大，X 射线被衰减得越强烈，X 射线的强度减弱也就越快。

对于同一种物质来说，线性衰减系数 μ 与它的密度 ρ 成正比，因此吸收体的密度越大，则单位体积中可能与光子发生作用的原子就越多，光子在单位路程中被吸收或散射的概率也就越大。线性衰减系数 μ 与密度 ρ 的比值称为质量衰减系数(mass attenuation coefficient)，记作 μ_m，即

$$\mu_m = \frac{\mu}{\rho} \tag{12-7}$$

质量衰减系数用来比较各种物质对 X 射线的吸收本领。一种物质由液态或固态转变为气态时，密度变化很大，但 μ_m 值都是相同的。引入质量衰减系数后，式(12-6)改写成

$$I = I_0 e^{-\mu_m x_m} \tag{12-8}$$

式中 $x_m = x\rho$ 即称为质量厚度(mass thickness)，它等于单位面积中厚度为 x 的吸收层的质量。x_m 常用的单位为 $kg \cdot m^{-2}$，μ_m 的单位为 $m^2 \cdot kg^{-1}$。

X 射线在物质中强度被衰减一半时的厚度(或质量厚度)，称为该种物质的半价层(half value layer)。由式(12-6)和式(12-8)可以得到半价层与衰减系数之间的关系式：

$$x_{\frac{1}{2}} = \frac{\ln 2}{\mu} = \frac{0.693}{\mu} \tag{12-9}$$

$$x_{m\frac{1}{2}} = \frac{\ln 2}{\mu_m} = \frac{0.693}{\mu_m} \tag{12-10}$$

式(12-6)和式(12-8)可写为 $I = I_0\left(\frac{1}{2}\right)^{\frac{x}{x_{\frac{1}{2}}}}$ 或 $I = I_0\left(\frac{1}{2}\right)^{\frac{x_m}{x_{m\frac{1}{2}}}}$ 。

例题 12-2 某种物质对 X 射线的质量衰减系数为 $5.0m^2 \cdot kg^{-1}$ ，要使透射出的 X 射线强度为入射强度的 10%，试求物质的厚度与半价层(物质的密度为 $3.0 \times 10^3 kg \cdot m^{-3}$)。

解：由式(12-8)可得

$$\ln\frac{I}{I_0} = -\mu_m x_m$$

$$x = \frac{x_m}{\rho} = \frac{\ln(I_0/I)}{\mu_m \rho} = \frac{\ln 10}{5.0 \times 3.0 \times 10^3} m \approx 1.5 \times 10^{-4} m$$

由式(12-9)可得

$$x_{\frac{1}{2}} = \frac{\ln 2}{\mu} = \frac{\ln 2}{\mu_m \rho} = \frac{0.693}{5.0 \times 3.0 \times 10^3} m \approx 4.6 \times 10^{-5} m$$

二、连续 X 射线的吸收规律

一般情况下，X 射线束是由能量连续分布的光子组成的。当穿过一定厚度的物质时，各能量成分衰减的情况并不一样，它不遵守单一的指数衰减规律，因此，连续 X 射线的衰减规律比单能 X 射线复杂得多。在理论上，连续能谱窄束 X 射线的衰减可由下式描述

$$\begin{aligned} I &= I_1 + I_2 + \cdots + I_n \\ &= I_{01}e^{-\mu_1 x} + I_{02}e^{-\mu_2 x} + \cdots + I_{0n}e^{-\mu_n x} \end{aligned} \tag{12-11}$$

式中，I_1、I_2、$\cdots$、I_n 表示各种能量 X 射线束的透过强度；I_{01}、I_{02}、$\cdots$、I_{0n} 表示各种能量 X 射线束的入射强度；μ_1、μ_2、$\cdots$、μ_n 表示各种能量 X 射线的线性衰减系数；x 为吸收物质层的厚度。

若将吸收物质的厚度作为横坐标，透过的光子数作为纵坐标，画在半对数坐标中，亦与相同条件下的单能 X 射线相比较，如图 12-11 所示，可以看出连续能谱 X 射线有更大的衰减。

对于医学上常用的低能 X 射线，光子能量在数十 keV 到数百 keV 之间，各种元素的质量衰减系数近似地适合下式：

$$\mu_m = KZ^\alpha \lambda^3 \tag{12-12}$$

式中，K是一个常数，Z是吸收物质的原子序数，λ是射线的波长。指数α通常为3～4，与吸收物质和射线波长有关。吸收物质为水、空气和人体组织时，对于医学上常用的X射线，α可取3.5。

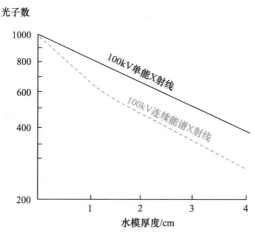

图 12-11　连续能谱 X 射线与单能 X 射线通过物质时衰减相比较

从式(12-12)，可以得到两个有实际意义的结论。

(1) 原子序数越大的物质，吸收本领越大。人体肌肉组织的主要成分是 H、O、C 等，而骨骼的主要成分是 $Ca_3(PO_4)_2$，其中 Ca 和 P 的原子序数比肌肉组织中任何主要成分的原子序数都高，因此骨骼的质量衰减系数比肌肉组织的大，在 X 射线照相或透视荧光屏上显示出明显的阴影。在胃肠透视时服食钡盐($BaSO_4$)也是因为钡的原子序数较高($Z=56$)、吸收本领较大，可以显示出胃肠的阴影。铅的原子序数很高($Z=82$)，因此铅板和铅制品(铅玻璃、铅手套、铅围裙、铅眼镜)是应用最广泛的 X 射线防护用品。

(2) 波长越长的 X 射线，越容易被吸收。这就是说，X 射线的波长越短，贯穿本领越大，即硬度越大。因此，在浅部治疗时应使用较低的管电压，在深部治疗时则使用较高的管电压。

在 X 射线影像诊断中，采用波长较长的软 X 射线对密度差较小的软组织进行 X 射线摄影，其影像对比度比较短波长 X 射线摄影效果好。

含有多种波长的 X 射线进入物体后，长波成分比短波成分衰减得快，因而随着投射深度的增加，短波成分的比例越来越大，X 射线越来越硬，这一过程称为 X 射线的硬化。根据这一原理，可以制成 X 射线滤线板。让 X 射线通过铜板或铝板，使软成分被强烈吸收，这样得到的 X 射线不仅硬度较高，而且射线谱的范围也较窄，这种装置称为滤线板。

第五节　X 射线在医学上的应用

X 射线在医学上的应用，主要有诊断和治疗两个方面。

一、治疗和诊断

1. X 射线治疗　X 射线属于电离辐射，除了医学影像外，还用于肿瘤的放射治疗，简称放疗。其机制是基于 X 射线的电离作用，将 X 射线照射到人体上，引起生物分子和水分子的电离，并由此诱发出一系列生物效应。肿瘤细胞自身分裂繁殖活跃，它对 X 射线的敏感性比正常细胞大得多。放射治疗就是利用 X 射线的这一生物效应特性，从而达到抑制和破坏肿瘤组织，最大限度保护正常组织的治疗目的。

肿瘤放射治疗经历了三个发展阶段：X 射线治疗机(keV 级)；医用直线加速器(MeV 级)；调强适形放射治疗。

皮肤和浅表组织的肿瘤，通常采用低能 X 射线进行近距离的照射治疗，深部肿瘤多采用医用电子直线加速器产生的高能 X 射线进行治疗。近几年出现的 X 刀，是 X 射线在放疗治疗应用中的杰出成就，它以 X-CT、MRI 图像为依据，利用计算机对肿瘤进行三维重建、立体定位、制定精确的照射方案，利用医用电子直线加速器产生的高能 X 射线，从多个方向对肿瘤进行大剂量窄束定向照射。

在深部肿瘤的放疗过程中，一些重要的器官接近肿瘤(靶区)时，需要特别注意保护，理想的放疗应按照肿瘤形状给靶区很高的致死剂量，而靶区周围的正常组织不受或少受照射。为了适应这一要求，肿瘤放射学家提出了调强适形放射治疗的概念。用几束 X 射线同时或分次从不同方位以多个照射野照射肿瘤，适形是通过多叶准直器或挡块使每个照射野的束流形状与靶区在照射野方向的投影形状一致。调强是通过多叶准直器调整每个照射野中 X 射线强度的空间分布，使各照射野强度叠加后的高剂量分布区域与肿瘤的形状在三维空间内完全一致，从而最大限度地杀灭肿瘤细胞，并使周围正常组织和器官少受或免受不必要的照射，这被放射肿瘤学界认为是 21 世纪的发展方向。

2. X 射线诊断

(1) X 射线透视、摄影及造影检查：X 射线常规透视和摄影目前仍然被广泛应用于临床诊断中。强度均匀的 X 射线投照人体，由于体内不同组织和脏器对 X 射线的衰减不同，投射出的 X 射线强度也相应不同，这是 X 射线透视和摄影的依据。

X射线透过人体后，激发透视荧光屏上的荧光物质，转化为可见光，在荧光屏上显示出明暗不同的荧光像，这就是X射线透视术(X-ray fluoroscopy)。目前荧光屏透视已基本被医用X射线电视系统(影像增强器+光分配器+电视系统)所取代。观察分析透视影像能帮助判断人体相应组织、器官正常与否。X射线透视可以观察脏器的运动情况，如心脏大血管的搏动、膈肌的运动等。

透过人体后的X射线投射到X射线胶片上，使胶片感光，即X射线照相术(X-ray radiography)。由于X射线穿透能力强，绝大部分X射线通过胶片而不引起感光作用，致使感光效率不高。因此，在实际应用中常在胶片前后紧贴着各放置一个荧光屏，以提高胶片的感光效应，这样的荧光屏称为增感屏。使用增感屏后，胶片感光作用的95%~98%是由增感屏的荧光(对于钨酸钙增感屏而言，主要是蓝紫荧光和紫外线)引起的。使用增感屏不仅能提高胶片感光效应，而且还能降低X射线的强度和缩短照相时间，以减少患者所受照射量。X射线摄影的位置分辨能力和对比度分辨能力都比X射线透视好，且胶片能长期保存。

由于人体的某些脏器与周围组织对X射线的吸收衰减本领相差很小，当X射线透过这些部位时，强度相差不大，这样在电视显示屏和X射线胶片上阴影的明暗对比不明显，达不到看清脏器的目的。通过给这些脏器(具有腔道或潜在腔隙)引入衰减系数较大或较小的物质(对比剂)，以增加其与周围组织的对比，观察其形态和病变。这种方法称为人工造影。例如做胃肠检查时，让受检者吞服衰减系数很大的硫酸钡，这样在X射线照射下，在电视显示屏或胶片上就能把胃肠部分清楚地显示出来。在做某些关节腔的检查时，先在关节腔内注入密度很小的空气，再进行X射线透视或摄影，就可显示出关节周围的结构。在血管中引入有机碘，可显示血管影像，以达到观察诊断的目的。

(2) 数字化X射线成像技术。如普通平片数字化，胃肠道钡剂检查数字化，乳腺摄影数字化及普通造影数字化。

数字化X射线成像技术是传统X射线成像与计算机结合的产物。数字X射线成像获得的是数字化信息，可以通过计算机对图像信息进行各种处理，改善影像的细节、降低图像的噪声、进行灰阶、对比度调整与影像放大、数字减影等，显示出在未经处理的影像中所见不到的特征信息；可借助人工智能等技术对影像作定量分析和特征提取，可进行计算机辅助诊断；可将数字化图像信息传输给图像存储与通信系统(picture archiving and communication system，PACS)，实现远程诊断和远程医学。数字化X射线成像技术包括计算机X射线摄影(computed radiography，CR)、数字X射线摄影(digital radiography，DR)和数字减影血管造影(digital subtraction angiography，DSA)等。

计算机X射线摄影(CR)是一种X射线摄影的数字采集技术，它仍使用常规X射线摄影的采集结构，利用光激励荧光体的延迟发光特性在其中积存能量。经X

射线照射后，荧光体再经激光扫描，以可见光的形式释放出积存的能量，被探测器捕获后转换成数字信号，输入计算机可进行图像重建。

CR 主要由 X 射线机、影像板、影像阅读器、影像处理工作站、影像存储系统和打印机组成。影像板是 CR 成像系统的关键元件，作为记录人体影像信息、实现模拟信息转换为数字信息的载体，代替了传统的屏 1 片系统，既可以用于普通 X 射线摄影，也可用于特殊摄影和造影检查，可以重复使用。影像阅读器是阅读影像板、产生数字影像、进行影像简单处理并向影像处理工作站或激光打印机等终端设备输出影像数据的装置。透过人体的 X 射线在影像板上形成的潜影经过激光扫描进行读取，影像板被激励后，以紫色荧光形式释放存储的能量，这种现象叫光激励发光。利用光电倍增管，将发射光转换成电信号，再由 A/D 转换器转换成数字化影像信号，并根据诊断的特性要求进行影像的后处理。

数字 X 射线摄影(DR)大致分为非晶硒直接数字化 X 射线摄影(DDR)、非晶硅间接数字化 X 射线摄影(IDR)、电荷耦合器 X 射线摄影(CCD)和多丝正比电离室 X 射线摄影(MWPC)。DDR 是入射的 X 射线照射到非晶硒层，使之产生电子-空穴对，它在电场的作用下出现正负电荷分离，并反向运动形成电流，电流的大小与入射光子的强度成正比。电信号被探测器的薄膜晶体管(TFT)接收，经读出线路读出，送入计算机重建图像。图 12-12 为胸部数字摄影，在一定的时间间隔内连续采集高能与低能信号，经能量减影处理可同时获得标准胸片像、软组织像和骨组织像。IDR 与 DDR 的主要区别是碘化铯代替了非晶硒层，产生了可见光，其成像经历了 X 射线—可见光—电荷图像—数字图像的过程。CCD 的 X 射线成像的主要原理是 X 射线在荧光屏上产生的光信号由 CCD 探测器接收，随之将光信号转换成电荷并形成数字 X 线图像。MWPC 是当 X 射线射入多丝正比室中的漂移电场时，其内的惰性气体发生分子电离，离子碰撞产生脉冲信号并正比于入射的光子数，数据采集系统接收信号后输入计算机重建图像。

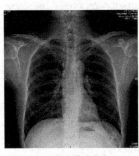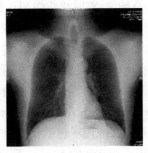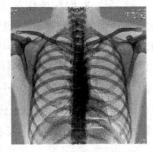

(a) 标准胸片像　　　　　　(b) 软组织像　　　　　　(c) 骨组织像

图 12-12　胸部数字摄影

数字 X 射线图像的共同特点是曝光动态范围大、量子检测率高、密度分辨率高、图像能进行多种后处理。数字化图像可以光盘存储，通过网络传输，省去了胶片、暗室。

X射线造影的图像，由于被检器官与骨骼影像、组织影像的重叠，不便于观察，数字减影血管造影(DSA)技术就是针对这个问题设计发明的。

数字减影血管造影是将造影前、后获得的数字图像进行数字减影，在减影图像中消除骨骼和软组织结构，使浓度很低的对比剂所充盈的血管在减影图像中显示出来，有较高的对比度，如图12-13所示。

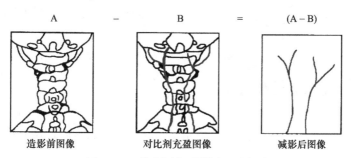

图12-13　数字图像减影原理示意图

DSA在临床上的应用主要是血管造影及介入治疗。如可检查主动脉瘤、主动脉缩窄、动脉粥样硬化、暂时性缺血发作等，或评价动脉手术后情况，经皮血管腔内成形术和动脉栓塞等介入治疗。图12-14为正常颈内动脉造影侧位像。

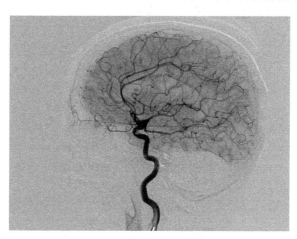

图12-14　正常颈内动脉造影侧位像

二、X-CT

X射线计算机断层成像(X-ray computered tomography，X-CT)是以测定X射线在人体的衰减系数为基础，采用一定的数学方法，经计算机处理，重新建立断层图像的现代医学成像技术。图 12-15 为脑出血 CT 照片。

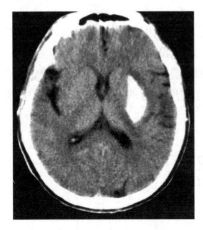

图 12-15 脑出血 CT 照片

人体组织和器官都是立体结构,而普通 X 射线透视和照相显示的是人体组织结构互相重叠的平面像,使诊断受到一定的限制和影响。1963 年美国物理学家科马克 (A. M. Cormack)提出了由投影重建图像的理论,1972 年英国工程师亨斯菲尔德 (G. N. Hounsfield)研制成世界上第一台 X 射线计算机断层成像(X-CT)装置。X-CT 的问世被公认为 20 世纪 70 年代重大科技突破,科马克与亨斯菲尔德共同获得了 1979 年的诺贝尔生理学或医学奖。

1. X-CT 的基本原理 设用单色 X 射线通过密度均匀的介质,依据式(12-6)可得到射线强度与介质层衰减系数 μ 的关系为

$$\mu = \frac{1}{x}\ln\frac{I_0}{I} \tag{12-13}$$

如果介质沿 X 射线路径的密度不均匀,则可将整个介质分成若干个很小的体积元,其线度为 l,每一个体积元可视为均匀介质,体积元中的 μ 值相同。该体积元称为体素,如图 12-16 所示。对第一个体素有

$$I_1 = I_0 e^{-\mu_1 l}$$

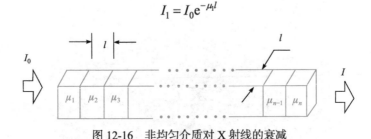

图 12-16 非均匀介质对 X 射线的衰减

对第二体素有

$$I_2 = I_1 e^{-\mu_2 l} = I_0 e^{-(\mu_1+\mu_2)l}$$

对第 n 个体素有

$$I = I_0 e^{-(\mu_1+\mu_2+\cdots+\mu_n)l}$$

利用上式可将介质衰减系数的总和表示为

$$\sum_{i=1}^{n} \mu_i = \mu_1 + \mu_2 + \cdots + \mu_n = \frac{1}{l}\ln\frac{I_0}{I} \qquad (12\text{-}14)$$

当 I 和 I_0 都测出后，就可得出沿 X 射线贯穿方向的各体素的衰减系数的总和，我们称这个衰减系数的总和为投影值。

为了得到人体某一断层的 X-CT 图像，可以将要观察的断层看成一个二维矩阵，它包含着 $k×n$ 个体素(图 12-17)，假定同一体素内的 X 射线衰减系数 μ 相同。

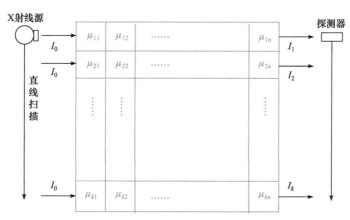

图 12-17　层面矩阵扫描示意图

如果 X 射线束在这一断层作直线扫描一次，探测器可接收 k 个 X 射线强度值，那么可列出 k 个方程：

$$\mu_{11} + \mu_{12} + \cdots + \mu_{1n} = \frac{1}{l}\ln\frac{I_0}{I_1}$$

$$\mu_{21} + \mu_{22} + \cdots + \mu_{2n} = \frac{1}{l}\ln\frac{I_0}{I_2} \qquad (12\text{-}15)$$

$$\cdots\cdots$$

$$\mu_{k1} + \mu_{k2} + \cdots + \mu_{kn} = \frac{1}{l}\ln\frac{I_0}{I_k}$$

进行一次直线扫描之后，将整个扫描装置旋转 1°角，再进行一次直线扫描，又可建立 k 个方程。直到旋转 180°，共可建立 $180 × k$ 个方程，如图 12-18 所示。

在第一代 CT 机中，有 $160×160 = 25600$ 个体素，$k=160$，可列出 $180×160 = 28800$ 个方程，足够解 25600 个未知数。经计算机计算，可得到 25600 个像素的 μ 值，将这些结果转化为荧光屏上的亮度显示出来，即得到 CT 图像。

由投影重建图像的方法有：①联立方程法，②反投影法，③滤波反投影法，④傅里叶变换法，⑤迭代法。以上介绍的是联立方程的方法。

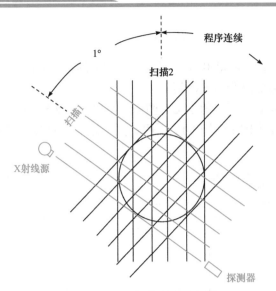

图 12-18　CT 扫描过程示意图

2. CT 值与窗口技术　Hounsfield 以水的吸收系数 $\mu_{水}$ 作为标准，定义了一个称作 CT 值的标度，其公式如下：

$$CT值 = K\frac{\mu_{物} - \mu_{水}}{\mu_{水}} \tag{12-16}$$

式中，K 规定为 1000，CT 值单位是 Hu。水的衰减系数 $\mu_{水}=1$，空气的衰减系数 $\mu_{气}=0.0013$，骨的衰减系数 $\mu_{骨}=2.0$，可计算出水的 CT 值 $=0$Hu，空气的 CT 值 $=-1000$Hu，而骨的 CT 值 $=1000$Hu，其他人体组织的 CT 值为 $-1000\sim1000$Hu。人体常见组织的 CT 值见表 12-3。

表 12-3　人体常见组织或成分的 CT 值

组织或成分	CT 值/Hu	组织或成分	CT 值/Hu
密质骨	>250	肝脏	45～75
松质骨	30～230	脾脏	35～55
钙化	80～300	肾脏	20～40
血液	50～90	胰腺	25～55
血浆	25～30	甲状腺	35～50
渗出液	>15	脂肪	-50～100
漏出液	<18	肌肉	35～50
脑脊液	3～8	脑白质	28～32
水	0	脑灰质	32～40

人的 CT 值有 2000 个等级，而在图像显示器上，人眼只能分辨 10～20 个灰度等级。假设人眼能识别 16 个灰度等级，把 2000 个 CT 值分成 16 个灰阶，则每个灰阶包含着 2000/16 = 125 个 CT 值，人们仅能把 CT 值相差 125 以上的组织分辨出来，两种组织的 CT 值小于 125 时，就不可能加以分辨。为解决这个问题采用窗口技术，如图 12-19 所示，即任意选定一个 CT 值为窗口中心，称为窗位 (window level)，再适当选择窗宽(window width)，即要显示的 CT 值的范围，窗宽的上限和下限所包含的范围称为窗口。将此窗口的 CT 值用荧光屏或胶片的全部灰阶来显示，就提高了图像的分辨率。例如，选择窗位为 40Hu，窗宽为 80Hu，这时图像仅显示 CT 值在 0～80Hu 之间的灰阶变化，每个灰阶只包含 80/16 = 5 个 CT 值，两种组织的 CT 值相差只要大于 5Hu，就可以分辨。利用窗口技术，可以大大提高对细节的分辨力。

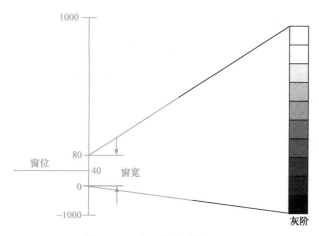

图 12-19 窗口技术(单位：Hu)

窗宽、窗位技术的应用原则是：窗宽越宽，所包含的信息量越大，窗宽越窄分辨本领越高；而窗位则应放在所观察组织相应的 CT 值上。图 12-20 为同一断层扫描，应用两种不同的窗位和窗宽，可分别获取最佳观察肺组织(图 12-20(a)，窗位–700Hu、窗宽 1000Hu)和纵隔结构(图 12-20(b)，窗位 40Hu、窗宽 500Hu)的图像。

CT 成像技术发展迅速，更新换代快，从 20 世纪 70 年代的单层 CT 发展到现在的滑环技术多层 CT(目前可达 320 层)以及电子束 CT，不久的将来会有平板型容积 CT。随着 CT 机性能和软件的开发，CT 图像能重建出三维图像，动态观察、运动器官成像、仿真内镜等已在临床上广泛应用。CT 与 PET 结合，出现了 CT 功能性图像，并能在 CT 引导下进行介入治疗。

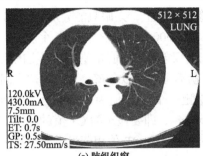 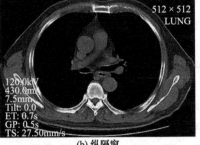

(a) 肺组织窗　　　　　　　　　(b) 纵隔窗

图 12-20　窗口技术的应用

习 题 十 二

12-1　产生 X 射线的基本条件是什么?

12-2　X 射线发生装置主要由哪几部分组成?

12-3　何谓 X 射线的强度与硬度? 如何调节?

12-4　连续 X 射线与标识 X 射线产生的机制有何不同?

12-5　已知 X 射线机的管电压为 10kV, 求 X 射线光子的最大能量和最短波长。

$$[1.6 \times 10^{-15}J,\ 0.1242nm]$$

12-6　X 射线被衰减时要经过多少个半价层, 强度才能减少到原来的 1%。

$$[6.6]$$

12-7　对波长为 0.154nm 的 X 射线, 铝的线性衰减系数为 $132cm^{-1}$, 铅的线性衰减系数为 $2610cm^{-1}$。要和 1.0mm 厚的铅板得到同样的防护效果, 铝板的厚度应多大? 　　　　　　　　　　　　　　　　　　　　　　　　　　$[19.8mm]$

12-8　数字减影血管造影技术的基本原理是什么?

12-9　某波长的 X 射线通过水时的衰减系数为 $0.77cm^{-1}$, 通过某人体组织时的衰减系数为 $1.02cm^{-1}$, 求此人体组织的 CT 值。　　　　　　$[324.7Hu]$

12-10　X-CT 图像说明被观察层面上什么物理量的二维分布?

12-11　X-CT 与常规 X 射线摄影的成像方法有什么不同?

12-12　X 射线对人体有何损害作用? 应采取什么防护措施?

第十三章　原子核与放射性

教学要求：

1. 掌握放射性核素衰变规律，放射性活度、半衰期、平均寿命概念，放射性核素的衰变类型。

2. 熟悉原子核的基本性质，原子核的结合能，射线与物质的相互作用形式。

3. 了解电离辐射防护及放射性射线辐射剂量的定义，放射性核素在医学上的应用。

作为现代医学标志的核医学，是以原子核物理学为理论基础的。1896 年法国物理学家贝可勒尔(A.H.Becquerel)在研究铀矿时，发现铀矿能使包在黑纸内的感光胶片感光，这是人类第一次认识到放射现象。1898 年居里夫妇(P.Curie，M.Curie)发现新放射性元素钋和镭并对其性质进行深入的研究后，人类便进入了原子核时代。本章将介绍原子核的基本性质、放射性核素的衰变规律、核辐射与物质的相互作用及电离辐射防护的基本知识，最后简单介绍放射性核素在医学上的应用。

第一节　原子核的基本性质

一、原子核的组成

一切原子都是由原子核和电子组成的，原子核又由质子(proton)和中子(neutron)组成。中子不带电，质子带正电，其电量与电子电量的绝对值相等。由于一切原子都是电中性的，因此原子核中包含的质子数等于核外电子数，即原子序数 Z。质子和中子统称为核子(nucleon)。原子核的质量数 A 就是核子的总数，若以 N 表示中子数，则 $A=Z+N$。原子核的质量常用统一原子质量单位(unified atomic mass unit) u 来表示，规定自然界中碳最丰富的同位素 ${}^{12}_{6}C$ 原子质量的 1/12 为原子质量单位：

$$1u = \frac{1}{12}m({}^{12}_{6}C) = 1.660540\times10^{-27}kg = 931.5MeV/c^2$$

质子和中子的质量相差很小，它们分别为：$m_n = 1.008665u$，$m_p = 1.007276u$。用原子质量单位来量度原子核时，其质量的数值都接近于某一整数。即对于质量数为 A 的原子核，在一些近似计算中可以用 Au 代替原子核的质量。

中子和质子数相同且能量状态也相同的一类原子核称为核素(nuclide)，核素可以用符号 $^A_Z X$ 表示，其中 Z 为原子序数，A 为原子质量数。

质量数不同的同种元素的各核素统称为该元素的同位素(isotope)。例如，氢原子的三种同位素：$^1_1 H$(氕)，$^2_1 H$(氘)，$^3_1 H$(氚)。

质量数和质子数均相同而处于不同能量状态的一类核素，称为同质异能素(isomer)。在质量数后面加写"m"表示这种核素的能量状态比较高。如 $^{99m}_{43} Tc$ 的能量状态比 $^{99}_{43} Tc$ 高。

二、原子核的性质

如果把原子核近似看成球体，核的半径可由核对α粒子、质子、电子等的散射实验测定，根据实验资料，可得原子核半径 R 的实验公式为

$$R = r_0 A^{1/3} \tag{13-1}$$

式中，A 为原子核的质量数，r_0 为比例常数，其值约为 $1.20 \times 10^{-15} m$。原子核的半径只有原子半径的万分之一，但它集中了 99% 以上的原子质量。由于原子核的体积 $V = \frac{4}{3} \pi R^3$，所以原子核的平均密度为

$$\rho = \frac{M}{V} = \frac{M}{\frac{4}{3} \pi R^3} = \frac{3M}{4\pi r_0^3 A}$$

式中，M 为原子核质量。设每个原子的质量近似为 1u，则 $M = A u$，所以

$$\rho = \frac{3u}{4\pi r_0^3} \tag{13-2}$$

由式(13-2)可知，各种原子核的密度是相同的，大约为 $2.3 \times 10^{17} kg \cdot m^{-3}$。这一数值比地球的平均密度大 10^{14} 倍。原子核的密度如此之大，是什么力使质子、中子紧密地结合在一起呢？研究表明，在核子之间有一种强作用力，称为核力(nuclear force)，它是一种短程力，只在 $10^{-15} m$ 的范围内才起作用。

原子核是一个带电系统，集中了原子的全部正电荷，而且是旋转的，有角动量，也有磁矩。原子核可以处在不同的能量状态，称为核能级。和原子一样，核能级也是量子化的，在一定条件下，也可以发生核能级的跃迁。

三、原子核的稳定性

实验发现，任何一个原子核的质量总是小于组成该原子核的质量和。例如，氢的同位素氘 $^2_1 H$ 由一个质子和一个中子组成，质子和中子的质量和为

$$m_p + m_n = 1.007276u + 1.008665u = 2.015941u$$

而实验测得核 ${}_1^2H$ 的质量为 $m_d = 2.013552u$。两者的差值为

$$\Delta m = m_p + m_n - m_d = 0.002389u$$

称为质量亏损(mass defect)。研究发现，当一个中子与一个质子结合成氘核时，将释放能量为 $\Delta E = 2.225MeV$ 的光子，根据相对论的质能关系，上述光子的质量为 $\Delta m = \Delta E / c^2 = 3.9665 \times 10^{-30}kg = 0.002389u$，恰好等于质量亏损，即质量亏损是由于在质子和中子结合成氘核释放时光子带走了相应的能量。自由核子结合成原子核时释放的能量称为原子核的结合能(binding energy)。要使原子核分裂为自由的质子和中子，也必须吸收与结合能同样大小的能量。

任意一个核素 ${}_Z^AX$ 结合能 E 定义为

$$E = (Zm_p + Nm_n - m_A)c^2 \qquad (13\text{-}3)$$

式中，Z、N 分别表示质子数和中子数，m_p、m_n、m_A 分别表示质子、中子和原子核的质量。

不同核的结合能不相同,更令人注意的是平均结合能(average binding energy),即把原子核的结合能 E 除以该核的核子数 A 就得到核的平均结合能:

$$\varepsilon = \frac{E}{A} \qquad (13\text{-}4)$$

平均结合能的物理意义是：若把一个核子放入原子核里，则平均释放能量 ε；反之，若从核内取出一个核子，则需要克服原子核对核子的引力平均做功 ε。因此，ε 越大，表示核子间结合得越紧密，ε 的大小可以作为核稳定性的量度。图 13-1 是原子核的平均结合能曲线。

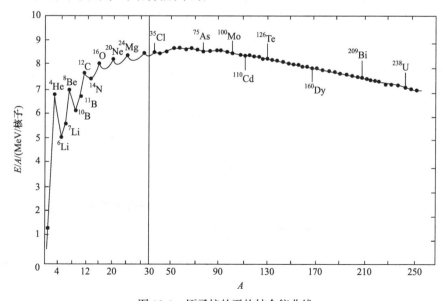

图 13-1 原子核的平均结合能曲线

可以看出，中等质量的原子核，其平均结合能比轻核和重核都大，因此中等质量的原子核比较稳定。原子核的稳定性还与核内质子数与中子数的奇偶性有关，当原子核内的质子数和中子数都是偶数时，原子核最稳定。

在重核区(质量数 $A>209$)，由于质子数增多，静电斥力迅速增大，使平均结合能减少，核子之间结合比较松散，原子核就表现出不稳定性，所以一些天然放射性核素都是原子序数较大的重核，它们能够自发地衰变而放出射线。如果核内的中子数与质子数比例失调(中子数过多或质子数过多)，原子核也不稳定。轻核和重核的平均结合能小于中等核的平均结合能。当平均结合能小的核变成平均结合能大的核时，将释放能量。这是采用重核裂变和轻核聚变两种途径获得原子能的依据。如氘核 ^2_1H 的平均结合能较小，但当 2 个氘核在一定条件下聚变合成平均结合能较大的氦核 ^4_2He 时，可以释放出大量的结合能。

四、原子核的磁矩

1. 原子核的角动量 实验表明原子核具有角动量，它是原子核的一个重要特征。根据量子力学理论，原子核角动量矢量的大小为

$$L_I = \sqrt{I(I+1)}\hbar \tag{13-5}$$

式中，$\hbar = \dfrac{h}{2\pi}$，I 为核自旋量子数，它可以取整数或半整数，如 0，1，2，…或 1/2，3/2，5/2，…。通常称原子核的角动量为核自旋(nuclear spin)。

原子核角动量在空间某一选定方向(例如 z 轴方向)上的投影也是量子化的

$$L_{Iz} = m_I\hbar \tag{13-6}$$

式中，m_I 为核自旋磁量子数，其数值为 I，$I-1$，…，$-I+1$，$-I$，共有 $2I+1$ 个值。

2. 原子核的磁矩 原子核是一个带电体系，因此原子核也具有核磁矩(nuclear magnetic moment)。核磁矩矢量与核角动量矢量成正比

$$\mu_I = g\frac{e}{2m_p}L_I \tag{13-7}$$

式中，m_p 为质子质量；g 为朗德因子(Landé factor)，或称为原子核的 g 因子，不同的核有不同 g 因子。核磁矩在 z 轴方向的投影为

$$\mu_{Iz} = g\frac{e}{2m_p}L_{Iz} = g\frac{e}{2m_p}m_I\hbar = gm_I\mu_N \tag{13-8}$$

式中

$$\mu_{N} = \frac{e\hbar}{2m_{p}} = 5.0508 \times 10^{-27} \text{J} \cdot \text{T}^{-1} \tag{13-9}$$

称为核磁子(nuclear magneton)，是核磁矩的单位。由于核自旋是量子化的，因此 μ_{Iz} 也是量子化的，共有 $2I+1$ 个取值。式(13-8)表明一切 $I \neq 0$ 的原子核都有磁矩。

第二节　原子核衰变的类型

根据原子核的稳定性，可以把核素分为稳定核素和放射性核素。人们对原子核的认识，是从研究天然放射性现象开始的。某些核素的原子核能自发地衰变，放出α、β等粒子的性质称为放射性。放射性核素的原子核自发地放出射线而转变成另一种核素的原子核的过程称为核衰变。核衰变过程中放出的射线称为核辐射。根据放出射线的种类，核衰变可以分为α衰变、β衰变和γ衰变等。在核衰变过程中，电荷、质量、动量、能量和核子数等守恒。

一、α 衰变

放射性核素的原子核放出α射线而变成另一种核素的现象称为α衰变(α decay)。α粒子就是高速运动的氦原子核($_2^4$He)，α衰变过程可用下式表示：

$$_Z^A\text{X} \longrightarrow {}_{Z-2}^{A-4}\text{Y} + {}_2^4\text{He} + Q \tag{13-10}$$

式中，X 为母核，Y 为子核，Q 为衰变过程中放出的能量(以 MeV 为单位)，称为衰变能，它在数值上等于α粒子的动能与子核反冲动能之和。例如，

$$_{88}^{226}\text{Ra} \longrightarrow {}_{86}^{222}\text{Rn} + {}_2^4\text{He} + 4.78\text{MeV}$$

实验发现，大部分核素放出α粒子的能量并不是单一的，而是有几组不同的分立值。这表明原子核内部也有能级存在，α粒子的能量与子核或母核的能级结构有密切联系。一个放射性核的衰变过程可用一种图来表示，这种图叫做衰变纲图(decay scheme)。图 13-2 为 $_{88}^{226}\text{Ra}$ 的α衰变纲图。图中最上面和最下面的横线分别表示母核和子核的基态，其他横线表示子核的各激发态能级。相应的能量和半衰期等核素性质分别标在能级线的两侧，能级之间的能量差等于衰变能。斜箭头上标示衰变类型、粒子动能和衰变的百分比等。母核的原子序数大于子核，则箭头向左倾斜；母核的原子序数小于子核，则箭头向右倾斜。垂直向下的箭头表示γ跃迁。在α衰变纲图中母核基态位于子核的右边。图中表明，$_{88}^{226}\text{Ra}$ 发生α衰变时，放出三种能量的α射线，同时伴有γ射线放出。

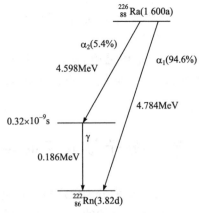

图 13-2 $^{226}_{88}$Ra 的 α 衰变纲图

二、β衰变

放射性核素自发地放出β射线(高速电子)或俘获轨道电子而变成另一个核素的现象称为β衰变(β decay)。它主要包括β⁻衰变、β⁺衰变和电子俘获三种类型。

1. β⁻衰变 母核自发地放射出一个β⁻粒子(普通电子 $_{-1}^{0}$e)和一个反中微子 $_{0}^{0}\bar{\nu}$，而变成电荷数增加 1，核子数不变的子核。β⁻衰变可表示为

$$_{Z}^{A}X \longrightarrow _{Z+1}^{A}Y + _{-1}^{0}e + _{0}^{0}\bar{\nu} + Q \tag{13-11}$$

例如，

$$_{27}^{60}Co \longrightarrow _{28}^{60}Ni + _{-1}^{0}e + _{0}^{0}\bar{\nu} + Q$$

β⁻衰变实质上是母核中的一个中子($_{0}^{1}$n)转变为一个质子($_{1}^{1}$p)发射出一个电子和反中微子 $_{0}^{0}\bar{\nu}$ 的过程，即

$$_{0}^{1}n \longrightarrow _{1}^{1}p + _{-1}^{0}e + _{0}^{0}\bar{\nu} \tag{13-12}$$

反中微子是不带电的中性微粒，它的静止质量接近于零，是中微子的反粒子。图 13-3 为 $_{27}^{60}$Co 的衰变纲图。

2. β⁺衰变 母核自发地发射出一个β⁺粒子(正电子 $_{1}^{0}$e)和一个中微子 $_{0}^{0}\nu$ 而变成电荷数减少 1，核子数不变的子核。β⁺衰变可表示为

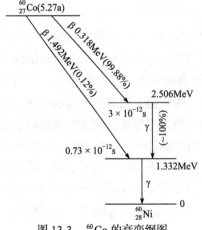

图 13-3 $_{27}^{60}$Co 的衰变纲图

$$_{Z}^{A}X \longrightarrow _{Z-1}^{A}Y + _{1}^{0}e + _{0}^{0}\nu + Q \tag{13-13}$$

例如

$$_7^{13}N \longrightarrow {}_6^{13}C + {}_1^0e + {}_0^0\nu + 1.24MeV$$

β^+衰变的实质可以看成是母核中的一个质子($_1^1p$)转变成一个中子($_0^1n$)，同时放射出一个正电子($_1^0e$)和中微子($_0^0\nu$)的过程，即

$$_1^1p \longrightarrow {}_0^1n + {}_1^0e + {}_0^0\nu \tag{13-14}$$

β衰变所放出的能量主要由β粒子和中微子$_0^0\nu$共有(子核的反冲能量可忽略不计)，但能量在它们之间的分配是不固定的。若中微子获得的能量大，且β粒子占有的能量较少，反之亦然。因此，同一种核素放出的β粒子的动能不是单值的，而是包括从零到最大值$E_m = Q$的所有数值，形成一个连续的能谱，如图 13-4 所示。各种核素放出的β射线能谱的E_m各不相同，但能谱形状大致相似，其中能量接近$E_m/3$的β粒子最多，或者说粒子的平均能量约为$E_m/3$。

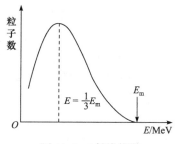

图 13-4　β射线能谱

3. 电子俘获　某些放射性核素的原子核，可以俘获它的一个核外电子，使核内一个质子转变为一个中子，同时又放出一个中微子而变为原子序数减 1 的核素，这一过程为电子俘获(electron capture，EC)，常用符号 EC 表示。如果母核俘获一个 K 层电子就称为 K 俘获，同理有 L 俘获和 M 俘获。因 K 层最靠近原子核，故 K 俘获的概率最大。电子俘获过程可表示为

$$_Z^AX + {}_{-1}^0e \longrightarrow {}_{Z-1}^AY + {}_0^0\nu + Q \tag{13-15}$$

例如

$$_{26}^{55}Fe + {}_{-1}^0e \longrightarrow {}_{25}^{55}Mn + {}_0^0\nu + 0.231MeV$$

在电子俘获过程中，可能出现外层轨道电子填补内层轨道空位而产生标识 X 射线或俄歇电子。当高能级电子跃迁至低能级时，高能放电子把多余的能量直接转移给同一能级的另一个电子而不辐射 X 射线，接收这份能量的电子脱离其轨道成为自由电子，称为俄歇电子(Auger electron)。在实际工作中，常通过观察 X 射线或俄歇电子来确定电子俘获是否发生。放射性核素发生β衰变或电子俘获后，母核和子核的质量数并未发生变化，只是电荷数改变了，因此母核与子核属于同量异位素。

三、γ衰变和内转换

1. γ跃迁　各种类型的核衰变所形成的子核往往处于激发态；受快速粒子的轰

击或吸收光子也可以使原子核处于激发态。原子核从激发态向较低能态或基态跃迁时发射γ光子的过程，称为γ跃迁，也称γ衰变(γ decay)。在大多数核衰变情况下，子核处于激发态的时间十分短暂(一般为 10^{-13}s)，几乎同时跃迁到较低能态或基态并放出γ射线。在γ衰变过程中，原子核的质量数和原子核的序数都没有改变，只是原子核的能量状态发生了变化，所以叫同质异能跃迁。其衰变过程可表示为

$$^{Am}_{Z}X \longrightarrow {}^{A}_{Z}X + \gamma + Q \tag{13-16}$$

例如

$$^{99m}_{43}Tc \longrightarrow {}^{99}_{43}Tc + \gamma + Q$$

衰变能几乎全部为γ光子所携带。

2. 内转换 处在激发态的原子核向较低能态或基态跃迁时，不是把激发能量以γ光子的形式发射出去，而是直接传给核外某一个电子，使它利用该能量脱离原子核的束缚而成为自由电子，这一过程称为内转换(internal conversion)。被发射的核外电子称为内转换电子。内转换电子主要是来自 K 层的电子，也有少量其他壳层的电子。内转换是原子核与核外电子发生电磁相互作用的结果。

内转换发生以后，在原子核内层电子壳层中会产生空位，因此会伴有标识 X 射线或俄歇电子发射。

处于激发态的原子核向低能态或基态跃迁，如果原子核的激发能大于 1.02MeV(两个电子的静止质量能)，原子核还可能直接发射一对正负电子而回到基态，这种内转换叫做电子对内转换。

第三节 原子核衰变的规律

一、衰变定律

放射性现象是原子核从不稳定状态趋于稳定状态的过程。由于放射性核素能自发地进行衰变，原来的核素不断减少，新生的核素不断增加。新生的核素有的是稳定的，有的仍是放射性的并继续进行衰变。对于任意一种放射性核素，虽然它的每一核都能发生衰变，但它们并不同时进行衰变，而是有先有后，对于某一个核，无法预测它在什么时候衰变，但对于大量的相同原子核所组成的放射性样品，它们的衰变过程都服从一定的统计规律。

实验证明，在 dt 时间内发生衰变的原子核数目$-dN$ 一定正比于当时存在的原子核数目 N，以及时间间隔 dt，即

$$-dN = \lambda N dt \tag{13-17}$$

式中，λ 为衰变常量(decay constant)，表示 1 个原子核在单位时间内发生衰变的概

率。−dN 表示原子核的减少量。

设 $t = 0$ 时原子核的数目为 N_0，则对上式积分可得 t 时刻原子核数目 N 为

$$N = N_0 e^{-\lambda t} \tag{13-18}$$

这就是核衰变服从的指数规律，称为衰变定律。

λ 是表征衰减快慢的物理量，对某种核素而言，λ 有一定的数值。如果一种核素同时发生 n 种类型的核衰变，且它们的衰变常数分别为 λ_1，λ_2，$\cdots$，λ_n，则总的衰变常数 λ 等于各衰变常数之和，即

$$\lambda = \lambda_1 + \lambda_2 + \cdots + \lambda_n \tag{13-19}$$

放射性核素衰变定律是一个统计规律，放射性样品在一定时间内实际衰变的原子核个数，通常并不等于按照衰变定律计算的结果，有时多些，有时少些，称为统计涨落现象。统计涨落现象是一切放射性测量中的制约因素，为了使按衰变规律计算的结果更接近实际衰变原子核的个数，应用中必须探测到足够多的原子核衰变。

二、半衰期

原子核数目因衰变减少到原来的一半所需的时间称为半衰期(half life)。将半衰期记作 T，根据式(13-18)有

$$N = \frac{N_0}{2} = N_0 e^{-\lambda T}$$

即

$$T = \frac{\ln 2}{\lambda} = \frac{0.693}{\lambda} \tag{13-20}$$

T 与 λ 一样，是放射性核素的特征常数，λ 越大，T 越小。衰变定律式(13-18)也可用 T 表示为

$$N = N_0 \left(\frac{1}{2}\right)^{t/T} \tag{13-21}$$

表 13-1 列出了医学上常用的几种放射性核素的衰变类型和半衰期。

表 13-1　一些放射性核素的衰变类型和半衰期

核素	核衰变类型	半衰期	核素	核衰变类型	半衰期
$^{68}_{31}\text{Ga}$	β^+(90%),EC,γ	68min	$^{203}_{80}\text{Hg}$	β^-,γ	46.8d
$^{99m}_{43}\text{Tc}$	γ	6.1h	$^{125}_{53}\text{I}$	EC,γ	60d
$^{198}_{79}\text{Au}$	β^-,γ	2.7d	$^{60}_{27}\text{Co}$	β^-,γ	5.27a
$^{131}_{53}\text{I}$	β^-,γ	8.04d	$^{90}_{38}\text{Sr}$	β^-	28.8a
$^{32}_{15}\text{P}$	β^-	14.3d	$^{137}_{55}\text{Cs}$	β^-,γ	30a

在核医学中，进入人体内的放射性核素除自身衰变而减少外，还可以通过机体的代谢而排出体外。因此，生物有机体内放射性核素数目的减少比单纯的核衰变要快。我们将由于各种排泄作用而使生物体内的放射性原子核数目减少一半所需的时间 T_b 称为生物半衰期(biological half life)。生物机体排出放射性核素的规律，也近似服从衰变定律(13-18)。同样，生物衰变常量 λ_b 与生物半衰期 T_b 也满足式(13-20)。

在生物机体内，放射性原子核数目由于自身衰变及排出体外而减少，它们的衰变常量分别为物理衰变常量 λ 与生物衰变常量 λ_b，衰变定律可改写为

$$N = N_0 e^{-(\lambda+\lambda_b)t} = N_0 e^{-\lambda_e t} \tag{13-22}$$

式中，$\lambda_e = \lambda + \lambda_b$，为有效衰变常数。与 λ_e 对应的半衰期称为有效半衰期 T_e，它表示生物机体内放射性原子核数目减少一半所需的时间。有效半衰期 T_e、物理半衰期 T 和生物半衰期 T_b 之间的关系为

$$\frac{1}{T_e} = \frac{1}{T} + \frac{1}{T_b} \tag{13-23}$$

采用放射性物质做生物机体示踪剂时，有效半衰期是一个很重要的参数。

三、平均寿命

放射性核素在衰变过程中，有的核先行衰变，有的核经过长时间才衰变，每一个核在衰变前都有一定的存在时间，有长有短，这就是它们的寿命。如果把一定量的放射性核素中所有核的寿命加起来再用总核素相除，就得到所有核衰变前存在时间的平均值，称为平均寿命(mean life)，用 τ 表示。

由式(13-17)知，在 $t \to t + dt$ 间隔内发生衰变的原子核数为 $-dN = \lambda N dt$，这些核的寿命为 t，它们的总寿命为 $\lambda N t dt$。由于有的核在 $t \approx 0$ 时就衰变掉，有的要到 $t \to \infty$ 时才衰变掉。因此，核素的总寿命为

$$\int_0^\infty \lambda N t dt$$

于是，对任一核素的平均寿命为

$$\tau = \frac{\int_0^\infty \lambda N t dt}{N_0} = \frac{1}{\lambda} = \frac{T}{\ln 2} = 1.44T \tag{13-24}$$

即平均寿命是衰变常量的倒数，衰变常量越大，衰变越快，平均寿命也越短。

四、放射性活度

放射性物质在单位时间内发生衰变的原子核数称为该物质的放射性活度

(radio activity)，用 A 表示为

$$A = -\frac{\mathrm{d}N}{\mathrm{d}t} = \lambda N = \lambda N_0 \mathrm{e}^{-\lambda t} = A_0 \mathrm{e}^{-\lambda t} \tag{13-25}$$

式中，$A_0 = \lambda N_0$ 为 $t=0$ 时的放射性活度。将 $\lambda = \dfrac{\ln 2}{T}$ 代入式(13-25)，可得到用半衰期表示的放射性活度按指数规律衰减的表达式

$$A = A_0 \left(\frac{1}{2}\right)^{t/T} \tag{13-26}$$

由式(13-20)和式(13-25) 可得

$$A = \frac{0.693}{T} N \tag{13-27}$$

该式表明放射性活度 A 与半衰期 T 成反比，与现有原子核个数 N 成正比。

在国际单位制中，A 的单位是贝可(Bq)，1Bq 等于每秒 1 次核衰变。在此之前，放射性活度的单位是居里(Ci)，1 Ci = 3.7×10^{10}Bq。

例题 13-1　^{226}Ra 的半衰期为 1600a，1g 纯 ^{226}Ra 的活度是多少？这一样品经过 400a 和 6000a 时的活度又分别是多少？

解：样品中最初的核素为

$$N_0 = \frac{1 \times 6.023 \times 10^{23}}{226} \approx 2.665 \times 10^{21}$$

衰变常量为

$$\lambda = \frac{0.693}{T} = \frac{0.693}{1600 \times 3.156 \times 10^7} \approx 1.37 \times 10^{-11} (\mathrm{s}^{-1})$$

起始活度为

$$A_0 = \lambda N_0 = 1.37 \times 10^{-11} \times 2.665 \times 10^{21} \approx 3.65 \times 10^{10} (\mathrm{Bq})$$

大约等于 1Ci，由式(15-26)可得

$$A_{400} = A_0 \mathrm{e}^{-\lambda t} = A_0 \times 2^{-t/T} = 3.65 \times 10^{10} \times 2^{-400/1600} = 3.07 \times 10^{10} (\mathrm{Bq}) = 0.83 (\mathrm{Ci})$$

$$A_{6000} = 3.65 \times 10^{10} \times 2^{-6000/1600} = 2.71 \times 10^9 (\mathrm{Bq}) = 0.073 (\mathrm{Ci})$$

例题 13-2　向一人静脉注射含有放射性 ^{24}Na 而活度为 300kBq 的生理盐水。10 小时后他的血液中每立方厘米的活度为 30Bq。求此人全身血液的总体积。已知 ^{24}Na 的半衰期为 14.97h。

解：由 $A_1 V = A_0 \mathrm{e}^{-\lambda t}$，可得

$$V = \frac{A_0}{A_1} \mathrm{e}^{-\lambda t} = \frac{300 \times 10^3}{30} \mathrm{e}^{-\frac{0.693 \times 10}{14.97}} = 6.29 \times 10^3 \mathrm{cm}^3 = 6.29\mathrm{L}$$

放射性的一个重要应用是鉴定古物年龄，这种方法叫放射性鉴年法。例如，测定岩石中铀和铅的含量可以确定该岩石的地质年龄。下面介绍一种对于生物遗物的 ^{14}C 放射性鉴年法。

^{14}C 放射性鉴年法是利用 ^{14}C 的天然放射性来鉴定有生命物体的遗物(如骨骼、皮革、木头、纸等)的年龄的方法。它是 20 世纪 50 年代利比(W. F. Libby)发明的，并因此获得 1960 年诺贝尔化学奖。各种生物都要吸收空气中的 CO_2 用来合成有机分子。这些天然碳中绝大部分是 ^{12}C，只有很小一部分是 ^{14}C。这些 ^{14}C 是来自太空深处的宇宙射线中的中子和地球大气中的 ^{14}N 核发生下述核反应产生的：

$$n + {}^{14}N \longrightarrow {}^{14}C + p$$

^{14}C 核接着以 $(5730\pm30)a$ 的半衰期进行下述衰变：

$$^{14}C \longrightarrow {}^{14}N + \beta + \bar{\nu}$$

由于产生的速率不变，同时又进行衰变，经过上万年后空气中的 ^{14}C 已达到了恒定的自然丰度，约 $1.3 \times 10^{-10}\%$。植物活着的时候，它不断地吸收空气中的 CO_2 来制造新的组织代替旧的组织。动物一般要吃植物，所以它们也要不断地吸收碳进行新陈代谢。生物组织不能区别 ^{12}C 和 ^{14}C，所以它们身体组织中的 ^{14}C 的丰度和大气中的一样。但是，它们一旦死了，就再不吸收 CO_2 了。在它们的遗体中，^{12}C 的含量不会改变，但 ^{14}C 由于衰变而不断减少，于是由此衰变产生的活度也将不断减小，测量一定量遗体的活度就能判定该遗体的存在时间，或说年龄。

第四节 放射性射线与物质的相互作用

原子核在衰变过程中放出的各种射线在通过物质时，都要与物质发生相互作用。研究射线与物质的相互作用，一方面可以了解原子核的结构、射线的性质以及射线对生物机体组织的影响，另一方面，射线与物质的相互作用也是对核辐射进行探测、防护及应用放射线进行诊断和治疗的重要基础。

一、带电粒子与物质的相互作用

1. 电离和激发 α、β、质子、电子等带电粒子穿过物质时，通过与物质中的核外电子作非弹性碰撞将能量转移给电子，电子获得能量后脱离原子核，产生自由电子和正离子，合称为离子对，这一过程称为电离(ionization)。若脱离出来的自由电子能量足够大，它又可以使其他原子电离，称为间接电离或次级电离。如果电子获得的能量不足以使它脱离原子，它将由低能级跃迁到高能级，使原子处于激发态，这一过程称为激发(excitation)。退激时释放出来的能量，可以光的形式发射出来或转变为热运动的能量。带电粒子因与核外电子的非弹性碰撞，导致物质原子电离或激发而损失的能量的过程称为电离损失，这是质子、α粒子等重带电粒子动能损失的主要方式。

由于带电粒子的电离作用,带电粒子通过物质的路径周围将留下许多离子对，每厘米路径上产生的离子对称为电离比值(specific ionization)。它表示带电粒子电离本领大小，在生物体内表示对有机体的损伤程度。电离比值和带电粒子的电量、速度和物质的密度有关。带电粒子的电荷数越多，带电粒子的速度越小，物质的密度越大，电离比值就越大。因为粒子电荷多，静电场作用就强，对原子中电子的作用力也大；粒子的速度小，它与电子的作用时间长；物质的密度大，它的电子密度也大，粒子和电子作用的机会增多，所以，电离比值就越大。

由于α粒子比β粒子的电荷多、速度小，因此在相同的能量条件下，在同种物质中α粒子的电离比值约为每厘米 4×10^4 对离子，而β粒子的电离比值只有每厘米 50 对离子。由于它们的电离比值不同，其生物效应就有明显差异。

2. 散射 带电粒子通过物质时，因受到物质中原子核电场的作用而改变运动方向，这种现象称为散射。如果带电粒子散射前后能量不变，仅改变运动方向，这种散射称为弹性散射。若带电粒子不仅改变运动方向并且损失一部分能量，则称为非弹性散射。由于α粒子质量较大，散射不太明显，它的径迹基本上可以看成是一条直线。β粒子质量较小，散射较为明显，因散射作用而不断改变运动方向，所以β粒子的径迹十分曲折。

3. 轫致辐射 带电粒子通过物质时，受到物质原子核电场的作用，速度突然变小，损失的能量以电磁波的形式辐射出来，这种辐射称为轫致辐射(bremsstrahlung)。辐射的电磁波就是连续 X 射线。

实验和理论表明，由于轫致辐射的能量损失随物质的原子序数及带电粒子的能量增加而增加，并随带电粒子质量的增加而减少，因此α粒子等重粒子的轫致辐射极弱，而β粒子的轫致辐射就不能忽略。

4. 射程和吸收规律 带电粒子在通过物质时，由于电离、激发、散射和轫致辐射，其能量不断减少，最后停止在物质层内，即穿透的粒子数减少了，这种现象称为粒子吸收。能量耗尽的α粒子将俘获两个自由电子，变成中性的氦原子，β粒子则成为一般的电子；而β+粒子则与自由电子结合，转化为两个能量各为 0.511MeV 的光子。粒子在被吸收前所通过的距离称为射程(range)。电离比值越大，粒子的能量损失越快，射程就越短。β粒子的电离比值比α粒子小得多，所以β粒子的射程比α粒子大得多，也可以说，β粒子的穿透本领比α粒子强得多。α粒子在空气中的射程为 2～10cm，在生物体内的射程只有 0.03～0.13mm；而β粒子在空气中的射程可达数百厘米，在生物体内的射程也有几毫米到几十毫米。因此，在外照射的情况下，α粒子的危险性不大，也易于防护，而β粒子的危害就大得多。至于内照射，则由于α粒子的电离比值大，伤害很集中，应特别注意防护。

图13-5是α射线在空气中吸收的情况，曲线自开始的一段相当长的距离内是近似水平的，射线的能量在这段距离内虽然不断减少，但粒子数并没有明显减少。但是，当超过某一穿透厚度时，粒子数很快减少到零。而β粒子的情况则不同，图13-6是β射线通过铝片时的吸收曲线，表明在射程内其粒子数近似地按照指数规律衰变。

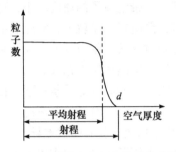

图13-5　α射线在空气中的吸收曲线

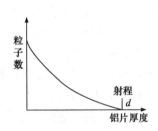

图13-6　β射线在铝片中的吸收曲线

二、光子与物质的相互作用

X射线与γ射线都是光子流，它们自身不带电，都是电磁辐射。它们和物质相互作用的微观过程与带电粒子不同，其作用方式主要有如下三种。

1. 光电效应　如图13-7(a)所示，当光子与物质中的原子作用时，将其全部能量传递给原子中的一个电子，使电子脱离原子，而光子本身消失，这种作用称为光电效应(photoelectric effect)。脱离出来的电子称为光电子，当光子的能量等于或略高于电子的脱出功时，发生光电效应的概率最大。按照光子的能量不同，可见光和紫外光的光电效应主要发生在外壳层电子，而X、γ射线的光电效应则主要发生在内壳层电子。发生光电效应后，在原子内壳层留下空位，被外层电子填补，则将发射标识X射线或俄歇电子。

2. 康普顿效应　当能量较高的光电子与自由电子或原子中的外层电子碰撞时，光子把一部分能量传递给电子，使之脱离原子而成为反冲电子，而光子本身的能量减少了(或者说射线的波长增加了)，而且改变了运动方向，这种作用称为康普顿效应(Compton effect)，如图13-7(b)所示。

3. 电子对效应　当入射电子的能量大于1.022MeV时，光子在原子核电场的作用下会转化为一个电子和一个正电子，这种现象称为电子对效应(electron pairing effect)，如图13-7(c)所示。这时光子的能量除了转化为两个电子的静止质量外，其余的转化为这两个电子的动能。正电子在物质中射程很短，它与物质的原子碰撞而很快失去动能，并与一个电子结合而产生湮没辐射，称为电子对湮灭 (pair annihilation)。

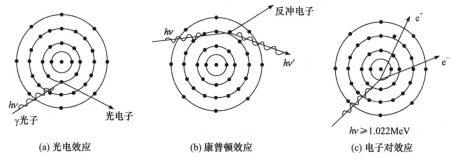

图 13-7　光子与物质相互作用的三种方式

光子与物质的三种作用形式产生的概率与光子的入射能量和物质的原子序数 Z 有关。从图 13-8 可知，能量低的光子和高原子序数的物质，以光电效应为主；中等能量的 γ 射线以康普顿效应为主；电子对效应主要发生在高能光子和高原子序数的物质中。

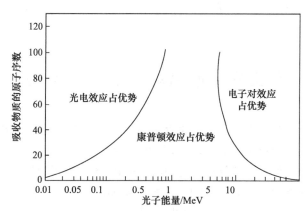

图 13-8　光子与物质作用时各种过程占优势的区域

三、中子与物质的相互作用

1. 弹性散射　当中子通过物质时，由于中子本身不带电，不能像带电粒子那样直接引起电离而损失能量，所以中子在物质中可以穿过很长的距离。由于中子和物质原子核间没有库仑力的作用，所以它比带电粒子更容易接近原子核，与原子核碰撞时，将部分能量传递给核，引起原子核发生反冲，中子能量减少被核散射而改变运动方向。这种作用称为中子的弹性散射。反冲核在物质中快速运动时，能够引起其他原子电离。一般说来，当中子与质量和它相近的原子核碰撞时，损失的能量较多。中子射线容易被含氢多的物质所吸收，因此常常采用石蜡或水来防护中子照射。

2. 非弹性散射　高能中子穿过原子核，与原子核相互作用，使原子核处于激发态，然后立即放出 γ 射线而回到基态，这样出射中子和原子核的总动量就不再守恒，这种现象称为非弹性散射。

3. 俘获反应　如果中子被物质中的原子核所俘获，就会引起各种核反应。慢中子或中子通过物质时，容易进入核内引起各种核反应。核反应的产物可以是稳定的核素，也可能是放射性核素，它还将进行衰变，同时发射各种射线。进入人体的慢中子与组织的氢、氮、钠、磷等作用发生的核反应式为

$$_{1}^{1}\text{H} + _{0}^{1}\text{n} \longrightarrow _{1}^{2}\text{H} + \gamma, \quad \text{简写为} \,^{1}\text{H}(n,\gamma)^{2}\text{H}$$

$$_{7}^{14}\text{N} + _{0}^{1}\text{n} \longrightarrow _{6}^{14}\text{C} + _{1}^{1}\text{H}, \quad \text{简写为} \,^{14}\text{N}(n,p)^{14}\text{C}$$

$$_{11}^{23}\text{Na} + _{0}^{1}\text{n} \longrightarrow _{11}^{24}\text{Na} + \gamma, \quad \text{简写为} \,^{23}\text{Na}(n,\gamma)^{24}\text{Na}$$

$$_{15}^{31}\text{P} + _{0}^{1}\text{n} \longrightarrow _{15}^{32}\text{P} + \gamma, \quad \text{简写为} \,^{31}\text{P}(n,\gamma)^{32}\text{P}$$

这些核反应产生的光子、质子和反冲核都有电离能力，可导致组织电离，有些放射性核素还将在人体中遗留造成长期的影响，所以中子对机体的危害是很大的。

第五节　电离辐射的生物效应

辐射是广泛存在于宇宙和人类生存环境中的一种自然现象。按其本质辐射分为两类：电磁辐射和粒子辐射。电磁辐射依频率和波长不同又可分为无线电波、微波、红外线、可见光、紫外线、X 射线、γ 射线等；粒子辐射包括电子、质子、中子、α 粒子、β 粒子和带电重离子等。按与物质的作用方式，又可把辐射分成两类：电离辐射(ionizing radiation)和非电离辐射。

高速的带电粒子，如 α 粒子、β 粒子、质子等，能直接引起被穿透的物质产生电离，属于直接电离粒子；而 X 射线和 γ 射线及中子等不带电粒子，是在与物质作用时产生带电的"次级粒子"而引起物质电离，属于间接电离粒子。凡能与物质作用引起电离(直接和间接)的辐射，统称为电离辐射；红外线、紫外线、微波、激光等是非电离辐射。

人类受到的电离辐射：一种是来源于自然环境中的天然辐射，主要包括宇宙辐射、地壳中放射性核素的辐射，人们每时每刻都受到天然辐射的照射，它随时间只有较小的变化，故又称天然本底辐射照射，一般对人体不造成危害；另一种

是来源于人类在生产、生活中产生的人工辐射，主要包括医疗照射、职业照射、核爆炸和核动力生产。核爆炸在大气层中形成人工放射性物质，使环境受到广泛的污染。核能发电等核动力生产中产生的放射性核素大多数存留于受照过的核燃料中，其循环运行的每个环节都在释放放射性物质。医疗照射是人类受到人工照射的主要来源，也是造成人体危害的主要原因，包括 X 射线诊断检查、核医学诊断及放射治疗。

一、电离辐射损伤的表观特性

电离辐射无形、无色、无声、无味，其损伤有时不会马上表现出来，所以常被忽视。电离辐射损伤的程度不能简单地用接收多少辐射能量来衡量。例如，人接收了 $10J \cdot kg^{-1}$ 的 X 射线的均匀辐照就会致死。如果按接收能量而造成体温升高来看，人体仅仅升高 $0.002℃$；而紫外线致人死亡的剂量是 X 射线剂量的 $10^3 \sim 10^4$ 倍。电离辐射产生的是非热生物效应。

除非特大的电离辐射剂量，一般剂量下，电离辐射损伤的临床表现具有"潜伏期"。这个"潜伏期"的长短随接收剂量的减少而增长，短者可几小时、几天，长者可达数年，或者以一定可能性的形式出现在更长的时间里，或出现在被辐射者的后代身上，即表现为遗传效应。应该特别关注的是电离辐射剂量具有累积性。

二、电离辐射损伤机制

当辐射能量被生物体所吸收时，射线有可能直接与细胞中的关键部位(俗称靶，按照现代放射生物学的观点，DNA 和膜特别是核膜是受照细胞中的主要靶子)作用，靶分子的原子本身被电离或激发，导致一系列后果，引起生物学变化，这就是所谓的直接作用。

射线也可以与细胞中的其他原子或分子(特别是水分子)作用，产生自由基，这些自由基有一定的扩散范围，可以破坏靶分子的结构，这就是所谓的间接作用。所谓自由基就是具有不配对电子的离子或原子甚至是分子。自由基的活性很强，极易造成 DNA 损伤，染色体畸变。染色体的畸变就是 DNA 受损的结果。如果引起蛋白质、酶的损伤，又会引起代谢的紊乱。由于细胞也有自我修复的功能，所以电离辐射过程是损伤与修复两个相反作用的动态变化过程。此过程决定了在电离辐射中细胞的存活、老化、死亡及引起相应的病变，如癌变。

直接作用与射线粒子在其径迹上释放的能量有关。对应的物理量称为传能线密度(linear energy transfer，LET)。LET 定义为单位长度径迹上释放辐射能的多少，其单位为 $J \cdot m^{-1}$ 或 $keV \cdot m^{-1}$。LET 与粒子种类及能量大小有关。一般规律是 LET 越大，直接作用概率越高。

三、确定性效应和随机性效应

根据辐射损伤发生的条件和出现的临床表现规律,可以把电离损伤效应分成确定性效应和随机性效应。

1. 确定性效应(deterministic effect) 当辐射作用于生物体的整体或某一器官、局部组织时,受损细胞足够多,新增殖的细胞不足以弥补这个数量上的损失,或者受损细胞的自我修复能力丧失或修复细胞数目不能补偿受损细胞的数量,于是产生在临床可以表现出来的功能性损伤,这称为确定性效应。确定性效应造成损伤程度与所受辐射的剂量有正相关,且存在一个剂量阈值,即剂量低于某一确定值时,效应不会发生。应该指出,不同组织、器官上发生的确定性效应的阈值大小不同。例如骨髓及造血系统,眼球晶状体(致混浊)及生殖系统的阈值较低,而造成皮肤辐射损伤的阈值较高。从接受辐射到临床现象发生有几小时到几周的时间间隔。

2. 随机性效应(stochastic effect) 此类效应不存在剂量阈值,损伤的严重程度与受辐射剂量大小无关,但效应发生的概率与所受剂量的大小正相关。注意这个剂量是累积剂量,因此有日、月、年及终身剂量之说。随机性效应分成两大类:损伤发生在生物体的体内细胞,可以诱发包括肺、胃、甲状腺及血液等组织器官的癌变。如果损伤发生在生殖细胞内,则可能发生遗传性疾病。从接受辐射到癌症的发生的时间间隔从几年到数十年甚至更长。

随机性效应发生的概率称为危险度。其含义是接受单位辐射剂量的人、器官、组织发生癌变及遗传疾病的概率。不同组织与器官的危险度不同。结肠、肺、胃、红骨髓的致癌危险度较高。造成遗传疾病的危险度与红骨髓的致癌危险度相差不多。此危险度与受辐射者的年龄、性别有关。女性、低龄者危险度偏高。

第六节 放射性射线的辐射剂量与防护

α和β粒子、γ射线和中子射线通过物质时,能直接和间接产生电离作用,统称为电离辐射。各种电离辐射都将使物质发生变化,称为辐射效应。人体组织吸收电离辐射能量后,会产生物理、化学和生物学的变化,导致生物组织的损伤,称为生物效应。肿瘤的放射治疗即利用这种生物效应杀伤肿瘤组织;同时正常组织受到射线照射时也会产生辐射损伤。生物效应的危害程度与生物体吸收的电离辐射能量成正比。因此,准确了解组织中吸收的电离辐射能量,对评估放射治疗的疗效及其副作用有重要的意义,是进行放射治疗及辐射防护最基本的医学物理学知识。

一、放射性射线的辐射剂量

1. 照射量　X(γ)射线的照射量(exposure)X定义为

$$X = \frac{\mathrm{d}Q}{\mathrm{d}m} \tag{13-28}$$

式中，$\mathrm{d}Q$ 是射线在质量为 $\mathrm{d}m$ 的干燥空气中形成的任何一种符号(正或负)离子的总电量。照射量的单位是库·千克$^{-1}$(C·kg^{-1})，曾用单位为伦琴(R)，$1R = 2.58 \times 10^{-4} C \cdot kg^{-1}$。它是用来量度 X(γ)射线导致空气电离程度的一个物理量。

照射量率定义为单位时间内所产生的照射量，用 $\dot{X}$ 表示

$$\dot{X} = \frac{\mathrm{d}X}{\mathrm{d}t} \tag{13-29}$$

单位用库·千克$^{-1}$·秒$^{-1}$(C·kg^{-1}·s^{-1})。

2. 吸收剂量　单位质量的物质所吸收的辐射能称为吸收剂量(absorbed dose)，常用 D 表示。它是电离辐射授予某一体积之中物质的平均能量 $\mathrm{d}E$ 与该体积之中物质量 $\mathrm{d}m$ 的比值

$$D = \frac{\mathrm{d}E}{\mathrm{d}m} \tag{13-30}$$

吸收剂量的单位是戈(Gy)，$1Gy = 1J \cdot kg^{-1}$。曾用单位是拉德(rad)，$1Gy = 100\ rad$。

吸收剂量适用于任何类型和任何能量的电离辐射，并适用于受照射的任何物质。

单位时间内的吸收剂量称为吸收剂量率：

$$\dot{D} = \frac{\mathrm{d}D}{\mathrm{d}t} \tag{13-31}$$

单位是戈·秒$^{-1}$(Gy·s^{-1})。

3. 当量剂量　由于不同种类、不同能量的射线释放出来的能量在组织中的分布有明显的差异，因此在吸收剂量相同的情况下，种类、能量不同的射线所产生的生物效应也有明显的差异。当量剂量(equivalent dose)表示各种射线或粒子被吸收后引起生物效应的程度，或对生物组织的危害程度。当量剂量 H_T 等于某一组织或器官 T 所接受的平均吸收剂量 $D_{T \cdot R}$ 与辐射权重因子 w_R 的乘积：

$$H_T = w_R \cdot D_{T \cdot R} \tag{13-32}$$

H_T 的单位为希(Sv)，$1Sv = 1J \cdot kg^{-1}$。曾用单位为雷姆(rem)，$1rem = 0.01Sv$。

表 13-2 给出了不同辐射类型、相应能量范围内的辐射权重因子 w_R。

表 13-2 辐射权重因子 w_R

辐射类型与能量范围	辐射权重因子
光子，所有能量	1
电子和μ子，所有能量	1
中子，能量<10keV	5
10～100keV	10
101keV～2MeV	20
3～20MeV	10
>20MeV	5
质子，能量>2MeV	5
α粒子，裂变碎片，重核	20

当辐射场由具有 w_R 值的不同类型和不同能量的辐射构成时，组织或器官 T 总的当量剂量为各辐射在该组织或器官上形成的当量剂量的线性叠加，即

$$H_T = \sum_R w_R \cdot D_{T \cdot R} \tag{13-33}$$

例题 13-3 某工作人员全身同时均匀受到 X 射线和能量在 10～100keV 范围的中子照射，其中 X 射线的吸收剂量为 10mGy，中子的吸收剂量为 3mGy。计算该工作人员所吸收的当量剂量。

解：$H_T = \sum_R w_R \cdot D_{T \cdot R} = w_X \cdot D_X + w_n \cdot D_n = (1 \times 10 + 10 \times 3)\text{mSv} = 40\text{mSv}$

4. 有效剂量 E 人体所受的照射，几乎总是不只涉及一个组织或器官，为了计算所受照射给不同组织或器官造成的总危险度，评价辐射对其产生的危害，引入有效剂量(effective dose)这一概念。

$$E = \sum_T w_T \cdot H_T \tag{13-34}$$

式中，H_T 为组织 T 受到的当量剂量；w_T 为组织 T 的权重因子，其值见表 13-3。

表 13-3 组织或器官权重因子 w_T

组织或器官	w_T
性腺	0.2
红骨髓	0.12
结肠	0.12
肺	0.12
胃	0.12
膀胱	0.05
乳腺	0.05
肝	0.05

续表

组织或器官	w_T
食管	0.05
甲状腺	0.05
皮肤	0.01
骨表面	0.01
其他组织	0.05

例题 13-4　某次胸部检查(胸片或胸透)，患者各组织器官受到的当量剂量(mSv)见表 13-4，试比较患者接受的有效剂量。

表 13-4　器官受辐射情况

当量剂量及组织权重因子	性腺	乳腺	红骨髓	肺	甲状腺	骨表面	其他组织
$H_{胸片}$/mSv	0.01	0.06	0.25	0.05	0.08	0.08	0.11
$H_{胸透}$/mSv	0.15	1.30	4.1	2.3	0.16	2.6	0.85
w_T	0.20	0.05	0.12	0.12	0.05	0.01	0.05

解：利用式(13-34)有

$$E_{胸片}= 0.01 \times 0.20 + 0.06 \times 0.05 + 0.25 \times 0.12 + 0.05 \times 0.12 + 0.08 \times 0.05$$
$$+ 0.08 \times 0.01 + 0.11 \times 0.05 = 0.0513(mSv)$$

$$E_{胸透}= 0.15 \times 0.20 + 1.30 \times 0.05 + 4.1 \times 0.12 + 2.3 \times 0.12 + 0.16 \times 0.05 + 2.6 \times 0.01$$
$$+ 0.85 \times 0.05 = 0.9395(mSv)$$

由此可以看出，这次胸透患者所接受的有效剂量当量相当于 18 次胸片的有效剂量当量。

二、放射性射线的防护

放射性核素在医学等领域的广泛应用，使接触放射性核素的人日益增多，因此在使用、保存和清除放射性废料时，都应采用相应的措施，以达到安全使用的目的。

1. 辐射的防护标准　表 13-5 是现行防护标准中规定的职业照射和公众照射的剂量限值。

表 13-5 剂量限值 （单位：$mSv \cdot a^{-1}$）

	职业放射人员	青少年	孕妇	公众
年有效剂量(5 年平均)	20	6	—	1
晶状体(年当量剂量)	150	50	—	15
皮肤(年当量剂量)	500	150	—	50
手和足(年当量剂量)	500	150	—	—
腹部(年当量剂量)	—	—	2	—

职业放射人员接受照射的连续 5 年的年平均有效剂量不超过 20mSv，且 5 年中任何一年不得超过 50mSv。

2. 外照射的防护 放射源在体外对人体进行照射称为外照射。人体接受外照射的剂量与离放射源的距离及照射时间有关。因此，与放射性核素接触的工作人员，应尽可能利用远距离的操作工具，并减少在放射源附近停留的时间。此外在放射源与工作人员之间应设置屏蔽，以减弱放射性强度。对α射线，因其贯穿本领低，射程短，工作时只要戴上手套就能有效进行防护。对β射线，除利用距离防护和时间防护外，使用的屏蔽物质不宜用高原子序数的材料，以避免由于韧致辐射产生大量光子，一般可采用有机玻璃、铝等中等原子序数的物质作为屏蔽材料。对于 X(γ)射线，因其穿透能力强，应采用高原子序数的物质，如铅衣、铅和混凝土等作为屏蔽材料。

3. 内照射防护 将放射性核素注入体内进行照射称为内照射。由于α射线在体内的电离比值较高，其造成的损害比β、γ射线要严重，因此，除去介入疗法或诊断的需要必须向体内引入放射性核素外，任何内照射都应尽量避免。这就要求使用放射性核素的单位有严格的规章制度，在放射性工作场所内严禁进食、吸烟、饮水或存放食物等，对接触人员的一切行为进行规范，以防止放射性物质从呼吸道、食管或外伤部位进入体内。

第七节　放射性核素的医学应用

一、示踪的原理

放射性核素所发出的射线容易被探测，这就相当于提供一种特殊的标记，使得它的踪迹很容易寻找。把放射性核素与稳定的化合物相混合，制成标记药物并注入人体，通过探测器就可以检测标记药物在人体内的吸收、分布、代谢、排泄过程。这种方法称为同位素示踪法，被引入的放射性同位素称为示踪原子(tracer atom)。这种方法的灵敏度很高，极微量的放射性物质都可以准确地测出来。一般光谱分析法只能鉴定10^{-9}g的放射性物质，而同位素示踪法可检出$10^{-18}\sim10^{-14}$g的放射性物质。另外，该方法测量简单，具有无创伤性，特别适合于对机体生理过程的研究，而且用量极微，不会干扰正常生理状态。

示踪诊断在临床上的应用日益广泛。例如^{131}I标记的邻碘马尿酸作示踪记，从静脉注入后，通过肾图仪可以描记肾区放射性活度随时间的变化，反映肾动脉血流、肾小管分泌和尿路的排泄情况，从而提供肾功能和尿路有无梗阻的诊断依据。又如，把胶体^{198}Au注入体内后，容易通过血液运输而集积在肝脏内，但它不能进入肝肿瘤中。如果从体外探测^{198}Au发出的γ射线，就可以了解这种核素在肝脏内的分布，为肝癌的诊断提供有用信息。

二、放射诊断

放射诊断主要是指放射性核素成像，简称核素成像(radionuclide imaging，RI)，它是一种利用放射性核素示踪方法显示人体内部结构、功能的医学影像技术。它的基本原理是：用不同的放射性核素制成标记化合物注入人体，在体外对体内核素发射的γ射线进行跟踪探测，可以获得反映放射性核素在脏器或组织中的浓度分布及其随时间变化的图像。目前在临床上广泛应用的放射性核素成像有三种：γ照相机、单光子发射型断层成像和正电子发射型断层成像。下面分别介绍这些影像设备的工作原理。

1.γ照相机 可将体内放射性核素分布一次性成像，其特点是成像速度快，可提供静态和动态图像，把形态和功能结合起来进行观察和诊断。使用时只要将γ照相机的探头放置在待测部位体表上一段时间，采集这段时间内从体内放射出的γ射线，即可得到γ射线在该方向的全部投影，在屏幕上得到放射性核素分布的图像。

一台γ照相机一般由探头、位置通道、能量通道及显示系统组成。图13-9是γ照相机的方框图，其中探头包括多孔准直器(collimator)、闪烁晶体和光电倍增管等。

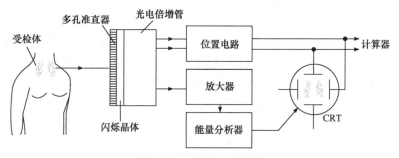

图13-9 γ照相机方框图

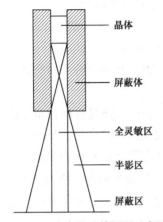

晶体

屏蔽体

全灵敏区

半影区

屏蔽区

图 13-10 准直器及其视野示意图

由于引入体内的放射性核素放射出来的γ射线向四面八方传播,而且强度在每一个方向上的概率相同,靠它们在闪烁晶体上激发产生的闪烁光点无法确定射线的空间位置。因此,在探头前方有千个以上紧密排列整齐的孔道,每一个孔道就是一个准直器。

图 13-10 是准直器及其视野示意图。准直器由铅或铅钨合金做成,能有效吸收γ射线。从图中可知,凡在灵敏区内的放射源发出的射线通过准直孔射线立体角均能引起闪烁晶体发出荧光。在半影区内的放射源只有部分射线能打到闪烁晶体;在屏蔽区的放射源,其射线无法进入闪烁晶体。这就是说晶体上每个点只能采集到来自体内相应点的射线,所以准直器能起到空间定位作用。γ照相机配有若干个可交替使用的准直器,其孔道的大小、长度、数目及孔道排列方式和方向各不相同。选用不同的准直器可以提高采集特定检查部位射线的灵敏度,进而提高图像的质量。探头使用的闪烁晶体的直径可达511mm,探测通过准直器的γ射线,并将其转变为闪烁光点。此时晶体上的荧光像与探头在探查方向上的放射性核素分布一一对应,但其荧光像的强度还不足以直接照相,而需要通过紧贴在其背后的光电倍增管,使光电子成 S^n 倍数增加(S 为倍增极的增益,n 是倍增管中倍增极的数目)。把晶体上的光点转变成电脉冲,输出的电脉冲信号成三路:一路通过能量通道进入显示系统,用来表示γ射线的强弱;另外两路分别代表水平位置和垂直位置,以控制进入显示系统的电信号在屏幕上的位置。这一过程相当于把放射性核素在体内的三维分布,通过一系列紧密排列的平行孔(准直器)转换为 NaI(Tl)晶体闪烁点的二维分布,再把这种光点分布通过能量通道进行灰度定标,通过位置通道进行坐标定位,最后显示在屏幕或胶片上。

γ照相机常用的放射性核素有 ^{99m}Tc 、^{201}Tl 、^{131}I 和 ^{67}Ga 等。

2. 单光子发射型计算机断层成像 单光子发射型计算机断层成像(single photon emission computed tomography,SPECT),它的图像重建原理与 X-CT 有某些相似之处,所不同的是:X-CT 的 X 射线源位于体外,X 射线透过组织时,根据不同组织对 X 射线的衰减值的不同,重建某断层的 CT 数矩阵,并用灰度来显示断层图像;而 SPECT 是先将示踪核素(如 ^{99m}Tc 、^{131}I 、^{201}Tl 等)注入体内,本身成为一个发射体,再由探测器将示踪核素在机体内的吸收代谢及在器官或组织的分布测出经计算机处理并重建图像。

SPECT 的基本原理是利用探测器绕着人体某一断层进行旋转，把放射性核素所放出的各个方向射线强度记录下来，然后求解出人体断层平面上各点的放射性强度，根据断层上各点放射性强度我们可以给出一断层图像。其具体过程是先进行直线扫描，将每一条直线上体内放射性核素发射出来的射线记录下来，得到一组投影数据，如图 13-11 所示。每做完一次扫描，探测器旋转一定的角度，再进行一次直线扫描，直到绕人体一周。

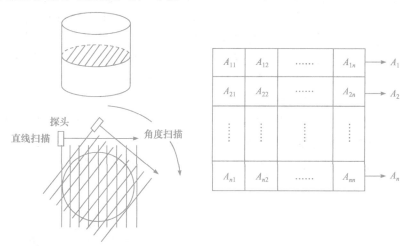

图 13-11　SPECT 扫描示意图

设被扫描的断层面上由 $n \times n$ 个体素(每个体素内的放射性核素密度可视为均匀的)组成，每个体素的放射性强度为 $A_{11}, A_{12}, \cdots, A_{1n}, A_{21}, \cdots$。从探测器得到的每条直线上放射性强度总和为 $A_1, A_2, \cdots, A_n$，即 $A_1 = A_{11} + A_{12} + \cdots + A_{1n}$，$A_2 = A_{21} + A_{22} + \cdots + A_{2n}$ 等，一个断面上至少应由 n^2 个 A 方程组成，这样才能求解出每个体素的放射性强度。将这些大小不同的强度值经 A/D 转换，送进计算机去解，就可以把这一层面的每一个体素的放射性强度计算出来，经图像重建和 D/A 转换，加到图像显示器上，按信号的大小用不同的灰度等级显示出欲观察层面的图像，这样就得到一幅按层面放射性核素密度分布的图像。

SPECT 所产生的图像仅描绘出了人体内组织和脏器断层中放射性核素的密度分布，这种分布无法显示断层的解剖学形态，而是反映了组织、脏器与放射性核素相关的生理、生化过程。

3. 正电子发射型计算机断层成像　正电子发射断层成像(positron emission tomography，PET)的基本原理是利用正电子的湮没辐射特性，将能发生β⁺衰变的核素或其标记化合物引入体内某些特定的脏器或病变部位，通过探测正电子湮没时向体外辐射的γ光子，获得成像所需的各项投影数据，再由计算机分析处理，实现图像重建。发射正电子的示踪核素有 ¹¹C 、 ¹³N 、 ¹⁵O 、 ¹⁸F 等，这些放射性核素半衰期短(^{11}C 为 20min，^{13}N 为 10min，^{15}O 为 2min，^{18}F 为 110min)，衰变快对受检者的辐射剂量很小，在短时间内可重复使用，也可大剂量使用以获取清晰影像，其中 C、H、O 是人体组成的基本元素，易于标记各种生命活动所必需的化合物或代谢产物而不改变它们的生物活性。

体内引入的 β$^+$ 放射性在衰变时放出一个正电子，该正电子在人体组织中与周围的物质发生作用而消耗能量，只穿行几毫米路径便与一个电子结合，发生电子对湮没，同时放射出两个运动方向相反、能量各为 0.511MeV 的 γ 光子。如图 13-12 所示，一对探头置于被扫描断层的两侧，只有当两个探头同时接收到湮没光子(如图中 C 点发射的一对光子)时，符合电路才有信号输出。实际上符合探测有一定的分辨时间，目前这个时间是 10^{-8}s，也就是说在 10^{-8}s 时间内两探测器分别接收到一个光子，符合电路即给出一个计数。

PET 的环形探测器阵列如图 13-13 所示，为了获得某一断层面成像的投影数据，需要将许多探头按环状排列成一圈，其中彼此相差 180° 的两个探头结为一对，由此可以测定探测器两探头之间组织中发生电子对湮没的位置，从而确定放射性核素的位置。

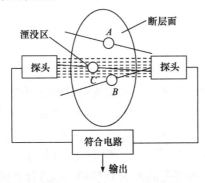 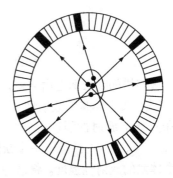

图 13-12　湮没光子的符合探测　　　　图 13-13　PET 的环形探测器阵列

PET 不需要笨重的铅准直，它利用两个探测器对湮没光子进行符合探测，这种"电子准直"方法视野均匀、探测效率高，不受准直孔深度的影响，图像的对比度和空间分辨率高，因此 PET 图像比 SPECT 的图像更逼真和清晰。但 PET 设备昂贵，需要配置小型回旋加速器，以便快速制备各种 β$^+$ 衰变的标记化合物，这就使它的推广受到限制。

目前 PET 的临床应用主要有以下几个方面：①肿瘤检查，包括肝癌、肺癌、乳腺癌和骨肿瘤、淋巴肿瘤都可以用 PET 作早期诊断；②神经系统疾病及脑功能研究，例如中风、癫痫、神经功能紊乱和阿尔茨海默病等，并且包括生理刺激对脑的影响及各种病理状态下脑组织代谢的变化；③心脏功能和心血管疾病研究，例如通过对示踪剂 ^{18}F-DG 的摄取量的检测可以准确鉴定心肌缺损或阻塞程度，判断是否进行搭桥或心脏移植。

三、放射治疗

1. 碘-131 治疗 将放射源^{131}I引入体内，由于甲状腺有收集碘的功能，通过血液循环，^{131}I很快地集中在甲状腺中，^{131}I能够发射β及γ射线，它发射的β射线将杀伤部分甲状腺组织，而发射的γ射线则基本逸出体外。因此，通过将放射性核素^{131}I引入体内可以治疗甲状腺功能亢进和部分甲状腺癌。

2. 钴-60 治疗 它是利用^{60}Co所放出的γ射线，从人体外照射患病部位。^{60}Co发出能量分别为 1.17MeV 和 1.33MeV 的两种γ射线，主要用于治疗深部肿瘤，如颅脑内的肿瘤。癌细胞较正常细胞生长迅速，对射线的敏感性高，因此经射线照射，癌细胞受到的损害比正常细胞大，利用这种敏感性的差别，可以杀死癌细胞或抑制其发展。

3.γ刀 γ刀(Gamma knife)是根据半圆弧等中心聚焦技术原理，借助高精度的立体定向仪，在 CT、MRI 等影像技术参与下对颅内病灶进行准确定位，确定靶点的三维坐标参数，并将其转换到照射装置的坐标系统中，使用大剂量γ射线一次多方向限制性地聚焦在颅内靶点上，使病灶受到不可逆性摧毁，发生放射性坏死。同时又能保证靶区边缘及其周围正常组织所接受的放射性剂量呈锐减分布，控制在安全剂量以内，使靶点以外脑组织无任何不可逆损伤。由于γ刀技术使靶区边缘形成一如刀割的损伤边界，达到类似于外科手术刀的治疗效果，故称为γ刀。

习 题 十 三

13-1 计算^{5}Li核和^{6}Li核的结合能，给定^{5}Li原子核的质量为 m_5=5.012539u，^{6}Li原子核的质量为 m_6=6.015121u。　　　　　[24.80MeV，30.46MeV]

13-2 在α，β$^-$，β$^+$，电子俘获衰变中，所产生的子核的原子序数和质量数是怎样变化的？在元素周期表中的位置有何变化？

13-3 ^{238}U发出一个α粒子衰变为^{234}Th，其后接着发生一连串的α衰变或β衰变，最后达到一个稳定的核素，再不可能进一步发生衰变。在^{206}Pb、^{207}Pb、^{208}Pb和^{209}Pb等稳定核素中，哪一个是^{238}U放射性衰变链的最后产物？　　[^{206}Pb]

13-4 为什么在α衰变时产生的α射线能谱是线状谱，而在β衰变中产生的β射线是连续谱？

13-5 ^{32}P的半衰期为 14.3d，求它的衰变常数和平均寿命。

$$[5.61\times10^{-7}\text{s}^{-1}, \ 1.78\times10^{6}\text{s}]$$

13-6 $^{226}_{86}$Ra 的半衰期为 1.6×10^{3}a,如果一样品在某时刻含有 3.0×10^{16} 个 $^{226}_{86}$Ra 核,计算这一时刻其放射性活度。 $[4.2\times10^{5}\text{Bq}]$

13-7 某放射性样品包含 3.50μg 纯 $^{11}_{6}$C,其半衰期为 20.4min。(1)计算最初的原子核数;(2)计算最初的放射性活度及 8 小时后的活度。

$$[1.92\times10^{17}, \ 1.09\times10^{14}\text{Bq}, \ 9.09\times10^{6}\text{Bq}]$$

13-8 分别计算某种放射性核素要经过多少个半衰期,可以减少到原来的 1%,0.1%?

$$[6.6T, \ 10T]$$

13-9 ^{131}I 的半衰期为 8.04d,利用 ^{131}I 的溶液作甲状腺扫描,在溶液出厂时只需注射 0.5mL 就够了,如果溶液出厂后储存了 11 天,作同样的扫描需注射多少溶液? $[V=1.29\text{mL}]$

13-10 哪些射线可以用铅屏蔽?哪些射线不能用铅屏蔽?不能用铅屏蔽的那些射线应用什么材料屏蔽?

13-11 在日常生活中,什么地方可能有放射源存在?

13-12 甲乙两人肝区都受到放射性内照射,甲为α射线源辐照,吸收剂量为 1.5mGy,乙为γ射线辐照,吸收剂量为 15mGy,问哪一位所受的辐射伤害大?大几倍?

$$[α射线照射伤害大, \ 大 1 倍]$$

13-13 试比较 SPECT 与 PET 的成像原理。

第十四章 核磁共振

教学要求:

1. 掌握核磁共振的基本概念和成像原理。
2. 熟悉磁共振波谱的原理。
3. 了解磁共振技术在医学中的应用。

核磁共振(nuclear magnetic resonance，NMR)是物质原子核磁矩在外磁场的作用下能级发生分裂，并在外加射频场的能量条件下产生跃迁的现象。1946 年美国斯坦福大学的 Bloch 和哈佛大学的 Purcell 领导的课题组几乎同时独立地测得石蜡和水的核磁共振吸收。两人因此获得了 1952 年诺贝尔物理学奖。核磁共振技术很快成为一种探索、研究物质微观结构和性质的高新技术。目前，核磁共振技术已在物理、化学、材料科学，特别是在生命科学和医学等领域中得到了广泛的应用。

磁共振成像(magnetic resonance imaging，MRI)的全名是核磁共振成像(nuclear magnetic resonance imaging，NMRI)，之所以省去"核"字，是为了突出这一检查技术不存在对人体有害的电离辐射的优点，从而区别于使用 X 射线检查以及使用放射性核素的核医学检查。磁共振成像是以核磁共振这一物理现象为基础，是利用射频(radio frequency，RF)电磁波对置于磁场中的含有自旋不为零的原子核的物质进行激发，发生核磁共振，用感应线圈采集共振信号，经过处理，按照一定的数学方法，建立的数字图像。2003 年诺贝尔生理学或医学奖授予美国科学家 Paul Lauterbur 和英国科学家 Peter Mansfield，以表彰他们将磁共振成像技术引入医学诊断和研究领域中所取得的成就。

本章围绕磁共振成像的基本原理和技术方法展开，重点介绍核磁共振的物理学原理及磁共振成像原理，简要介绍磁共振技术的医学应用。

第一节 核磁共振的基本概念

一、原子核自旋与核磁矩

1. 原子核的自旋 原子核具有一定的质量和大小，故可将其看成球体。同电子一样，大多数原子核具有自旋特性。原子核自旋情况由核的自旋量子数(spin quantum number)I 来表征，由于 I 是原子核的固有特性，因而不同的核具有不同的 I 值。根据量子力学计算，I 只能取整数或半整数，即它只能取 0，1/2，1，3/2，$\cdots$，I 的取值与构成原子核的中子数和质子数有关。下面分三种情况讨论之。

(1) 质子数是偶数，中子数也是偶数的核。其自旋量子数 $I=0$，这种核没有自旋，例如 $^{12}_{6}C$、$^{16}_{8}O$ 和 $^{32}_{16}S$ 等核。

(2) 质子数和中子数中，一个是奇数、另一个是偶数的核。其自旋量子数 $I=1/2$，$3/2$，$5/2$ 等半整数，这种核有自旋，例如 $I=1/2$ 的 $^{1}_{1}H$、$^{13}_{6}C$、$^{31}_{15}P$，$I=3/2$ 的 $^{11}_{5}B$、$^{33}_{16}S$、$^{35}_{17}Cl$，以及 $I=5/2$ 的 $^{17}_{8}O$ 等核。

(3) 质子数是奇数，中子数也是奇数的核。其自旋量子数 $I=1$，2，3 等整数，这种核有自旋，例如 $I=1$ 的 $^{2}_{1}H$、$^{14}_{7}N$，以及 $I=3$ 的 $^{12}_{5}B$ 等核。

原子核的自旋运动常用自旋角动量 L_I 来描述，原子核的角动量习惯上称为核自旋(nuclear spin)，根据量子力学的计算，

$$L_I = \sqrt{I(I+1)}\hbar \qquad (14\text{-}1)$$

原子核角动量在空间某一选定方向(例如 z 轴方向)上的投影也是量子化的，即

$$L_{Iz} = m\hbar \qquad (14\text{-}2)$$

式中，m 为核自旋磁量子数(magnetic quantum number)，其可取的数值为 $I, I-1, \cdots$，$-I+1$，$-I$，共有 $2I+1$ 个值。

2. 原子核的磁矩 原子核是带正电的粒子，原子核的电荷均匀地分布在它的表面上。由于 $I \neq 0$ 的核有自旋运动，上述电荷也随之围绕自旋轴旋转，其效应相当于环形电流，结果使它周围出现磁场，这时的核很像一个小磁体，如图 14-1 所示。

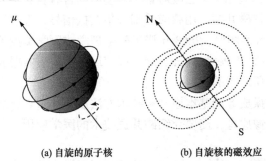

(a) 自旋的原子核　　(b) 自旋核的磁效应

图 14-1　核的自旋及磁效应

自旋核必然伴有核磁矩(nuclear magnetic moment)，核磁矩矢量与核角动量矢量成正比，即

$$\boldsymbol{\mu} = g\frac{e}{2m_\mathrm{p}}\boldsymbol{L}_I \qquad (14\text{-}3)$$

式中，m_p 为质子质量；g 为朗德因子，或称为原子核的 g 因子(g-factor)，不同的核有不同的 g 因子。

式(14-3)可写成

$$\mu = \gamma L_I \tag{14-4}$$

其中

$$\gamma = g \frac{e}{2m_p} \tag{14-5}$$

式中，γ 称为磁旋比，磁旋比是一个特征量，取决于原子核的内部结构和特性。

核磁矩在 z 轴方向(外磁场方向)的投影为

$$\mu_z = \gamma L_{Iz} = \gamma m \hbar \tag{14-6}$$

由于核自旋是量子化的，因此 μ_z 也是量子化的，共有 $2I+1$ 个可能的取值。

二、核磁矩在静磁场中的进动

自旋核有一定的自旋角动量和核磁矩，在静磁场的作用下，核磁矩将如旋转陀螺在地球引力场中进动一样运动，称为自旋核的进动(precession)或称旋进。图 14-2(a)为自旋核的进动示意图。

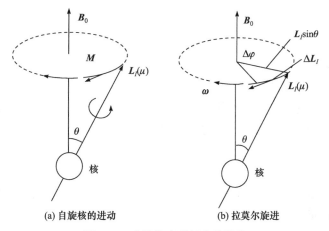

(a) 自旋核的进动   (b) 拉莫尔旋进

图 14-2 自旋核在磁场中的旋进

将磁矩为 μ 的原子核置于恒定磁场 B_0 中，则其所受到的磁力矩为

$$M = \mu \times B_0 \tag{14-7}$$

M 是矢量，其方向用右手螺旋定则来决定，伸开右手，拇指与其余四指垂直，四指由 μ 经小于 π 的角度绕向 B_0，拇指所指的方向就是磁力矩 M 的方向，显然 M 垂直于 μ 与 B_0 决定的平面。在时间 Δt 内，磁力矩 M 将产生一个同方向的冲量矩 $M\Delta t$。根据角动量定理，这一冲量矩将使自旋核的角动量获得一增量 $\Delta L_I =$

$M\Delta t$，其方向与磁力矩的方向相同。因磁力矩的方向垂直于 L_I，所以 ΔL_I 的方向也垂直 L_I，结果使 L_I 的大小不变而方向发生变化。由于 ΔL_I 总是垂直于 L_I 与 B_0 决定的平面，L_I 只改变方向不改变大小，所以 L_I 沿图 14-2(b)所示方向旋进，核角动量(或磁矩矢量)的末端形成圆周运动，这种运动称为拉莫尔旋进。

设核角动量旋进的增量为 ΔL_I，由图 14-2(b)可见

$$\Delta L_I = L_I \sin\theta \cdot \Delta\varphi$$

方程两边同时除以所用的时间 Δt，得

$$\frac{\Delta L_I}{\Delta t} = L_I \sin\theta \frac{\Delta\varphi}{\Delta t}$$

根据角动量定理有

$$\frac{\Delta L_I}{\Delta t} = M = \mu B_0 \sin\theta$$

令 $\dfrac{\Delta\varphi}{\Delta t} = \omega$，$\omega$ 为旋进的角频率，称为拉莫尔频率(Larmor frequency)。

因此，有

$$L_I \sin\theta\,\omega = \mu B_0 \sin\theta$$

进而可得

$$\omega = \frac{\mu B_0}{L_I} = \gamma B_0 \tag{14-8}$$

上式被称为拉莫尔方程(Larmor equation)。

通过以上讨论可知，核磁矩在恒定磁场中将绕磁场方向进动，进动的角频率 ω 取决于核的磁旋比与磁场的磁感应强度 B_0 的大小。

三、核磁共振现象

将 $I \neq 0$ 的原子核置于静磁场 B_0 中，磁场对核磁矩的作用力将使核磁矩具有一定的附加能量。

设 B_0 与 z 轴同向，并设 B_0 与核磁矩 μ 的夹角为 θ，图 14-3 所示，这时 μ 与 B_0 相互作用的能量为

$$E = -\boldsymbol{\mu} \cdot \boldsymbol{B}_0 = -\mu B_0 \cos\theta = -\mu_z B_0 \tag{14-9}$$

根据式(14-6)，得出核磁矩在各能级上的能量表达式

$$E_m = -\gamma \hbar m B_0 \tag{14-10}$$

上式表示核磁矩在静磁场中的能量也是量子化的，我们把这些不连续的能量值称为原子核的能级，按能量值大小画出的图称为能级图，如图 14-4 所示。

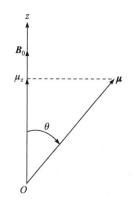

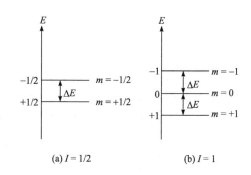

图 14-3　静磁场 $\boldsymbol{B}_0$ 中的核磁矩 $\boldsymbol{\mu}$ 　　　图 14-4　核磁矩在磁场中的能级图

磁场中核的能级数目决定于核自旋量子数 I，能级总数为 $2I+1$。磁量子数 m 为正值的那些状态，核磁矩 $\boldsymbol{\mu}$ 与静磁场方向相同，其能量为负值，称为低能态；磁量子数 m 为负值的那些状态，核磁矩 $\boldsymbol{\mu}$ 与静磁场方向相反，其能量为正值，称为高能态。对于氢核而言，其自旋量子数等于 1/2，在外磁场作用下，核磁矩在 z 轴方向上有两个状态：即平行或反平行于外磁场，如图 14-5 所示，前者为低能态，后者为高能态。

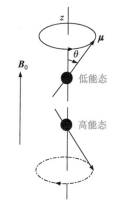

图 14-5　氢核在外磁场中的状态

由于 m 的可能取值依次相差 1，因而两相邻能级的能量差为

$$\Delta E = \gamma \hbar B_0 \tag{14-11}$$

根据量子力学的选择定则，只有磁量子数之差 (Δm) 为 ± 1 时，相邻两能级间的跃迁才是允许的。例如，对于 $I = \dfrac{1}{2}$ 的核，它吸收能量后将从 $m = \dfrac{1}{2}$ 低能态跃迁到 $m = -\dfrac{1}{2}$ 的高能态，这时体系吸收的能量应为 $\gamma \hbar B_0$。

设共振激发所采用的电磁波频率为 ν，并在外磁场垂直方向设置射频线圈。那么当激励电磁波的频率 ν 所决定的能量与两相邻能级之间能量差 ΔE 相等时，原子核两个能级之间就会发生跃迁，这就是核磁共振(nuclear magnetic resonance，NMR) 现象。上述条件可表示为

$$h\nu = \Delta E = \gamma \hbar B_0$$

式中，$h\nu$ 为电磁辐射的能量。利用 $\hbar = \dfrac{h}{2\pi}$，可得

$$\nu = \frac{\gamma B_0}{2\pi}$$

即

$$\omega = \gamma B_0 \tag{14-12}$$

从上式可以看出，原子核发生共振吸收时的射频场的角频率 ω 等于自旋核在磁场中旋进的角频率，这就是核磁共振条件。

例题 14-1 试计算 $^1\mathrm{H}$、$^{23}\mathrm{Na}$ 和 $^{31}\mathrm{P}$ 在 1.0T 的磁场中发生核磁共振的频率。已知 $\gamma_\mathrm{H} = 2.6753\times10^8\,\mathrm{s}^{-1}\cdot\mathrm{T}^{-1}$，$\gamma_\mathrm{Na} = 0.7031\times10^8\,\mathrm{s}^{-1}\cdot\mathrm{T}^{-1}$，$\gamma_\mathrm{P} = 1.0840\times10^8\,\mathrm{s}^{-1}\cdot\mathrm{T}^{-1}$。

解： 当 $B=1.0\mathrm{T}$ 时，$^1\mathrm{H}$、$^{23}\mathrm{Na}$ 和 $^{31}\mathrm{P}$ 发生核磁共振的频率分别为

$$\nu_\mathrm{H} = \frac{\gamma_\mathrm{H} B}{2\pi} = \frac{2.6753\times10^8\times1.0}{2\times3.1416} \approx 42.58\mathrm{MHz}$$

$$\nu_\mathrm{Na} = \frac{\gamma_\mathrm{Na} B}{2\pi} = \frac{0.7031\times10^8\times1.0}{2\times3.1416} \approx 11.19\mathrm{MHz}$$

$$\nu_\mathrm{P} = \frac{\gamma_\mathrm{P} B}{2\pi} = \frac{1.0840\times10^8\times1.0}{2\times3.1416} \approx 17.25\mathrm{MHz}$$

四、弛豫过程和弛豫时间

1. 磁化强度矢量 核磁矩的存在，使得原子核成为一个小磁体。组成物体的大量的原子核磁矩的矢量总和称为磁化强度矢量(magnetization vector)$\boldsymbol{M}$。

$$\boldsymbol{M} = \sum_{i=1}^{n} \boldsymbol{\mu}_i \tag{14-13}$$

无外磁场情况下，核系统中各个核的磁矩方向是杂乱无章的，因此，$\boldsymbol{M}=0$，如图 14-6(a)所示。当核系统被置于静磁场 $\boldsymbol{B}_0$ 中时，核磁矩都绕 $\boldsymbol{B}_0$ 进动，此时 $\boldsymbol{M}\neq0$。以氢核为例，处于低能态的核磁矩，其磁矩矢量与 $\boldsymbol{B}_0$ 同方向。处于高能态的核磁矩，其磁矩矢量与 $\boldsymbol{B}_0$ 相反。按照玻尔兹曼定律，低能态的核数多于高能态

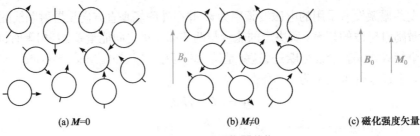

(a) $\boldsymbol{M}=0$ (b) $\boldsymbol{M}\neq0$ (c) 磁化强度矢量

图 14-6 宏观磁矩的产生

的核数，如图 14-6(b)所示。故 M 和 B_0 是同方向的，我们说核系统被磁化了，M 就是描写核系统被磁化程度的量，常记为 M_0，如图 14-6(c)所示。

在平衡状态下，磁化强度矢量与外加磁场 B_0 方向一致，磁化强度矢量的 z 分量 $M_z = M_0$，M_z 称为纵向分量，此时不存在横向磁化强度矢量 M_{xy}。

氢核处于磁场 B_0 中，若在垂直于 B_0 的方向再施加一个射频(RF)交变磁场 B_1，当其频率等于拉莫尔频率时，氢核有可能吸收电磁波的能量，使部分氢核激发，成为共振吸收。这时磁化强度 M 和 B_0 的夹角将发生变化，如果在瞬间用拉莫尔频率的电磁辐射使 M 和 B_0 的夹角为 θ，那么这个电磁辐射是一个呈 θ 角的射频脉冲，当 θ 角为 90°和 180°时，分别称 90°和 180°射频脉冲，如图 14-7 所示。

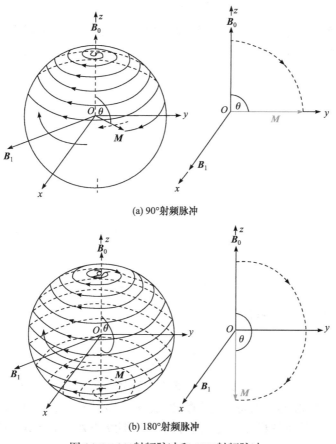

(a) 90°射频脉冲

(b) 180°射频脉冲

图 14-7　90°射频脉冲和 180°射频脉冲

2. 弛豫过程和弛豫时间　射频脉冲发射结束后，处于非热平衡状态的原子核系统将逐渐恢复为热平衡状态，这一恢复过程称为弛豫过程(relaxation process)。

原子核系统的弛豫过程是一个由高能态转变为低能态释放能量的过程。在这个过程中，系统的磁化强度矢量的两个分量将发生相对独立的变化。z 分量即纵向分量 M_z 将逐渐增大，恢复到平衡状态的 M_0，此过程称为纵向弛豫(longitudinal relaxation)；xy(平面)分量即横向分量 M_{xy} 将逐渐减少，直至 $M_{xy}=0$，此过程称为横向弛豫(transverse relaxation)。

纵向磁化强度矢量随时间变化的曲线如图 14-8(a)所示。

纵向磁化强度矢量从零回复至最大值的 63%时所需的时间为 T_1，称之为纵向弛豫时间，简称 T_1 弛豫时间。

T_1 弛豫曲线遵循指数规律，公式为

$$M_z = M_0\left(1-e^{-\frac{t}{T_1}}\right) \tag{14-14}$$

横向磁化强度矢量随时间变化的曲线如图 14-8(b)所示。横向磁化强度矢量从最大值减小至最大值的 37%处时所需的时间为 T_2，称之为横向弛豫时间，简称为 T_2 弛豫时间。

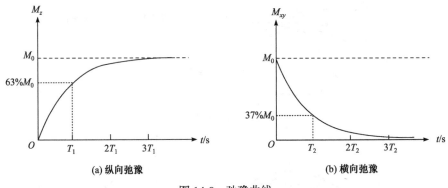

(a) 纵向弛豫　　　　　　　　　(b) 横向弛豫

图 14-8　弛豫曲线

T_2 弛豫也遵循指数规律：

$$M_{xy} = M_0 e^{-\frac{t}{T_2}} \tag{14-15}$$

3. 自由感应衰减信号　原子核系统在射频场 $\boldsymbol{B}_1$ 的作用下发生共振吸收时，核磁化强度矢量 $\boldsymbol{M}$ 与 z 轴间夹角不断增大，M_{xy} 也不断增大。当射频脉冲停止后，开始弛豫过程，核系统释放能量。这时 $\boldsymbol{M}$ 虽然继续绕 $\boldsymbol{B}_0$ 以 $\omega=\gamma B_0$ 的角频率旋进，但 $\boldsymbol{M}$ 与 z 轴的夹角在逐渐变小，其横向分量 M_{xy} 随着时间在减小。若在 y 轴放一接收线圈，则 $\boldsymbol{M}_{xy}$ 转动时便可在线圈两端感应出一很小的电动势，这个电动势就是核磁共振信号，称为自由感应衰减信号(free induction decay signal)，用 FID 表示，如图 14-9 所示。

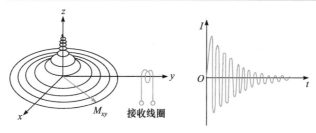

图 14-9　自由感应衰减信号

第二节　磁共振波谱分析技术

磁共振波谱(magnetic resonance spectroscopy，MRS)分析技术是利用核磁共振现象及其化学位移来测定分子组成及空间构型的一种检测方法。

一、化学位移

对于氢核，当外磁场 $B = 1.0$T 时，由共振条件式(14-12)可以算出，其共振频率为 42.58MHz。但实际上发现，在同样的磁场中，位于不同分子中的氢核，或虽在同一分子中但位于不同化学基团的氢核，其共振频率都与上述频率值有程度不同的微小偏移。很显然，这种偏移和氢核所处的化学环境的不同有关。由于核所处的化学环境不同而引起共振频率不同的现象称作化学位移(chemical shift)。对于某原子核来说，它的化学环境是指该核的核外电子的运动情况，以及与该核相邻的其他原子核的核外电子的运动情况。

当有外磁场 B 作用时，这些核外电子会被诱导产生一个方向与 B 相反，而大小正比于 B 的感应磁场，从而部分地屏蔽了所加的外磁场。这样原子核实际感受到的磁场为

$$B_N = (1 - \sigma)B \tag{14-16}$$

σ 称为屏蔽系数，它和核所处的化学环境有关。例如，乙基苯分子(C_6H_5—CH_2—CH_3)是由三个化学基团组成的，每个基团中虽都有 H 核，但不同基团中的 H 核所处的化学环境不同，其 σ 不同。在同一外磁场 B 的作用下，乙基苯中各不同基团中的氢核所实际感受到的磁场不同，因而其共振频率就不同，此即化学位移。

为精确测定化学位移，必须先测出孤立原子核的谱线位置，然后与化合物中原子核的谱线位置进行比较，但实际上孤立的原子核是无法得到的。为了描述这种微小变化，通常选择一特定化学环境下的核作为标准样品，并以其共振频率 ν_S 为基准来表达化学位移的大小，即

$$\Delta \nu = \nu_S - \nu_R \tag{14-17}$$

ν_R 为测试样品自旋核的共振频率，ν_S 为标准样品自旋核的共振频率。

化学位移常采用一个无量纲的 δ 值来表示，其定义是

$$\delta = \frac{\nu_S - \nu_R}{\nu_S} \times 10^6 (\text{ppm}) \tag{14-18}$$

δ 的单位是 ppm(parts per million)，即百万分之一。

二、磁共振波谱

磁共振波谱图是吸收率为纵坐标、化学位移 δ 为横坐标的曲线图。标准物质一般选取四甲基硅[$(CH_3)_4Si$，TMS]，这是因为 TMS 具有吸收峰单一、强度大、化学惰性强、不会与样品发生化学作用等优点。

如图 14-10 所示是乙基苯氢核的磁共振波谱图，由图可见位于乙基苯中的不同的化学集团甲基、次甲基、苯基中的氢核，因其化学环境不同而有不同的化学位移，δ 依次为 1.22ppm、2.63ppm 和 7.18ppm，而标准物质 TMS 的 δ 为 0。图中 —CH_2—，—CH_3 处不止一个峰，这是由不同化学基团间核的自旋耦合引起的能级分裂造成的。谱线还有一定的宽度，吸收峰的面积正比于相应化学基团中氢核的数目。因此，如对吸收曲线所包含的面积进行积分，便可得到各化学基团中所包含的氢原子的数目。磁共振波谱仪中配有电子积分器，可把谱线强度画成阶梯式的线，以阶梯的高度代表峰面积的相对值。由图可见，乙基苯中三个化学基团中氢核的数目比为 5：2：3。

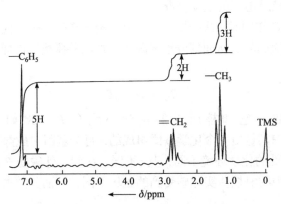

图 14-10 乙基苯氢核的磁共振波谱图

由此可见，对磁共振波谱进行分析可得到以下信息(以氢核为例)：由吸收峰的位置，即化学位移，可得知该物质中含有什么化学基团；由吸收峰的大小或峰下面积，可得知有关化学基团中含氢核的数目；由峰的形状可知基团间 核的耦合

程度。可见磁共振波谱是物质结构分析的重要手段。

MRS 技术是获得活体内生化参数定量信息的唯一非侵入技术，对疾病的早期诊断、性质鉴别、不同病理期区分及治疗将会产生深刻影响。特别有助于对脑梗死患者的早期诊断，在脑梗死临床症状出现之前，首先出现局部生化异常(如脑组织出血、缺氧、细胞代谢紊乱)，胆碱(Cho)、肌酸(Cr)、N-乙酰天门冬氨酸(NAA)水平降低，NAA/Cr 比值下降等。这些局部环境的改变在结构图像中表现不出来，而在 MRS 中则有比较明显的改变。

第三节　磁共振成像的基本原理和方法

一、磁共振成像的基本原理

MRI 的方法很多，但不论采用哪种成像方法都基于这样一种物理思想，即怎样利用磁场强度值来标定受检体共振核的空间位置。为了实现这一目的，人们在均匀磁场中叠加一个随位置坐标而变化的磁场，称为梯度磁场(gradient magnetic field)。这样空间任意一点磁感应强度大小为：$B = B_0 + xG_x + yG_y + zG_z$，其中 $G_x = \dfrac{\mathrm{d}B}{\mathrm{d}x}, G_y = \dfrac{\mathrm{d}B}{\mathrm{d}y}, G_z = \dfrac{\mathrm{d}B}{\mathrm{d}z}$，$G_x$ 为 x 方向的梯度磁场，G_y 为 y 方向的梯度磁场，G_z 为 z 方向的梯度磁场。由拉莫尔公式可知，沿梯度场方向的位置不同，共振频率不同，空间任意一点的共振频率为：$\omega = \gamma(B_0 + xG_x + yG_y + zG_z)$。空间各点 NMR 信号与该点质子密度成正比，如果把空间各点信号强度随频率的分布显示出来，也就显示了共振核的空间分布。于是，可以通过梯度场来建立起共振信号与空间位置之间的关系。为了重建一幅断层图像，即建立起不同检测点的共振信号与空间位置坐标一一对应关系，首先要对检测对象进行空间编码，最后根据各体素的编码与空间位置一一对应关系实现断层图像的重建。

1. 层面的选择　把成像物体置于均匀磁场 B_0 中，设 B_0 方向沿 z 轴正方向。在均匀磁场的基础上叠加一个同方向的线性梯度场 G_z，z 轴方向总磁感应强度为 $B_0 + zG_z$，其磁感应强度沿 z 轴正方向由小到大均匀增加，如图 14-11 所示。

垂直于 z 轴的同一层面上的磁感应强

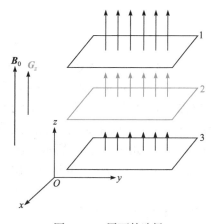

图 14-11　层面的选择

度相同，而不同层面(例如图中的 1、2、3 层面)梯度场的强度不同，因而总场强不同。根据拉莫尔公式，可设计 RF 脉冲的频率，例如使 2 层面的氢核发生共振，1、3 层面的氢核因不满足拉莫尔公式而不发生共振。通过用不同频率的 RF 脉冲而使不同的层面发生共振，这一过程称为层面的选择，也称为选片(selected slice)，因此 G_z 称为选片梯度场。

2. 相位编码梯度　层面选择梯度场 G_z 使层面内的质子激发，由于整个层面处于相同的磁场中，故每个体素的质子弛豫过程中辐射出的磁共振信号的角频率(或频率)和相位均相同，如图 14-12(a)所示。相位编码梯度沿相位编码轴(y 轴)线性增加，使层面中垂直于 y 轴方向的同一行体素的磁场相同，而不同行的磁场略有差异，磁矩旋转的角速度也不同，$\omega_y = \gamma(B + yG_y)$，很显然 y 坐标相同的同一行体素具有相同旋进角速度，y 坐标不同的体素具有不同的旋进角速度。经 t_y 时间后不同行体素磁化强度矢量获得不同的相位，$\varphi_y = \omega_y t_y$，这样就使各行体素中磁矩旋进的相位发生变化，利用这种相位差作为一种标记，可以识别 y 轴方向的每一条直线各体素的磁共振(MR)信号，这一过程称为相位编码(phase coding)。当相位编码梯度脉冲结束时，质子之间形成一个因相位编码梯度场而形成的相位差，如图 14-12(b)所示。

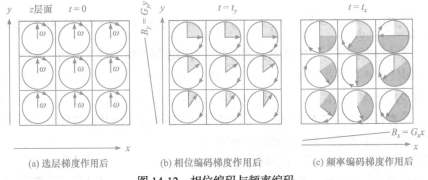

(a) 选层梯度作用后　　(b) 相位编码梯度作用后　　(c) 频率编码梯度作用后

图 14-12　相位编码与频率编码

3. 频率编码梯度(读出梯度)　在检测 MR 信号期间，通过沿 x 轴方向施加一个频率编码线性梯度场 G_x，使层面上垂直于 x 轴方向的同一列体素因 x 值、G_x 相同而磁感应强度相同，但不同直线上的磁感应强度不同，因而磁矩旋转的角频率 ω 不同，$\omega_x = \gamma(B + xG_x)$，从而使沿 x 方向的体素的空间位置信号具有频率特征而被编码，如图 14-12(c)所示。这个梯度场的作用是使沿 x 轴方向的质子具有不同的共振频率，最终产生与空间位置相关的不同频率的信号，因此称其为频率编码(frequency coding)，x 轴称为频率编码方向。因为扫描仪是在这个过程期间记录来自激发质子的数据，且计算机也是在这个期间读出质子的信号，故这个梯度场称为读出梯度。

4. 图像重建 经过上述加工处理后，各体素的磁矩中包含有层面选择梯度、频率编码梯度、相位编码梯度等信号，实现了对不同体素的标记。在接收线圈中可以感应出这些磁矩的取向变化而产生的感应信号。计算机将感应信号进行二维傅里叶变换(2dimension Fourier transform，2DFT)处理，把读出的这些信号进行解码(decoding)，获得具有相位和频率特征的、具有一定大小的核磁共振信号，最后根据与层面各体素编码的对应关系，把体素的特征依次显示在荧光屏上。信号的大小用灰度等级表示，信号大亮度大，信号小亮度小。这就获得了一幅反映层面各体素 MRI 信号大小的图像。整个磁共振成像过程可用图 14-13 表示。

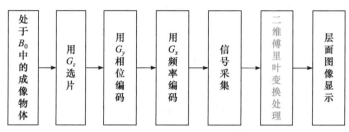

图 14-13 磁共振成像过程框图

二、磁共振成像的脉冲序列

在人体中含有大量的水和碳氢化合物，氢核的共振灵敏度高、信号强，在临床上常用氢核作为 MRI 的成像元素。人体不同组织，甚至同一种组织的不同状态的含水量、T_1、T_2 都不同，据此可进行病变诊断，判断病变的不同发展阶段。

为了得到携带成像部位信息的参数成像,常用脉冲序列对成像部位进行扫描。脉冲序列是一些 90°和(或)180°脉冲的组合， MR 信号强度取决于这些脉冲的高度、宽度、时间间隔、组成方式，改变这些参数，就可以改变质子数密度 ρ、T_1、T_2 对图像灰度的影响程度。如果一幅 MRI 图像的灰度主要由一个特定参数决定，该图像就是该参数的加权图像(weighted imaging，WI)，如 T_1 加权图像(T_1WI)、T_2 加权图像(T_2WI)、ρ 加权图像(ρWI)。图 14-14 所示为头部 MRI 横断面图像。

为了不同的成像目的，而设计出一系列射频脉冲和梯度脉冲，称为脉冲序列。常见的脉冲序列有：自旋回波，快速自旋回波，梯度回波，反转恢复，短 T_1 反转恢复，快速梯度回波，相位聚合梯度回波，损毁梯度回波(RF 损毁)，损毁梯度回波(梯度损毁)，稳态自由进动。这里我们只介绍自旋回波序列。

1. 自旋回波序列 自旋回波(spin echo，SE)序列在临床 MR 中是最基本、最常用的脉冲序列。如图 14-15 所示是单脉冲序列，T_1 为90°脉冲和180°脉冲的间隔时间，T_E 为回波时间(echo time)，T_R 为序列重复时间(repeat time)，一般情况下 $T_E = 2T_I$。90°脉冲后 $M_z = 0$，$M_{xy} = M_0$，M_{xy} 开始在 xy 平面上进行旋进和衰减，

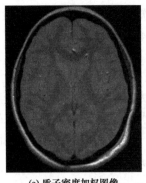
(a) 质子密度加权图像

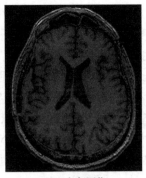
(b) T_1加权图像

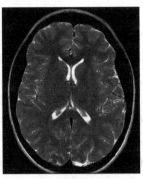
(c) T_2加权图像

图 14-14　头部 MRI 横断面图像

在接收线圈两端感应出 FID 信号。如果静磁场是均匀的，M_{xy}就以T_2为时间常数衰减，但静磁场总有一定程度的不均匀，这会使M_{xy}的衰减速度加快，衰减的时间常数就是T_2^*。为消除磁场不均匀性的影响，在经过T_1时间后施加180°脉冲，使原本散开的氢核磁矩又重新聚集起来，于是M_{xy}由零开始增大，后又逐渐降为零，这样在接收线圈中将出现一个幅值先增长后衰减的MR 信号，即SE 信号，它左边的信号逐渐上升，为自旋核重聚的过程；右边的信号逐渐下降，为自旋核逐渐散开的过程。SE 信号在$t = T_E$处出现最大值，但这一最大值要小于 FID 信号幅度，而且回波时间T_E越长，回波幅度越小，FID 信号与 SE 信号幅值之间以时间常数T_2衰减。

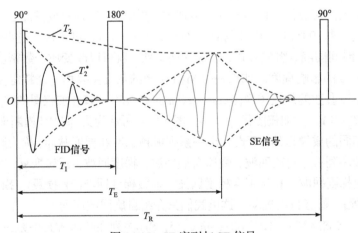

图 14-15　SE 序列与 SE 信号

2. 加权图像　在T_R内磁场的纵向弛豫过程与横向弛豫过程同时进行，M_z由零恢复到M_0，可以证明，在 SE 序列作用下，MR 信号的幅度满足

$$A = KB_0\rho\left(1 - e^{-\frac{T_R}{T_1}}\right)e^{-\frac{T_E}{T_2}} \tag{14-19}$$

其中，K 是与主磁场、自旋核种类有关的常数。

(1) ρ 加权图像：当 $T_R \gg T_1$，$T_E \ll T_2$ 时，式(14-19)变成 $A = KB_0\rho$，式中 K、B_0 均为常数，图像灰度仅由 ρ 决定，为 ρ 加权图像。在 MRI 中，只要 ρ 存在差异，就可通过 ρ 加权图像将其分辨出来。经验值取 T_E 为 20ms，T_R 为 2000ms。

(2) T_1 加权图像：T_E 选取较小值，如 $5\sim25$ms，而 T_R 选取中等大小值，如 $200\sim800$ms，则式(14-19)变成 $A = KB_0\rho(1 - e^{-\frac{T_R}{T_1}})$，图像灰度主要由 ρ、T_1 决定，称为 T_1 加权图像。对于 ρ 相同的组织，图像信号灰度的强弱体现了 T_1 的不同。

(3) T_2 加权图像：当 $T_R \gg T_1$ 时，有 $\left(1 - e^{-\frac{T_R}{T_1}}\right) \to 1$，而 T_E 适当长，例如在 $90\sim120$ms 中选取，则式(14-19)变成 $A = KB_0\rho e^{-\frac{T_E}{T_2}}$，可见图像灰度主要由 ρ、T_2 决定，称为 T_2 加权图像。对于 ρ 相同的组织，图像信号灰度的强弱体现了 T_2 的不同。

如果在单脉冲序列的一个 T_R 内，有多个180°脉冲，就是多回波 SE 序列，此时可产生多个 SE 信号，一次扫描可获得多幅不同 T_E 值的 ρWI 和 T_2WI。由于横向弛豫的作用，后续 SE 信号幅值以 T_2 做指数衰减，信噪比逐渐降低。

三、人体的磁共振成像

1. 人体成像首选核种——氢核 人体各组织中含有大量的水和碳氢化合物，因此氢核数量多。氢核的共振灵敏度高、信号强，这就是人们首选氢核作为人体成像元素的缘由所在。表 14-1 中列出了人体组织中氢核与其他元素的 MR 信号相对灵敏度，这里我们规定氢的相对值为 1，从表中可以看到其他元素的 MR 信号都比较弱，并且相差 1000 倍以上。

表 14-1 人体组织中氢核与其他元素的 MR 信号相对灵敏度

元素	相对灵敏度	元素	相对灵敏度
H	1.000	Na	1×10^{-3}
C	2.5×10^{-4}	P	1.4×10^{-3}
N	3.1×10^{-4}	K	1.1×10^{-4}
O	4.9×10^{-4}	Ga	9.1×10^{-6}
F	6.3×10^{-5}	Fe	5.2×10^{-9}

2. 人体各种组织含水比例 表 14-2 中列出了人体几种组织和脏器的含水比

例。MR 信号强度与样品中氢核密度有关，人体中各种组织和脏器含水比例不同，则含有氢核数的多少就不同，MR 信号强度也不同，利用这种差异作为特征量，就可以将各组织或脏器区分开来，这就是氢核密度的 MR 图像。

表 14-2　人体几种组织和器官的含水比例

组织、器官	含水比例/%	组织、器官	含水比例/%
皮肤	69	肾	81
肌肉	79	心	80
脑灰质	83	脾	79
脑白质	72	肝	71
脂肪	80	骨	13

3. 人体几种正常组织和病变组织的 T_1、T_2 值　从表 14-3 和表 14-4 中可以看出，人体各组织的 T_1、T_2 值各不相同，这就提供了用 T_1、T_2 值来建立组织的分布图像的可能。这种图像与氢核的密度有关，所以称为 T_1、T_2 加权图像。人体正常组织与病变组织在不同病理阶段以及同一病理阶段的不同病理过程中含水量和 T_1、T_2 值均有所不同，因此获得的磁共振影像就不同，进而区分正常与病变组织。从中还可以判断病变的不同发展阶段，为临床诊断提供依据。

表 14-3　几种正常组织和器官在 0.5T 情况下 T_1、T_2 值范围

组织名称	T_1/ms	T_2/ms	组织名称	T_1/ms	T_2/ms
脂肪	240 ± 20	60 ± 10	主动脉	860 ± 510	90 ± 50
肌肉	400 ± 40	50 ± 20	骨髓(脊柱)	380 ± 50	70 ± 20
肝脏	380 ± 20	40 ± 20	胆道	890 ± 140	80 ± 20
胰脏	398 ± 20	60 ± 40	尿	2200 ± 610	570 ± 230
肾脏	670 ± 60	80 ± 10			

表 14-4　几种病变组织在 0.5T 情况下 T_1、T_2 值范围

组织名称	T_1/ms	T_2/ms	组织名称	T_1/ms	T_2/ms
肝癌组织	570 ± 190	40 ± 10	前列腺癌组织	610 ± 60	140 ± 90
胰腺癌组织	840 ± 130	40 ± 10	膀胱癌组织	600 ± 280	140 ± 110
肾上腺癌组织	570 ± 160	110 ± 40	骨髓炎组织	770 ± 20	220 ± 40
肺癌组织	940 ± 460	20 ± 10			

人体组织的 MR 信号强度除取决于组织中氢核密度外，还和氢核周围的环境有关。这里所说的环境是指人体组织结构和生理生化病理状态。磁共振原理告诉我们，T_1、T_2 反映了氢核周围环境的信息，因此人体不同组织之间、正常组织与该组织中的病变组织之间的氢核密度和 T_1、T_2 三个参数的差异，是 MRI 用于临床诊断最重要的物理学基础。

第四节 磁共振成像系统

磁共振成像(MRI)系统是当今最先进的医学影像诊断设备之一，分为三个部分：磁场系统，射频系统，图像重建系统，如图 14-16 所示。

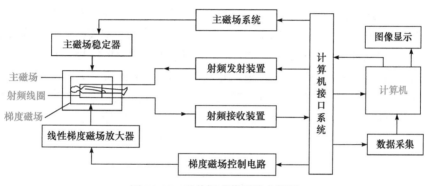

图 14-16 磁共振成像系统方框图

一、磁体和梯度线圈

在磁共振成像中，患者的身体置于扫描孔内均匀磁场之中，磁体是产生主磁场(B_0)的装置，有三种类型：即常导磁体、永磁体、超导磁体。常导磁体磁感应强度可以达到 0.2T，均匀性可满足 MRI 的基本要求，但是耗水、耗电量大；永磁体磁感应强度可以达到 0.3T，在磁体极面严格加工要求的情况下，其均匀性可以满足要求，且这种磁体没有昂贵和复杂的附加设备，操作维护比较简单、方便；超导磁体磁场可以有 0.5T、1.0T、1.5T、1.8T、2.0T、3.0T 等，有很高的均匀性，但是造价高，维护比较复杂。为了保证磁共振成像的质量，要求磁场的均匀性和稳定性都比较好，一般变化幅度为百万分之五到百万分之十。

梯度场是用来产生并控制磁场中的梯度，以实现磁共振信号的空间编码和选片定层，需要产生三个方向的梯度场的线圈，这三个线圈磁场叠加起来，可以形成任意方向的线性梯度磁场。

二、射频系统

这个系统由射频发生和控制、MR 信号接收和控制等部分组成。射频发生器，用来产生短而强的射频场，以脉冲的方式施加到成像物体中，使其氢核磁矩产生共振现象，主要包括：射频振荡器、发射器、脉冲功率放大器、脉冲程序器。射频接收器，当射频信号发生器发射的射频满足磁共振条件时，射频场与成像物体中的氢核磁矩将发生相互作用，进行能量交换，使得宏观磁矩 M 偏离平衡态。射频过后，M 将恢复到其平衡位置，在接收线圈中感应出 MR 信号，这个信号很弱，经过放大后进入图像重建系统。

三、图像重建系统

这部分的作用是进行图像处理，给出所激发层面的组织分布图像。其工作过程主要如下：由射频接收器送来的信号经过 A/D 转换器，把模拟信号转换成数字信号，便于存储和用计算机进行累加计算，经过累加的 MR 信号，在目前的 MRI 中都采用傅里叶变换，得到具有相位和频率特征的 MR 信号大小，然后根据与观测层面体素对应的关系，经过计算机运算和处理，得到层面像素数据，再经过 D/A 转换，将数字信号转换成模拟信号加到图像显示器中，或者直接由数字图像显示器显示，按信号的大小，用不同的灰度等级显示出欲观测的层面图像。

第五节 磁共振在医学应用中的优点及局限性

MRI 技术应用于医学相对较晚，但由于其具备了以下优势，其在临床上有很重要的应用。

一、磁共振成像技术特点和优势

(1) 无电离辐射危害。MRI 设备的激励源为短波或超短波段的电磁波，无电离辐射损伤。从成像所用的 RF 功率看，尽管 MRI 设备的峰值功率可达数千瓦，但平均功率仅为数瓦。经计算，其 RF 容积功耗低于推荐的非电离辐射的安全标准。在一定的场强及场强变化率范围之内，静磁场和线性梯度磁场也不会引起机体的异常反应。可见 MRI 是一种安全的检查方法。

(2) 多参数成像，可提供丰富的诊断信息。MRI 是一种多参数的成像方法。目前使用的 MRI 设备主要是用来观测活体组织中氢质子密度的空间分布及其弛豫时间的新型成像工具，用以成像的组织参数至少有氢核(质子)密度 ρ (H)、纵向弛豫时间 T_1、横向弛豫时间 T_2 以及体内被体的流速 v 等 4 个。上述参数既可分别成像，亦可相互结合获取对比图像。

(3) 高对比度成像。在所有医学影像技术中，MRI 的软组织对比分辨力最高。人体含有占体重 70% 以上的水，这些水中的氢核是 MR 信号的主要来源，其余信号来自脂肪、蛋白质和其他化合物中的氢质子。由于氢质子在体内的分布极为广泛，故可在人体的任意部位成像。另外，因水中的氢质子与脂肪、蛋白质等组织中氢质子的 MR 信号强度不同，故 MRI 图像必然是高对比度的。

(4) MRI 设备具有任意方向断层的能力。MRI 设备可获得横断、冠状断、矢状断和不同角度的斜断面图像。自线性梯度磁场应用于 MRI 设备后，人们不再用旋转样品或移动患者的方法来获得扫描层面，而是用 G_x、G_y 和 G_z 三个梯度或者三者的任意组合来确定层面，即实现了选择性激励。在进行标准横轴位、矢状位或冠状位成像时，上述梯度磁场之一将被确定为选层梯度，其余两者在分别进行相位编码和频率编码后提供信号的位置信息。在进行任意层面检查时，选层信息由两个以上的梯度共同决定。整个 MRI 检查中没有任何形式的机械运动。MRI 设备的任意方位断层的特点，从不同角度直观地从三维空间上观察分析组织结构及其病变。

(5) 无需使用对比剂，可直接显示心脏和血管结构。采用 MRI 技术可以测定血流，其原理为流体的时飞(time of flight，TOF)效应和相位对比(phase contrast，PC)敏感性。与传统的血管造影法相比，它的最大优点是无创伤(不需注射对比剂)。因此，磁共振血管造影(magnetic resonance angiography，MRA)是一种全新的血管造影术。

(6) 无骨伪影干扰，颅后窝病变清晰可辨。各种投射性成像技术往往因气体和骨骼的重叠而形成伪影，给某些部位病变的诊断带来困难。例如，做头颅 CT 扫描时，就经常在岩骨、枕外隆凸等处出现条状伪影，影响颅后窝的观察。MRI 无此类骨伪影。

(7) 可进行功能、组织化学和生物化学方面的研究。任何生物组织在发生结构变化之前，首先要经过复杂的化学变化，然后才发生功能改变和组织学异常。fMRI 可以提供组织特征和功能信息，使疾病的诊断深入到分子生物学和组织学的水平。

二、临床应用

MRI 的特点决定了它特别适合于中枢神经系统、心脏大血管系统、头颈部、肌肉关节系统检查，也适于纵隔、腹腔、盆腔实质器官及乳腺的检查。

对于中枢神经系统，MRI 已成为颅颈交界区、颅底、颅后窝及椎管内病变的最佳检查方式。MRI 对于脑瘤、脑血管病、感染性疾病、脑变性疾病和脑白质病、颅脑先天发育异常等均具有极高的敏感性，在发现病变方面优于 CT，而对于脊髓病变，如肿瘤、脱髓鞘疾病、脊髓空洞症、外伤、先天畸形等，则为首选方法。

对于心血管系统，使用心电门控和呼吸门控技术可对大血管病变(如主动脉瘤、主动脉夹层、大动脉炎、肺动脉栓塞以及大血管发育异常等)进行诊断，也用于诊断心肌、心包、心腔等病变。用 MR 心脏成像技术还可观察主动脉瘤、夹层动脉瘤、主动脉狭窄和一些先天性心脏病。MRI 在冠心病诊断上的应用主要表现在急性心梗的诊断、心肌梗死后遗症的评价和冠状动脉搭桥术后心肌灌注状态的观察等方面。

对于头颈部，MRI 的应用大大改善了眼、鼻窦、鼻咽腔及颈部软组织病变的检出、定位、定量与定性。MRA 技术对显示头颈部血管狭窄、闭塞、畸形及颅内动脉瘤具有重要价值。

对于肌肉关节系统，MRI 已成为肌肉、肌腱、韧带、软骨病变影像检查的主要手段之一，对关节周围病变、股骨头无菌性坏死、松质骨细微结构的破坏、骨小梁骨折及骨髓腔内病变均具有重要的诊断价值。MRI 电影技术还可进行关节功能检查。

对于纵隔、腹腔、盆腔，MRI 的流动效应，使之能在静脉不注射对比剂的情况下，直接对纵隔内、肺门区及大血管周围实质性肿块与血管做出鉴别。MRI 技术对纵隔肿块、腹腔及盆腔器官(如肝、胰、脾、肾、肾上腺、前列腺)病变的发现、诊断与鉴别诊断也具有价值。MRI 对软组织极佳的分辨力使其成为诊断乳腺病变有价值的方法。

功能磁共振成像(functional magnetic resonance imaging，fMRI)在脑功能的研究中有广泛的应用价值。目前血氧水平依赖(blood oxygenation level dependent，BOLD)法脑功能成像已广泛应用于脑内各皮层功能区的研究，脑肿瘤等疾病术前功能定位，便于手术时保护功能区并最大限度地切除肿瘤。扩散张量成像(diffusion tensor imaging，DTI)技术已广泛应用于脑白质发育、脑血管病变及脑白质病的研究，也已用于脑肿瘤、抗淋巴细胞血清病及艾滋病等疾病的研究，并有望在脑的功能学研究方面取得新的进展。

介入 MRI 是指以 MRI 实现精确定位及图像引导，以达到治疗目的的新技术。它的应用范围包括脑外科、骨科、普通外科及肿瘤科等。目前已开展的技术主要是抽吸术和各种类型的肿瘤摘除术，包括细胞抽吸、立体定向下的颅内摘除、化学摘除(如酒精喷射)、冷冻摘除、激光切除、集束超声切除及 RF 切除等。介入 MRI 技术的开展，不仅使患者免受传统手术之苦，而且提供了一种廉价的治疗途径。

三、磁共振成像的局限性

(1) 成像速度慢。这是 MRI 的主要缺点．由于成像速度慢，这种检查的适应证人为减少，因此，自 MRI 出现以来，人们一直致力于成像速度的提高。

(2) 对钙化灶和骨皮质病灶不够敏感。钙化灶在发现病变和定性诊断方面均有一定作用，但磁共振图像上钙化通常却表现为低信号。另外，由于骨质中氢质子(或水)的含量较低，骨的 NMR 信号就比较弱，使得骨皮质病变不能充分显影，对骨细节的观察也就比较困难。

(3) 图像易受多种伪影影响。无骨伪影是 MRI 的优点之一。但是，其他伪影也可能严重干扰图像质量，甚至影响其应用范围。MRI 的伪影主要来自设备、运动和金属异物三个方面，常见的有化学位移伪影、卷褶(包绕)伪影、截断伪影、非自主性(生理性)运动伪影、自主性运动伪影、流动伪影、静电伪影、非铁磁性金属伪影和铁磁性金属伪影等。上述大多数伪影虽然能够避免，但 MRI 的质量控制仍然很复杂。

(4) 禁忌证多。MRI 系统的强磁场和射频场有可能使心脏起搏器失灵，也容易使各种体内金属性植入物移位。在激励电磁波作用下，体内的金属还会因为发热而造成伤害。因此，植有心脏起搏器的患者、安装假肢或人工髋关节的患者、疑有眼球异物的患者及动脉瘤银夹结扎术后的患者等都是严禁进行 MRI 检查的。

(5) 定量诊断困难。对通常采用的质子密度 ρ、T_1 和 T_2 加权图像，其权重值尚难精确测定。因此，MRI 还不能像 X-CT 那样在图像上进行定量诊断。

习 题 十 四

14-1 具有磁矩的原子核置于外磁场中，为什么会发生进动现象？

14-2 试计算 ^{18}F 在 1.5T 的外磁场中的共振频率。已知 ^{18}F 的磁旋比 $\gamma_F = 2.518 \times 10^8 \mathrm{s}^{-1} \cdot \mathrm{T}^{-1}$。

[60.14MHz]

14-3 MRI 系统主要由哪几部分组成？并说明各部分的作用。

参 考 文 献

陈仲本, 况明星, 2018. 医用物理学. 2 版. 北京: 高等教育出版社.

程守洙, 江之永, 2016. 普通物理学. 7 版. 北京: 高等教育出版社.

盖立平, 王保芳, 2019. 医学物理学. 3 版. 北京: 科学出版社.

洪洋, 2018. 医用物理学. 4 版. 北京: 高等教育出版社.

吉强, 洪洋, 2016. 医学影像物理学. 4 版. 北京: 人民卫生出版社.

李新忠, 刘汇慧, 2016. 医用物理学. 北京: 机械工业出版社.

梁路光, 2015. 医用物理学. 3 版. 北京: 高等教育出版社.

马文蔚, 解希顺, 周雨青, 2020. 物理学. 7 版. 北京: 高等教育出版社.

仇惠, 王亚平, 朱本超, 2020. 医学物理学. 3 版. 北京: 科学出版社.

童家明, 2007. 医用物理学. 北京: 人民卫生出版社.

王光昶, 贺兵, 2022. 医学物理学. 2 版. 北京: 科学出版社.

王磊, 冀敏, 2018. 医用物理学. 9 版. 北京: 人民卫生出版社.

王鹏程, 李迅茹, 2019. 放射物理与防护. 4 版. 北京: 人民卫生出版社.

余燕, 2006. 大学物理教程. 北京: 北京邮电大学出版社.

张三慧, 2007. 大学基础物理学. 北京: 清华大学出版社.

张三慧, 2018. 大学物理学. 4 版. 北京: 清华大学出版社.

赵景员, 王淑贤, 1982. 力学. 北京: 人民教育出版社.

朱世忠, 刘东华, 2018. 医用物理. 7 版. 北京: 人民卫生出版社.

Halliday D, Resnick R, Walker J, 2005. Fundamentals of Physics. 北京: 机械工业出版社.

Hewitt P G, 2012. Conceptual Physics. 11 版. 北京: 机械工业出版社.

Serway R A, Jewett S, 2003. Principle of Physics. 北京: 清华大学出版社.

Young H D, 2020. Sears and Zemansky's University Physics with Modern Physics. 13th. 北京: 机械工业出版社.

Young H D, Freedman R A, 2005. University Physics. 北京: 机械工业出版社.